儿科疾病宜忌与食疗方

主　编

孟靓靓　孙树印　张志华

副主编

王　琼　杨星林　乔　森

编著者

（按姓名笔画排序）

毕见杰　毕　颖　米亚南　孟会会

孟庆平　孟现伟　孟昭泉　吴　菲

张成书　张瑞容　袁　健　路　芳

金盾出版社

内容提要

　　本书简要介绍了儿科常见病的临床表现、常用治疗药物，详细介绍了上述疾病的饮食宜进、饮食搭配、饮食相克、药物与饮食相克、药物相克、药物与药物相克及食疗药膳方的原料、制作、注意事项等。该书内容全面，言简意赅，通俗易懂，科学实用，适合儿科医护人员阅读参考，亦是每个家庭可备的科普用书。

图书在版编目（CIP）数据

　　儿科疾病宜忌与食疗方/孟靓靓，孙树印，张志华主编.—北京：金盾出版社，2019.2
　　ISBN 978-7-5186-1472-1

　　Ⅰ.①儿…　Ⅱ.①孟…②孙…③张…　Ⅲ.①小儿疾病—食物疗法—食谱　Ⅳ.①R247.1②TS972.161

　　中国版本图书馆 CIP 数据核字（2018）第 187813 号

金盾出版社出版、总发行

北京太平路 5 号（地铁万寿路站往南）
邮政编码：100036　电话：68214039　83219215
传真：68276683　网址：www.jdcbs.cn
双峰印刷装订有限公司印刷、装订
各地新华书店经销
开本：850×1168 1/32　印张：11　字数：276 千字
2019 年 2 月第 1 版第 1 次印刷
印数：1～5000 册　定价：33.00 元
（凡购买金盾出版社的图书，如有缺页、
倒页、脱页者，本社发行部负责调换）

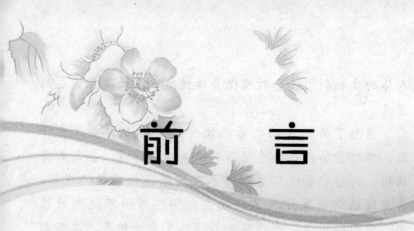

前　言

　　随着经济社会的发展和人民物质生活水平的提高，人们对自身保健的意识愈来愈强。在日常生活中，人们一日三餐不仅要吃得饱，而且要吃得好，讲究科学饮食，提倡膳食平衡。随着科学饮食和营养卫生知识的普及，人们在注意科学膳食的同时，更注重饮食搭配，食物相宜。当患病以后，更需了解中西药间、食物之间、药物及食物相克等有关知识，这个问题已引起社会研究机构的关注，并开展了深入的研究。

　　食物或药物相克，是指食物与食物之间（包括各种药物或营养、化学成分）存在着相互拮抗、相互制约的关系。如果搭配不当，会引起不良反应。这种反应大多呈慢性过程，往往在人体的消化吸收和代谢过程中，降低药物或营养物质的生物利用率，从而导致营养缺乏，代谢失常，产生疾病。食物或药物相克的研究是属于正常人营养卫生学及药理学范畴，目的在于深入探讨食物或药物之间的各种制约关系，以便于人们在安排膳食中趋利避害。提倡合理配餐，科学膳食，避免食物或药物相克，防止食物或药物中毒，提高食物营养素或药物在人体的生物利用率，对确保身体健康，有着极其重要的意义。

当患了某种疾病之后，饮食和用药上需要注意什么；哪些食物或药物吃了不利于疾病的治疗，甚或加重病情；哪些食物吃了不利于患儿所服药物疗效的发挥，甚至降低药效或发生不良反应；哪些药物不能同时服用，需间隔用药；哪些药物与药物及食物相克，这些都是临床医师、患儿家属所十分关心的问题。为此，依据人们日常生活的实际需求，我们组织医学、药学、营养学专家及专业技术人员博采众访，搜集中外，熔铸古今，编写了《儿科疾病宜忌与食疗方》一书。

本书简要介绍儿科常见疾病的临床表现、常用药物，详细介绍了上述常见病饮食宜进、饮食搭配、饮食相克、药物与饮食相克、药物相克、药物与药物相克及食疗药膳方的原料、制作、注意事项等。该书言简意赅，内容全面，条理清楚，科学性及实用性强，适合儿科医护人员阅读参考，亦是每个家庭可备的科普读物。

该书在编写过程中，曾得到有关专业技术人员的积极配合与大力支持，在此一并表示感谢。本书虽经我们反复推敲，但仍感未臻完善，寄厚望于同仁及广大读者批评指正。

作　者

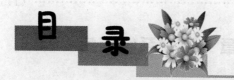

第一章 呼吸系统疾病

第二章 消化系统疾病

第三章 循环系统疾病

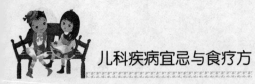

第八章　内分泌系统疾病

第九章　免疫系统疾病

第十章　传染病

第十一章　寄生虫病

第十二章　其他疾病

第一章 呼吸系统疾病

一、急性上呼吸道感染

急性上呼吸道感染是由多种病毒或细菌引起的上呼吸道炎症,是小儿常见病,简称"上感"。本病一般起病急,临床表现为发热、流涕、鼻塞、咳嗽、咽部不适或咽痛。可伴有扁桃体和下颌淋巴结肿大,也可合并呕吐、腹泻等消化道症状。婴幼儿起病时可有高热惊厥,或有呕吐、腹泻。年长儿可出现咽痛、腹痛。本病90%为病毒感染,早期可予以利巴韦林、阿昔洛韦抗病毒药治疗,如合并细菌感染可用青霉素类、头孢菌素类抗生素治疗。体温高者可用对乙酰氨基酚等解热镇痛类药物退热。

【饮食宜进】

(1)发热患儿机体基础代谢增加,消化功能紊乱,宜食清淡稀软食物,如稀饭、面条等,多食新鲜蔬菜,多喝开水、水果汁、青菜汤、青肉汤等。发病初期体温多较高,宜于进食米粥、面条,加新鲜蔬菜,或西瓜等水果,这样既有丰富的维生素供应,糖类供应也充足,可以防止因高热造成水及电解质的丢失及维生素缺乏。体温下降后热能要适当增加,可以给蛋白质饮食,如豆汁、鸡蛋、瘦肉、豆腐等食物,加新鲜蔬菜、水果,以保证身体康复所需的能量供给。

(2)风寒型急性上呼吸道感染,宜食葱白、红糖、豆豉等辛温发散的食物及清淡容易消化的食物。

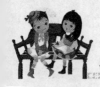

（3）风热型急性上呼吸道感染,宜予凉性食物,如青菜、黄瓜、萝卜等。

（4）暑湿型急性上呼吸道感染,宜予清暑化湿、解表食物,如大白菜、西瓜、番茄、绿豆等。

【饮食搭配】

1. 白萝卜与大枣　将白萝卜与大枣煮汤服用。具有辛温解表、止咳化痰之功效。适用于风寒型急性上呼吸道感染。

2. 西瓜与番茄　将西瓜适量,取瓤去子,取汁;番茄适量,用沸水烫后去皮,取汁。两汁混合后代茶饮。具有清热解毒、祛暑化湿之功效。适用于暑湿型急性上呼吸道感染。

【食疗药膳方】

1. 白菜萝卜汤　白菜心 250 克,白萝卜 60 克,红糖适量。白菜心切成碎末,白萝卜切成薄片,加水 400 毫升,煮至 200 毫升,加入红糖。养胃暖身。每次饮 100 毫升,每日 2 次,连饮 3～4 日。

2. 苹果蜂蜜水　苹果 5 个,柠檬汁、蜂蜜各适量。苹果去皮,切成小块,加水 1 000 毫升,煮沸 5 分钟,自然冷却到 40℃,加入柠檬汁和蜂蜜搅拌均匀,每日多次少量饮用。润肠通便。适用于各型上呼吸道感染。

3. 姜丝萝卜汤　姜丝 25 克,萝卜 50 克,红糖适量。萝卜切片,加水 500 毫升,煮 15 分钟,加入红糖。每次饮 100 毫升,每日 1～2 次。辛温解表。适用于各型上呼吸道感染。

4. 葱蒜粥　葱白 10 根,大蒜 3 瓣,粳米 50 克。葱白切碎,加入水与粳米、大蒜煮成粥。每次 100 克,每日 2 次。

5. 葱头饮料　洋葱头 1 个,鲜牛奶 250 毫升,蜂蜜适量。洋葱头切碎,加入鲜牛奶煮开,自然冷却,加蜂蜜,睡前饮用 100 毫升。

6. 姜丝可乐　鲜姜丝 50 克,可乐 500 毫升。鲜姜丝加可乐煮沸,每次热饮 100 毫升,每日数次。

7. 橘皮冰糖饮料　鲜橘皮 50 克,加冰糖适量,用开水冲泡,代茶饮。

8. 红糖生姜汤　生姜 50 克,红糖 30 克。煎成姜茶,频频饮用。若能盖上被子出点汗,效果更佳。适用于风寒型上呼吸道感染。

9. 葱豉汤　连须葱白 30 克,淡豆豉 15 克。先煎煮豆豉约 10 分钟,再放入洗净、切碎的连须葱白,继续煎煮 5 分钟,滤出煎液。每日分 2 次趁热饮用。适用于风寒型上呼吸道感染。

10. 神仙粥　生姜 6 克,粳米 100 克,连须葱白 30 克,米醋 10 毫升。粳米淘洗干净,共煮一二沸,放入洗净、切碎的连须葱白,继续煮,待粥将成时加入米醋稍煮,趁热食用。食后宜盖被静卧,微出汗。适用于风寒型上呼吸道感染。

11. 醋熘白菜　青口白菜的二三层帮叶约 400 克,植物油、花椒、米醋、白糖、味精、食盐、淀粉各适量。白菜帮切斜片,锅内放油,油热后放花椒,炸黑后放入白菜,立即将一小杯米醋入锅,翻炒,放入少许白糖、味精,再翻炒,放食盐适量,稍候勾淀粉即可出锅。

12. 醋烹豆芽菜　豆芽、味精、米醋、食盐各适量。豆芽洗净放入热油锅,米醋烹后立即翻炒,放味精、食盐翻炒立即出锅。火候要大,快炒,豆芽形状基本不变。

13. 大蒜红糖饮　大蒜、生姜各 15 克,红糖适量。大蒜、生姜切片,加水 400 毫升煎至 150 毫升,临睡前加入红糖饮用。适用于风寒型上呼吸道感染。

14. 大葱白菜根汤　大白菜根 3 棵,大葱根 3 根,白糖适量。大白菜根洗净,切片,加大葱根煎汤 300 毫升,加白糖趁热饮下。适用于风寒型上呼吸道感染。

15. 生姜芥菜汤　鲜芥菜 300 克,生姜 10 克,食盐适量。鲜芥菜洗净并切段,生姜切片,加水 1 000 毫升煎至 500 毫升,用食盐调味后分次饮用。适用于风寒上呼吸道感染。

16. 生姜炒米粥　生姜 30～50 克,炒米 50 克,食盐适量。生姜切片,与炒米共煮成粥,食盐调味后食用。适用于风寒型上呼吸道感染。

17. 五神汤　荆芥 9 克,紫苏叶 9 克,茶叶 6 克,生姜 9 克,红糖 30 克。荆芥、紫苏叶、茶叶、生姜一起煎煮,滤汁去渣,加入红糖搅拌均匀。一日内分数次饮用。适用于风寒型上呼吸道感染。

18. 薏苡仁扁豆粥　薏苡仁、白扁豆各 30 克,粳米 100 克。薏苡仁、白扁豆、粳米洗净入锅,共煮成粥,每日分 2 次食用。适用于暑湿型上呼吸道感染。

19. 藿香代茶饮　鲜藿香叶、鲜荷叶各 12 克,白糖适量。水煎(或开水沏)鲜藿香叶、鲜荷叶,加入白糖,代茶饮。适用于暑湿型上呼吸道感染。

20. 金银花薄荷饮　金银花 30 克,薄荷 10 克,鲜芦根 60 克,白糖适量。先将金银花、芦根入锅,加水 500 毫升煮 15 分钟,后下薄荷煮沸 3 分钟,滤出加白糖。温饮,每日 3～4 次。

21. 桑叶薄荷饮　桑叶 6 克,淡竹叶 15 克,菊花 6 克,薄荷 3 克,白糖适量。将桑叶、菊花、淡竹叶加适量的水煮沸,即将药液滗入茶缸中。饮时加入白糖,当茶饮。适用于风寒型上呼吸道感染。外感风寒无汗者不宜饮用。

22. 双花饮　金银花 15 克,蜂蜜 50 克,大青叶 10 克,蜂蜜适量。将金银花、大青叶放入锅内,加水煮沸,3 分钟后将药液滗出,稍凉后放入蜂蜜,搅拌均匀当茶饮。适用于风热型上呼吸道感染。

【饮食相克】

1. 辛热甜腻食物　如辣椒、姜、蒜、肥肉、猪肠、火腿、羊肉、鸭肉、油炸食品等食物不易消化,还可加重胃肠道负担,加重胃肠道症状,因此不宜食用。

2. 咸寒之物 各种咸菜、咸鱼及各种过咸的水产品,食后会使呼吸道黏膜收缩,加重鼻塞、咽部不适,可以使痰液增多,加重咳嗽。

3. 兴奋性食物 含酒精的饮料、咖啡等可以刺激呼吸道黏膜,产生大量痰液,加重症状。

4. 浓烈调味品 如辣粉、芥末等,可以刺激呼吸道黏膜或支气管痉挛,引起鼻塞、呛咳。

5. 糯米 上呼吸道感染初期患儿忌食。糯米为温补食物,用后容易导致病邪化热入里,加重病情。

【药物与饮食相克】

1. 头孢菌素类药 忌用果汁服用头孢菌素类药物,因果汁和清凉饮料的果酸可分解头孢菌素,不利于药物的吸收,降低药效。

2. 退热药

(1)不宜用果汁服药:果汁可加速该药分解,退热药对胃黏膜有刺激,果酸可加重对胃黏膜的刺激,有时可造成胃黏膜出血。

(2)忌与茶水同服:茶叶中含有鞣酸、茶碱及咖啡因等成分,咖啡因可加重该药对胃黏膜的损伤。

(3)忌酸性食物:与酸性食物同服加重对胃的刺激。

(4)忌饭前服用:空腹服用药物直接刺激胃黏膜,可加重胃肠道反应。故应饭后服用。

【药物相克】

1. 忌早期使用抗生素 90%的上呼吸道感染是由病毒引起,早期不宜使用抗生素,在确定有细菌感染后方可使用。

2. 忌镇咳药 不宜服用,咳嗽可以促使痰液排出,如应用强烈的镇咳药可使痰液堆积,继发下呼吸道感染。

3. 忌大量使用解热镇痛药 大量使用解热镇痛药可使小儿

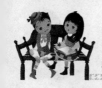

出汗较多,发生虚脱,应严格掌握使用指征。服用后应多饮水。

4. 慎用阿司匹林制剂 Reve综合征系甲型和乙型流行性感冒引起的肝脏、神经系统并发症,限于 2～16 岁儿童。临床在急性呼吸道感染退热数日后出现恶心、呕吐,继而出现嗜睡、昏迷、惊厥等神经系统症状,常伴有肝大、血氨增高、肝功能受损等。近年认为,与服用阿司匹林有关。因此,儿童应慎用阿司匹林制剂,如复方阿司匹林。

【药物与药物相克】

1. 头孢菌素类

(1)呋塞米、依他尼酸等强利尿药:头孢菌素类与呋塞米、依他尼酸等强利尿药合用,会增加肾脏毒性作用,引起肾衰竭。如同时应用时,应注意检查尿常规及肾功能。

(2)红霉素:头孢菌素与红霉素合用,可能发生拮抗,能降低头孢菌素的抗菌作用,故一般不合用。

2. 青霉素

(1)新霉素:新霉素可使青霉素的血药物浓度降低 50%,一般停用新霉素 6 日后青霉素的血药浓度才能恢复。

(2)磺胺类药:磺胺类药物一般儿童慎用。青霉素为杀菌药,仅对繁殖期细菌有效,而磺胺类药物为抑菌药,能抑制细菌的生长和繁殖,因而致使青霉素的杀菌作用不能充分发挥,故两者同用,应慎重。

(3)红霉素:红霉素通过抑制细菌蛋白质和酶的合成,而影响细菌细胞质的形成,从而发挥抑菌作用,此种作用是细菌细胞质生长减慢,并对青霉素类杀菌药的细胞溶解作用敏感性降低,故两者一般不易联用。如需联用,青霉素应在服红霉素前 2～3 小时给药。

3. 金刚乙胺

(1)慎与中枢神经系统药合用:本品与中枢神经系统药物,

如抗组胺药(苯海拉明、异丙嗪),吩噻嗪类(氯丙嗪、奋乃静),抗抑郁药(丙米嗪、阿米替林)及地西泮等药合用时,可使中枢神经系统不良反应增强。

(2)慎与糖皮质激素合用:金刚烷胺具有显著抑制病毒脱壳的作用,但无杀灭病毒作用;糖皮质激素抑制机体免疫反应,虽可减轻病毒感染的中毒症状,但不利于消除病毒。故两者合用应慎重。

4. 对乙酰氨基酚忌与速效伤风胶囊同服 中成药速效伤风胶囊系由牛黄、咖啡因、氯苯那敏和对乙酰氨基酚等中西药物组成,其中对乙酰氨基酚能影响机体免疫系统,抑制骨髓造血。如果再与西药对乙酰氨基酚合用,就会相互增强对骨髓的抑制,导致再生障碍性贫血的发生。

二、支气管肺炎

支气管肺炎多数由细菌和病毒引起,也可由病毒、细菌混合感染。病原体常由呼吸道入侵,少数经血液途径入肺。发生肺炎时,肺组织充血水肿,呼吸道黏膜炎症,细胞浸润,使小支气管、毛细支气管黏膜肿胀,分泌物增多,出现管腔部分或完全性阻塞引起肺气肿或肺不张。临床主要表现为发热、咳嗽、气喘、呼吸困难,重症者可出现心力衰竭和呼吸衰竭。常需要抗生素(青霉素及头孢菌素、大环内酯类等),止咳、化痰(如溴己新和氨溴索)及平喘(如氨茶碱、二羟丙茶碱)等药物治疗。

【饮食宜进】

(1)肺炎患儿呼吸困难,机体代谢增加。在饮食上要适当补充蛋白质、维持机体所需热能,合理供给糖类,多补充含铁食物,如动物肝脏、心、蛋黄、瘦肉、绿色蔬菜等;多供给含铜食物,如牛肝、芝麻等,以帮助氧的携带、运输和吸收。

（2）肺炎患儿容易引起消化功能紊乱，表现为腹泻、呕吐、腹胀等，此时在饮食上要注意少食多餐，给予易消化的流质或半流质食物，如牛奶、鸡蛋羹、米粥、面条等。

（3）呛奶的患儿，可在奶中加入婴儿米粉，使奶变稠，减少呛奶发生，少食多餐。如小儿食欲不好，奶水及汤水进的较少，加之发热、气喘，水的丢失增加，应注意多次少量喂水，以补充不足。

（4）肺炎分风寒闭肺型、风热闭肺型及肺燥阴虚型。

①风寒闭肺型肺炎表现为怕冷怕热，无汗，口不渴，咳嗽气促，痰白而清稀，咽不红，较大患儿可诉全身疼痛，宜多食葱白、生姜、豆豉、杏仁等。

②风热闭肺型肺炎表现为发热，有汗或无汗，鼻塞流涕，口渴，咳嗽痰稠，咳痰不爽，气促，鼻翼翕动，宜食金银花、薄荷、杏仁、枇杷叶、青果、罗汉果、梨子、贝母等。

③肺燥阴虚型肺炎表现为进入肺炎恢复期咳嗽减轻，热退，疲乏，多汗，口渴，纳差，宜食梨、枇杷、枇杷叶、甜杏仁、西洋参、燕窝、荸荠、银耳、沙参、蜂蜜等。

【饮食搭配】

1. 茼蒿与蜂蜜　两者搭配，制成茼蒿蜂蜜液，能润肺化痰、止咳。适用于痰热咳嗽等。

2. 茼蒿与粳米　两者搭配，制成茼蒿菜粥，能安神、和脾胃、消痰饮、利大小便，对肺热咳嗽脓痰治疗有效。

3. 芥菜与鸭肉　芥菜性温，味辛，具有宣肺化痰、温中理气的功效。鸭肉可滋补阴液、利尿消肿。两者同食，荤素搭配，营养全面，具有滋阴宣肺的作用，可辅助治疗咳嗽痰滞。

4. 银耳与黑木耳　银耳有补肾、润肺、生津、提神及润肤的功效。黑木耳可益气润肺、养血补血。两者搭配，疗效更加显著。

5. 银耳与雪梨、川贝母　银耳和雪梨均有滋阴润肺、镇咳祛痰的功效。川贝母亦有润肺止咳的作用。三者搭配，起到润肺、止咳、祛痰的疗效。

6. 萝卜与鸡蛋 将萝卜与鸡蛋同煮后食用,有润肺化痰、养阴滋肝、消谷宽中之功效,可辅助治疗支气管肺炎。

7. 杏仁与百合 杏仁与百合搭配食用,有滋阴润肺之功效。适用于阴虚、咳嗽等患儿食用。

【食疗药膳方】

1. 萝卜陈皮汤 萝卜 1 个,白胡椒 5 粒,生姜 10 克,陈皮 5 克,冰糖 50 克。萝卜切片,放入白胡椒、生姜、陈皮煮汤,然后加入冰糖饮用。适用于风寒咳嗽。

2. 罗汉果茶 罗汉果 9 克,水煎代茶饮。适用于风热咳嗽。

3. 丝瓜汁 秋季丝瓜,取汁,隔水蒸热后饮用。适用于肺热咳嗽。

4. 杏仁萝卜猪肺汤 猪肺、白萝卜各 1 个,杏仁 9 克。猪肺、白萝卜切块,与杏仁共炖烂熟食用。适用于久咳气虚者。

5. 醋豆腐方 豆腐 300 克,醋 50 毫升,植物油、葱花、食盐各适量。将植物油烧熟,倒入葱花、食盐、豆腐,将豆腐压成泥状后翻炒,加入醋,再加少许水继续翻炒,起锅趁热当菜吃。适用于咳嗽,痰白而稀,或症见恶寒发热,无汗,头痛,身痛,鼻塞,流清涕,苔薄白,脉浮紧。

6. 鸡蛋生姜 鸡蛋 1 个,生姜 12 克。将鸡蛋打碎,生姜切碎,然后两者搅匀,炒熟吃,每日 2 次。适用于咳嗽,痰白而稀,或症见恶寒发热,无汗,头痛,身痛,鼻塞,流清涕,苔薄白,脉浮紧。

7. 萝卜汁炖麦芽糖 新鲜白萝卜、麦芽糖各适量。新鲜白萝卜洗净,捣烂,榨汁 1 碗,加入麦芽糖,置蒸锅内隔水炖 15～20 分钟。每日分数次,随量热饮,连用 3～5 日。适用于咳嗽,咳痰黄稠,并有发热,微恶风寒,口干咽痛,鼻塞,流黄浊涕,舌尖红,苔薄白干或薄黄,脉浮数。

8. 冰糖炖雪梨 雪梨 1 个,冰糖适量。雪梨去皮,加冰糖炖食。适用于干咳无痰或咳嗽痰少难咳,鼻咽干燥,咳甚则胸痛,或症见恶寒身热,舌尖红,苔薄干或黄或白,脉浮数。

9. 西洋菜蜜枣生鱼汤 西洋菜250克,蜜枣5个,生鱼500克,猪瘦肉50克,植物油适量。生鱼去鳞,去肠脏,洗净,干水,生油起锅,稍煎;猪瘦肉、西洋菜均洗净。把上料放入开水锅内,武火煮沸后,文火煲2小时,调味食用,每日1~2次。适用于干咳无痰或咳嗽痰少难咳,鼻咽干燥,咳甚则胸痛,或见恶寒身热,舌尖红,苔薄干或黄或白,脉浮数。

10. 菜干鸭肾蜜枣汤 腊鸭肾4个,猪瘦肉100克,白菜干150克,蜜枣5个。蜜枣用清水浸软,洗净,切细块;白菜干切段;腊鸭肾洗净,用温水稍浸,切块;猪瘦肉洗净,切细块。把全部用料放入锅内,加水适量,武火煮沸后,文火煲2小时,调味食用,每日1次。适用于干咳无痰或咳嗽痰少难咳,鼻咽干燥,咳甚则胸痛,或症见恶寒身热,舌尖红,苔薄干或黄或白,脉浮数。

11. 百合红糖煎剂 百合100克,红糖50克。每日1剂,水煎分2次饮。散寒驱风,润肺止咳。

12. 杏仁冰糖煎剂 杏仁、冰糖各适量。杏仁、冰糖研细末混匀,每日早晚各10克。补肺润燥,止咳化痰,平喘。

13. 川贝母梨 梨1个,川贝母5克,冰糖15克。川贝母、冰糖与梨同蒸后食用。适用于痰热咳嗽。

14. 薏苡仁山药冬瓜子粥 薏苡仁50克,山药、粳米各100克,冬瓜子50克。薏苡仁、山药、粳米、冬瓜子同煮粥食用。适用于痰湿咳嗽。

15. 百合猪肺汤 百合30克,猪肺250克,食盐适量。百合、猪肺炖熟,食盐调味,喝汤,食猪肺。适用于肺阴虚咳嗽。

16. 紫苏粥 白术30克,粳米100克,紫苏叶10~15克。白术、粳米如常法煮粥,趁热时加紫苏叶,热食。适用于咳嗽,痰白而稀,或症见恶寒发热无汗,头痛,身痛,鼻塞,流清涕,苔薄白,脉浮紧。

17. 鸡蛋鱼腥草方　鸡蛋 1 个,鱼腥草 30 克。将鱼腥草浓煎取汁,用滚沸的药汁冲鸡蛋,温食,每日 1 次。适用于咳嗽,咳痰黄稠,或症见发热,微恶风寒,口干咽痛,鼻塞,流黄浊涕,舌尖红,苔薄白干或薄黄,脉浮数。

18. 薏苡仁芦根粥　生薏苡仁 60 克,鲜芦根 30 克,粳米 60 克。按常法煮粥食用。适用于咳嗽,咳痰黄稠,或症见发热,微恶风寒,口干咽痛,鼻塞,流黄浊涕,舌尖红,苔薄白干或薄黄,脉浮数。

19. 罗汉果猪肺汤　罗汉果 1 个,猪肺 200 克。猪肺洗净,切块,与罗汉果煮汤食用。适用于干咳无痰或咳嗽痰少难咳,鼻咽干燥,咳甚则胸痛,或症见恶寒身热,舌尖红,苔薄干或黄或白,脉浮数。

20. 五味子鸡蛋　五味子 250 克,鸡蛋 10 个。五味子放入瓦器内,加水煮沸 30 分钟,待药汁冷透,放入鸡蛋,置阴凉处浸泡 7 日,每日早晨吃鸡蛋 1 个。滋肾敛肺,补虚损,理气血。适用于入冬遇冷即发的支气管炎,伏天在未发病时用之更好。

21. 蒸贝母甜梨　大甜梨 1 个,川贝母末 3 克,冰糖 9 克。大甜梨剖开去核,将川贝母末、冰糖放入梨内蒸熟食用。润肺消痰,止咳,清热散结。适用于燥热型急性支气管炎。

【饮食相克】

1. 忌多糖食物　小儿患肺炎时多吃糖后体内白细胞的杀菌作用会受到抑制,加重病情。糖还会增加痰的黏稠度,使痰不易咳出,延长病程。

2. 忌辛辣食物　辛辣食物刺激性大,容易化热伤津,所以饮食中不宜加入辣椒油、胡椒及辛辣调味品。

3. 忌油腻厚味　肺炎患儿消化功能低下,如进食油腻食物更影响消化功能,必要的营养得不到及时补充,以致抗病能力降

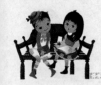

低。因此,不宜吃松花蛋、蟹黄、凤尾鱼、鲫鱼等,喝牛奶应将上面的油膜去掉,减少油腻。

4. 忌生冷食物　如过食西瓜、冰淇淋、冰冻果汁、冰糕、冷饮、香蕉等生冷食物,容易损伤体内阳气,阳气受损就无力抗邪,病情也难痊愈,故应忌食,特别是有消化道症状的患儿更应禁忌。

5. 忌茶水　肺炎患儿多有发热,应忌喝茶水。茶叶中的茶碱有兴奋中枢神经系统的作用,可以使大脑保持兴奋状态,还可以使脉搏增快,血压升高。饮茶后可刺激心肌,加重消耗,不但不能迅速退热,还会使体温升高。另外,茶叶中含有鞣酸,具有收敛作用,中医学认为不利于肌表的邪气外散,对发热的小儿也是不宜用的。

6. 忌酸性食物　乌梅、酸果、橘子、食醋等味酸能敛能涩,有碍汗出解表。

【药物与饮食相克】

1. 头孢菌素类药　详见"急性上呼吸道感染"。

2. 氨基糖苷类药　因为氨基糖苷类在碱性环境中作用较强,各种蔬菜、豆类制品等食物可碱化尿液,增加本类药物的疗效,而鱼、肉、乳制品可以酸化尿液,降低本类药物作用,故应忌食或少食。

3. 止咳药　含酒精类饮品能增强止咳药的镇静作用,服止咳药期间饮含酒精饮料,会使患儿出现嗜睡、精神不振等表现。

【药物相克】

1. 忌轻易更换抗生素　患儿病初父母往往都会为其选择一种抗生素服用,通常在服用1~2日甚至1~2次不见效后即更换,有时患病3~4日的患儿常常已经使用了好几种抗生素。根据药物动力学,每一种抗生素应至少应用3~5日,确实无效后才可以更换,以免造成体内菌群失调,导致细菌耐药性的形成。

2. 忌糖皮质激素　如患儿感染中毒症状较重,可以适当应用,能明显减轻症状,但长期应用存在一系列不良反应,如造成体内物质代谢失衡、抵抗力下降、高血压等。一般肺炎不需用激素,如果确实需要,应短期使用,5～7日后逐渐减量。

3.忌镇咳药　肺炎患儿气管、支气管内有较多分泌物,如果用镇咳药(如喷托维林)或含有罂粟类的药物,就会抑制痰液的咳出,造成排痰不利,可以较剧烈咳嗽,小婴儿还可由于痰堵造成窒息。

4.忌镇静药　由于肺炎患儿气管内有大量的炎性分泌物,如用大量的氯丙嗪、苯巴比妥钠等镇静药,可抑制咳嗽中枢,不利于痰液排除,加重呼吸困难或者造成痰堵。

5.忌过多使用退热药　发热患儿不宜予过多使用退热药。因退热药不仅对机体不利,还可以掩盖病情,延误治疗。因此,对发热患儿应慎用退热药,切忌过多应用,以防体温骤降,大汗淋漓,发生虚脱。

6.忌清热解毒药　金银花、青果、板蓝根冲剂等清热解毒药,对肺炎患儿有益。但不能长时间服用,特别是对体质较弱者,勿轻易服用清热药,否则会伤及人体正气,使原来的症状加剧。

【药物与药物相克】

1.青霉素类

(1)两性霉素 B:不宜与青霉素钾盐联用,也不宜在含葡萄糖注射液或右旋糖酐溶液中与碳酸氢钠配伍,否则很快失效。

(2)庆大霉素:不宜与青霉素配伍静脉滴注,两药联用时应分别给药。12 岁以下儿童慎用。

(3)维生素 C:不宜与青霉素或红霉素在同一个容器中静脉滴注。但也有报道认为,加入一定量的维生素 C,在一定的时间内能使青霉素在 10% 葡萄糖注射液中的稳定性增加。红霉素、两性霉素 B、苯妥英钠、间羟胺或维生素 C,不能与青霉素或头孢菌素类加入同一容器中,因易出现混浊。

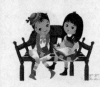

（4）复方磺胺甲噁唑：复方磺胺甲噁唑为慢效抑菌剂，而青霉素类为繁殖期杀菌药，两药联用影响青霉素的杀菌作用，普鲁卡因青霉素也可致复方磺胺甲噁唑降低药效。12岁以下儿童慎用。

（5）氨基酸营养液：不可与青霉素G混合给药，因为两者混合可增强青霉素的抗原性。

（6）肾上腺素：其不良反应在青霉素引起的休克时加重。已有报道，患有冠状动脉病变的患者药物性过敏性休克发生时，肾上腺素宜减量，并同时应用肾上腺素皮质激素，可使过敏性休克患者的生存率提高20%～25%。

（7）四环素：可降低青霉素治疗肺炎球菌肺炎、脑膜炎和猩红热的疗效。青霉素与四环素类联用时能产生拮抗作用。青霉素是杀菌药，抑制细菌细胞壁的合成，在细菌繁殖期此作用最强。12岁以下儿童慎用。

（8）利巴韦林：与青霉素溶液混合后抗微生物作用有所减弱，稳定性稍有降低，因而不宜联用。

（9）复方氨基比林：与青霉素混合可引起过敏性休克及大脑弥漫性损害。复方氨基比林是含氨基比林和巴比妥的水溶液，呈弱碱性可使青霉素降解为青霉烯酸（苯甲青霉酸或苄青霉酸）及青霉噻唑，易与血清蛋白结合，产生过敏反应。复方氨基比林具有致过敏性休克作用，禁忌与任何药品混合注射。

（10）清开灵注射液：与青霉素联合静脉滴注可致不良反应（高热、不安、抽搐、血压下降等）。清开灵单独应用亦可致过敏反应（发热、抽搐、咽不适、呼吸困难、眼睑水肿等）。两药不宜联用。

（11）培氟沙星：青霉素静脉滴注后培氟沙星可致过敏性休克，应慎用。12岁以下儿童慎用。

（12）甲硝唑：与青霉素钠配伍后应间歇快速、高浓度输入为好。

（13）甲氨蝶呤（MTX）：青霉素可使 MTX 从肾脏排泄减少，引起 MTX 中毒。

（14）头孢菌素类：头孢噻肟钠与美洛西林一起静脉滴注，头孢噻肟的清除率降低 40%。

（15）抗凝药：静脉滴注青霉素 G 2 400 万单位，会发生低凝血酶原血症。其作用机制可能是抗凝血酶原Ⅲ活性改变，血小板和纤维蛋白原向纤维蛋白转换的改变等。

（16）氯喹：可减少口服青霉素类的吸收，原因可能是氯喹刺激肠道，使青霉素通过肠道的速度加快。

（17）吲哚美辛：可延长青霉素半衰期，使血药浓度升高。

（18）红霉素：可降低青霉素的疗效。

（19）其他：青霉素钾盐或钠盐一般不宜与其他药物配伍注射。

2. 苯唑西林钠　不可配伍药物包括庆大霉素、间羟胺、去甲肾上腺素、新生霉素、土霉素、戊巴比妥钠、苯巴比妥钠、多黏菌素 B、磺胺嘧啶钠、四环素、维生素 C。

3. 氨苄西林

（1）葡萄糖注射液：葡萄糖注射液 pH 值为 3.2～5.5 氨苄西林在酸性介质中易失活，降低疗效。

（2）维生素 C：可使氨苄西林素失活或降低药效。

（3）庆大霉素：青霉素、羧苄西林、氨苄西林及其他青霉素类抗生素均可使庆大霉素失活。12 岁以下儿童慎用。

（4）氯喹：可减少氨苄西林吸收量达 19%～29%。但不影响巴氨西林吸收。

（5）四环素：能降低氨苄西林治疗肺炎、脑膜炎和猩红热的疗效。12 岁以下儿童慎用。

（6）食用纤维：可减低口服氨苄西林的吸收。

（7）平衡液：其乳酸可促进氨苄西林水解降低药效（30 分钟

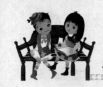

降至 75％）。

（8）青霉素：与氨苄西林均作用于青霉素结合蛋白而发挥抗菌效应，两药联用可因竞争同一结合位点产生拮抗，甚至导致耐药菌的产生，故不宜联用。

（9）林可霉素：与氨苄西林有拮抗作用，配伍在同一溶液中可发生沉淀，两药不宜联用。12 岁以下儿童慎用。

（10）甲硝唑：与氨苄西林混合配伍 30 分钟颜色开始变黄，配伍 4 小时 pH 值由 8.89 降至 8.59。氨苄西林浓度由 100％降至 79.46％，故两药不宜配伍使用。

（15）抗凝药：口服华法林的患者，应用氨苄西林时延长凝血酶原时间。

（14）其他不可配伍的药物：如肾上腺素、去甲肾上腺素、阿托品、氯丙嗪、盐酸羟嗪、戊巴比妥钠、苯巴比妥钠、硫喷妥钠、右旋糖酐、间羟胺。

4. 哌拉西林钠 不可配伍药物包括庆大霉素、阿米卡星、妥布霉素、头孢噻吩钠、头孢唑林钠、头孢噻肟等。

5. 羧苄西林

（1）庆大霉素、阿米卡星：与羧苄西林联用有一定的协同作用，可用于铜绿假单胞菌感染。但如果两药配伍于同一容器中，则可致效价降低。两药联用可能增加肾毒性。12 岁以下儿童慎用。

（2）妥布霉素：与羧苄西林联用时，羧苄西林可使妥布霉素的半衰期延长，肾排泄延缓，可能导致耳毒性和肾毒性增加。两药联用治疗铜绿假单胞菌感染有协同作用，必须联用时应调整用药量和间隔时间，对肾功能不全的患者慎用。12 岁以下儿童慎用。

（3）强心苷类中药（夹竹桃、万年青、福寿草等）：大量应用羧苄西林易致低钾血症，使心肌对强心苷的敏感性提高，可诱发强心苷中毒。

（4）不可配伍药物：包括两性霉素 B、氯霉素、卡那霉素、土霉素、链霉素、四环素、林可霉素、B 族维生素、维生素 C、碳酸氢钠、氨茶碘化钠、去甲肾上腺素、异丙肾上腺素、乳酸钠溶液

6. 美西林 丙磺舒可抑制美西林的排泄，提高血药浓度。

7. 萘夫西林 不可配伍药物包括维生素 C、庆大霉素及其他氨基糖苷类抗生素、氢化可的松、琥珀胆碱、四环素、复合维生素 B、氨茶碱等。

8. 氯唑西林钠 不可配伍药物包括维生素 C、氯丙嗪、庆大霉、四环素、卡那霉素、碳酸氢钠、乳酸钠。

9. 头孢菌素类

（1）维生素 K：头孢菌素类抗生素可降低维生素 K 的肠道吸收，使抗凝药作用增强。

（2）丙磺舒：可降低头孢噻啶、头孢噻吩的肾清除率，使抗生素血药浓度升高，可能增加肾损害，联用时应适当减少抗生素剂量。

（3）乙醇：头孢菌素类抗生素可使乙醇氧化被抑制，发生"戒酒硫样反应"，故用药期间及停药 3 日内不要饮酒。本类药与乙醇联用时，体内乙醛蓄积而呈醉酒样反应，表现为面红、胸闷、血压下降、恶心、呕吐、失神、呼吸困难、心跳、头痛、痉挛等。

（4）强利尿药：与头孢噻啶或头孢噻吩联用时增加肾中毒的可能性。机制为阻碍头孢菌素肾排出，使血清和组织中药浓度升高。呋塞米可增加头孢噻啶的肾毒性，并降低头孢噻啶在脑中的浓度。甘露醇可降低头孢唑林血药浓度，加重肾毒性。必须联用时抗生素应减少剂量。

（5）氨基糖苷类抗生素：与头孢菌素类联用可起协同作用，但肾毒性也会加重，故肾功能不良者慎用，避免在同一容器中使用，以免相互降低效价。庆大霉素与头孢噻啶联用，可使肾毒性

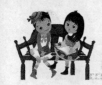

相加,多黏菌素 E 与头孢噻吩联用,可引起肾衰竭。妥布霉素、卡那霉素、粘菌素、链霉素等与头孢霉素类联用均可导致肾毒害。6 岁以下儿童慎用。

(6)非甾体抗炎药:尤其是阿司匹林、二氟尼柳或其他水杨酸制剂与头孢哌酮联用时,由于血小板的累加抑制作用可增加出血的危险性。

(7)考来烯胺:可降低头孢氨苄的血药浓度,因而降低其抗菌活性。考来烯胺与头孢羟氨苄或头孢氨苄可在肠道结合,使后者吸收减慢,但总吸收量不受影响。

(8)青霉素类:预先应用可阻止头孢噻啶在肾皮质区蓄积,预防其引起急性肾小管坏死。美洛西林可降低头孢噻肟清除率达 40%。哌拉西林与头孢唑林抗菌谱相同,联用时应分别减少剂量。

(9)乙酰螺旋霉素:其快速抑菌作用可使头孢唑林的快速杀菌效能受到明显抑制。6 岁以下儿童慎用。

(10)环孢素:与头孢呋辛、头孢曲松合并用药,对患者的肾功能无不良影响,亦不改变环孢素的血药浓度。与头孢他啶联用,虽然不改变头孢菌素的血药浓度,但有一定的肾毒性,血清肌酐、尿素氮水平较合并用药前增加 2.6% 和 27.1%,较停药后增加 6.6% 和 29.9%。

(11)林可霉素:与头孢菌素有拮抗作用,不宜联用。12 岁以下儿童慎用。

(12)头孢曲松钠:不可与含钙液体配伍。

(13)头孢唑林钠:不可与巴比妥类、钙制剂、红霉素、卡那霉素、四环素、多黏菌素 B 和多黏菌素 E 配伍。

(14)头孢他啶:不可与碳酸氢钠溶液、氨基糖苷类抗生素配伍。

（15）头孢拉定

①奈替米星与头孢拉定联用时，奈替米星的生物利用度增高，连续长期联用可导致体内蓄积。

②本品不可与各种抗生素、肾上腺素、利多卡因或钙制剂配伍。

③注射用头孢拉啶不可与复方氯化钠溶液配伍。

（16）头孢哌酮钠

①妥布霉素与头孢哌酮注射液混合即可出现乳白色混浊，静脉输注中可发生输液反应。

②本品与氨基糖苷类抗生素在物理上不能配伍，如需要联用时，必须在不同部位注射。

（17）头孢吡肟：不宜与甲硝唑、万古霉素、庆大霉素、妥布霉素、奈替米星联用。

10. β-内酰胺类

（1）升压药或维生素 C：与青霉素联用均可引起化学反应而致效价减低或失效。而配伍禁忌表上未标明禁忌，故目前临床上仍常有盲目配用现象。

（2）碱性药物：碳酸氢钠与青霉素联用可使 pH 值＞8，而导致青霉素失去活性。

（3）含醇类药物：因为醇可加速 β-内酰胺环水解，故需分开应用，其他如辅酶 A、细胞色素 C 等，与青霉素及头孢类均应分开使用。

（4）氨基糖苷类抗生素：与 β-内酰胺类抗生素可相互灭活。在 β-内酰胺类抗生素中，使庆大霉素灭活的能力依次为氨苄西林＞羧苄西林＞青霉素 V＞青霉素＞氯唑西林，而头孢噻吩和头孢噻啶则未见明显作用。灭活程度与两药的相对血浓度，注射时所用溶剂及患者肾功能状态有关。羧苄西林或替卡西林均可使庆大霉素、妥布霉素、阿米卡星及奈替米星等灭活，而且羧苄西林的

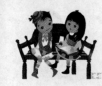
灭活能力较强。如果患者肾功能不全而又急需联用这两类抗生素时,应选用替卡西林与阿米卡星或奈替米星为宜。可根据患者的肾功能状态推算出"灭活"程度,当肌酐清除率不低于 40 毫升/分钟时,氨基糖苷类抗生素的半衰期不会出现明显变化。许多 β-内酰胺类抗生素可使氨基糖苷类抗生素不同程度灭活,其作用机制尚未完全阐明。一般认为,β 内酰胺环与氨基糖苷类分子中的糖氨基发生交联,导致 β-内酰胺环的亲核性断裂,同时生成无活性的氨基酰胺化合物。也有人持不同意见,因在血清中加入青霉素酶后,并存的氨基糖苷类抗生素仍可被灭活。此外,灭活后的产物对耳、肾有无潜在毒性尚待研究,如无毒性则羧苄西林等有可能成为庆大霉素的解毒剂。动物实验证实,以 100 毫克/千克体重的羧苄西林对庆大霉素的肾毒性的保护作用最大,不仅改善肾小球滤过率,而且也减轻庆大霉素对肾组织的损伤。其作用机制有人认为是促进庆大霉素的排泄,降低其在肾脏的浓度所致,也有人认为是钠离子的作用。总之,这两类药物的相互作用很复杂,既有协同作用,又有拮抗作用。目前,两类药合用的情况较普遍,有的单位可达全部联合用药的 50%,应予注意。12 岁以下儿童慎用。

11. 氨基糖苷类

(1)神经肌肉阻断药:氨基糖苷类抗生素具有神经肌肉阻断作用,如果与肌肉松弛药或具有此种作用的药物(如地西泮等)联用,可致神经-肌肉阻滞作用加强。氨基糖苷类可能减少或阻止神经肌肉接头释放乙酰胆碱(与 Ca^{2+} 内流的损害有关),同时也能降低突触后膜的敏感性,因而减少传递。这些作用与常规神经肌肉阻断药对突触后膜的作用相加。根据动物实验研究,氨基糖苷类的神经肌肉阻断作用强度依次为:庆大霉素>链霉素>阿米卡星>西索米星>卡那霉素=妥布霉素>卡那霉素 B=地贝卡星。原有肾脏疾病和低钙血症的患者(抗生素血浓度可升高),

或者原有肌无力的患者,用药时危险性加大,可引起呼吸抑制。处理:应用抗胆碱酯酶药如新斯的明和钙剂治疗,均可拮抗氨基糖苷类抗生素所致神经肌肉阻滞作用。

(2)强心苷:新霉素可降低地高辛的血药浓度。作用机制:口服新霉素可抑制和延迟胃肠道对地高辛的吸收达50%。可能的原因是新霉素可引起吸收不良综合征,从而影响许多药物的吸收。有些患者这一作用可被新霉素抑制肠道细菌对地高辛的分解作用而部分抵消。服用地高辛的患者加服新霉素时可能出现疗效降低,有时要适当调整剂量。分开服药不能防止此相互作用。卡那霉素和巴龙霉素可能也有类似的相互作用,但仍需证实。

(3)甲氨蝶呤:巴龙霉素及其他口服氨基糖苷类抗生素可能减少甲氨蝶呤在胃肠道的吸收,但卡那霉素能增加其吸收。机制:口服氨基糖苷类抗生素可以引起吸收不良综合征,从而使药物吸收减少。卡那霉素较少引起吸收不良,而可减低分解甲氨蝶呤的肠道菌丛的活性,所以增加其从肠道的吸收。临床用药应予注意。

(4)氟尿嘧啶:新霉素、巴龙霉素和卡那霉素引起吸收不良综合征,可延迟氟尿嘧啶在胃肠内的吸收,但一般不减低疗效。

(5)环孢素:与庆大霉素、妥布霉素 联用将增加肾毒性,可使肾毒性的发生率从5%增至67%。因而环孢素与氨基糖苷类抗生素应避免联用或谨慎使用。

(6)头孢菌素类:与氨基糖苷类抗生素联用可致肾毒性加强。高危患者尽可能避免这种联合用药。在监测肾脏功能的条件下,将药物剂量减少至最低限度方可联合用药。为减少肾毒性,可供参考选择的联合用药方法有:庆大霉素或妥布霉素＋甲氧西林;妥布霉素＋头孢呋辛或头孢噻肟。

(7)右旋糖酐:可增强氨基糖苷类抗生素的肾毒性。

儿科疾病宜忌与食疗方

（8）茶苯海明：可增加氨基糖苷类抗生素所致的耳毒性症状。

（9）强利尿药（呋塞米、依他尼酸等）：与氨基糖苷类抗生素联用可增加耳毒性，静脉注射及患者肾功能不良也是加重耳毒性的因素，即使间隔用药也不安全。作用机制：氨基糖苷类抗生素和强利尿药均可引起听力损害或耳毒，前者损害毛细胞，后者损害血管纹。动物实验表明，新霉素能使依他尼酸盐在耳蜗中的浓度增加5倍。氨基糖苷类抗生素也有使依他尼酸更易渗透到组织中去的作用。呋塞米可降低庆大霉素清除率，使庆大霉素、妥布霉素的血浓度升高。处理：为防止发生永久性耳聋，应避免合用或间隔使用这两种药物。对于肾功能不良的患者，因其清除药物较慢，联合用药危险性更大。大部分耳聋是静脉给药后出现，但口服给药也可引起耳聋。如果必须联用这两种药物，应使用最小剂量，并连续监测听功能。

（10）广谱青霉素：氨基糖苷类抗生素（庆大霉素、奈替米星、妥布霉素、西索米星）与羧苄西林、替卡西林、阿洛西林、哌拉西林、美洛西林在输液中配伍可发生化学反应，使前者的活性降低。如果两药用于严重肾功能不良患者或正在进行肾透析患者，可使药物活性降低；但对肾功能正常的患者，这两种药物没有明显的相互作用。作用机制：氨基糖苷类上的氨基与青霉素的β内酰胺环发生化学反应生成无生物活性的酰胺，使两种抗生素的生物活性均降低。据报道，妥布霉素、庆大霉素、阿米卡星可被羧苄西林、替卡西林、青霉素、氨苄西林灭活，使活性降低 20%～25%，其中对妥布霉素的影响较大，对庆大霉素、阿米卡星的影响较小。处理：肾功能正常的患者由于在体内没有明显的失活作用，因此可以合用这两种药物。肾功能不良患者，如果必须联用这两种抗生素，应根据肾功能状况调整剂量，并监测血药浓度。青霉素类对某些链球菌的抗菌作用，可因联用氨基糖苷类而得到加强，但对其他细菌感染这种联用是否有增效作用尚未肯定,因此两药联用必须遵循其适应证。新霉素可使口服青霉素V的血药浓度降低50%。

(11)镁盐:应用庆大霉素后,有的小儿血镁浓度高,导致呼吸停止。作用机制:镁离子和氨基糖苷类抗生素均有神经肌肉阻滞作用,两药合用使这一作用相加,可引起呼吸肌阻断。处理:高镁血症的小儿应避免应用氨基糖苷类抗生素,如果必须使用,应监测药物对呼吸的影响。

(12)万古霉素:与氨基糖苷类抗生素联用时肾毒性增加。两药联用时肾毒性的发生率为35%,比单用时的发生率(2%~10%)明显增高。两药联用时应监测肾毒性和耳毒性。氨基糖苷类抗生素之间联用,其对耳和肾毒性会成线性增加,因而不宜联用。

(13)亚胺培南:与氨基糖苷类抗生素的肾毒性有相加作用。联用时应监测肾脏功能。

(14)硼砂:与链霉素、卡那霉素、庆大霉素、新霉素或妥布霉素联用后,可使上述抗生素的吸收增加,排泄减少,提高疗效。但同时增加脑组织中的药物浓度,使耳毒性作用增强,影响前庭功能,形成暂时性或永久性耳聋及行动蹒跚。处理:应避免两药联用,或减少抗生素的剂量。

(15)碱性药物:如碳酸氢钠、氨茶碱等与氨基糖苷类抗生素联用,抗菌效能可增强,但同时毒性也相应增强,必须慎用。

(16)红霉素等:与氨基糖苷类抗生素联用,耳毒性可能加强。

(17)维生素C:酸性可使氨基糖苷类抗菌作用减弱。

(18)咪康唑:可使妥布霉素的血浓度降低。

(19)其他:阿司匹林、水杨酸钠、奎宁、氯喹、氮芥、顺铂等可增强氨基糖苷类抗生素的耳毒性和损害作用。

12. 卡那霉素 不可配伍药物包括两性霉素 B、氨苄西林、羧苄西林、头孢唑林钠、头孢噻吩、头孢匹胺钠、氯苯那敏、多黏菌素、林可霉素、甲氧苯青霉素、巴比妥钠、苯妥英钠、磺胺嘧啶钠、氨茶碱、泼尼松龙、葡萄糖酸钙、氯丙嗪、新生霉、碳酸氢钠、维生素 C、水解蛋白、万古霉素、二甲弗林、肌醇、毒毛旋花苷 K、利血平、氢化可的松、能量合剂、罗通定、辅酶 A、氯化钙、增压素。

13. 核糖霉素 右旋糖酐类与核糖霉素联合给药,可加强对肾的损害,应避免同时应用。

14. 妥布霉素

(1)羧苄西林:可使妥布霉素半衰期延长、尿排泄缓慢。两药联用可使肾毒性增加,对肾功能不全者慎用。

(2)钙和镁离子:可抑制妥布霉素对铜绿假单胞菌的抗菌活性。

(3)清开灵注射液:不宜与妥布霉素联用,因两药混合后会产生棕色沉淀,降低效价,甚至产生不良反应。

15. 万古霉素

(1)氨基苷类抗生素:与万古霉素联用,两药的肾毒性相加。

(2)钙通道阻滞药:已经应用钙通道阻滞药扩张血管者,再快速静脉输注万古霉素更容易产生降血压作用。

(3)肝素:禁忌与万古霉素混合应用。

(4)硫酸镁:可加重万古霉素的肌肉神经阻滞作用,静脉或腹腔给药时反应尤为严重。

(5)氯霉素、甾体激素、甲氧苯青霉素:与万古霉素配伍可产生沉淀。含有万古霉素的输液中不得加入其他药物。

16. 新霉素

(1)铁剂、葡萄糖注射液、脂溶性维生素胡萝卜素:口服新霉素可降低这些药物和营养物的肠道吸收率。

(2)青霉素 V 钾盐:与新霉素同服可加剧某些营养物质的吸

收不良。新霉素可使口服青霉素Ⅴ的血药浓度降低50％。

（3）呋塞米、氨基糖苷类抗生素：与新霉素合用增强毒性反应。

（4）乌梅丸：可使新霉素疗效降低。

（5）安宫牛黄丸、至宝丹：新霉素硫酸盐在胃肠道分解产生少量硫酸，可使安宫牛黄丸、至宝丹中雄黄的硫化砷氧化，增加药物不良反应。其他含雄黄的中药，也不宜与硫酸新霉素同服。

（6）痧气散、行军散、通窍散：与新霉素同服抗菌作用增强，但不良反应也增强，两药长期同服可引起暂时性或长期性耳聋。

（7）牛黄解毒丸、石膏：新霉素中的硫酸或磷酸盐可与石膏的钙离子形成难溶性化合物降低抗菌效果。新霉素中的硫酸根可与雄黄的砷离子生成硫化砷酸盐，增加不良反应。

17. 四环素类

（1）肝毒性药物（红霉素、竹桃霉素、利福平、对氨基水杨酸钠、异烟肼、氯丙嗪、地西泮、噻嗪类利尿药、保泰松、口服降糖药等）：四环素类可干扰这些药物的肠肝循环，影响药物疗效，增加肝脏毒性反应。

（2）肾毒性药物（某些镇痛药、万古霉素、杆菌肽、多黏菌素等）：与四环素类联用可加剧毒性反应。

（3）维生素 B_{12}、口服青霉素类、葡萄糖注射液：四环素类药物改变肠内菌群，降低这些药物的吸收。

（4）口服抗凝药：四环素类药物阻碍维生素 K 在肠道内的生物合成，使口服抗凝药的抗凝作用加强，两药联用易发生出血性并发症。

（5）青霉素：四环素或氯霉素可促进细胞壁合成，与青霉素合用有拮抗作用。

（6）糖皮质激素：与四环素类抗生素长期联用可产生严重感染。

(7)硫酸锌:可使四环素吸收率下降50%,联用时应尽可能延长服药间隔时间。

(8)桔红丸:含有石膏,可与四环素、多西环素等形成螯合物,降低药物吸收影响疗效。多西环素也不宜与含重金属离子的药物(牛黄解毒片、牡蛎、瓦楞子、明矾等)同时服用。

(9)维生素 A:过量可引起良性颅内压升高,四环素亦偶可引起良性颅内压增高,两药联用增加颅内压升高的危险性。

(10)抗酸药:含有铝、钙、镁等离子的抗酸药,能明显降低口服四环素类抗生素的血药浓度,并降低其疗效。作用机制:形成螯合物或络合物,减少吸收。

(11)抗惊厥药:长期应用巴比妥、苯妥英钠或卡马西平治疗的患者,多西环素的血药浓度可被降至最低治疗浓度以下,其他四环素类药物不受影响。

(12)利尿药:增加四环素的肾毒性,使血尿素氮增加。

(13)铁剂:与四环素同时服用后,两者在肠道吸收均降低,血药浓度下降。

(14)利福平:使个别患者多西环素的血药浓度明显下降。

(15)其他抗生素:与四环素联用时宜分别给药。

(16)肌松药:与四环素联用可加重呼吸抑制。四环素能增加箭毒的肌松作用,此作用可被钙离子所拮抗。

(17)硫酸锌:可使四环素的吸收率降低50%。

(18)其他:下列中药及其中成药不宜与四环素类药物同时服用,如需联用时应间隔 2 小时。

①含钙中药。如石决明、石膏、龙骨、龙齿、瓦楞子、花蕊石、牡蛎、海蛤壳、海浮石、海螵蛸、珍珠、珍珠母、鸡子壳、钟乳石、寒水石、珊瑚等及其中成药。

②含镁中药。如马宝、青礞石、滑石、琥珀等及其中成药。

③含铝中药。如白矾、赤石脂等及其中成药。

④含铁中药。如代赭石、灵磁石、禹余粮、桑螵蛸、铁落、绿矾等及其中成药。

⑤含碱性成分较多的药物。如硼砂、行军散等。

⑥含鞣质较多的药物。如儿茶、地榆、荆芥、虎杖、牡丹皮、白芍,以及七厘散、槐角丸等。

⑦含消化酶较多药物。如神曲、麦芽、豆豉等。复方五味子片和当归浸膏片等亦不宜与四环素类同服。

(19)不可与四环素配伍的药物:阿米卡星、氨茶碱、氨苄西林、巴比妥类、羧苄西林、呋喃妥因、钙盐、头孢菌素类、氯霉素、氯噻嗪钠、红霉素、肝素、氢化可的松、新青霉素Ⅰ、新生霉素、苯唑西林钠、青霉素钾或青霉素钠、苯妥英钠、多黏菌素B、碳酸氢钠、磺胺嘧啶钠、华法林。

18. 红霉素

(1)果汁及酸性饮料,维生素C:可使红霉素在胃内破坏,并产生不良臭味。

(2)无机盐溶液:红霉素针剂忌用氯化钠、氯化钾或其他无机盐溶液作为溶媒,以免沉淀。

(3)氨茶碱:红霉素可降低其消除率,联用时可发生氨茶碱中毒。

(4)麦迪霉素、螺旋霉素:与红霉素呈拮抗作用。

(5)β受体阻滞药:红霉素可使其中一些制剂的血药浓度增加2倍,联用时易发生不良反应。

(6)维拉帕米:红霉素可作为促动力药用于胃排空迟缓性疾病(对下段肠管效差),维拉帕米可拮抗红霉素的胃肠平滑肌收缩作用。

(7)糖皮质激素:与红霉素有协同性免疫抑制作用。

(8)含有机酸中药(乌梅、五味子、山楂等):与红霉素同服易使其失去抗菌活性。

(9)丙磺舒：可降低红霉素血药浓度。

(10)非洛地平：红霉素抑制非洛地平(抑制肝微粒体酶 P450 系统)，可使后者血液浓度升高。西咪替丁与二氢吡啶类钙通道阻滞药(硝苯地平、尼群地平、伊拉地平及非洛地平等)也有类似作用。

(11)酸性溶液：红霉素在酸性溶液中(包括葡萄糖注射液)不稳定：液体 pH 值越低，经过时间越长，对红霉素的效价影响越大。在 pH 值 6.0～7.0 时比较稳定，经 8 小时仅降低药物效价 2%。

(12)青霉素：与乳糖酸红霉素针剂配伍可出现溶液混浊、沉淀或变色。两药的抗菌作用相互拮抗。必需联用时，青霉素应先于红霉素 2～3 小时使用。氨苄西林与红霉素针剂配伍，室温下 1 小时出现混浊沉淀。

(13)林可霉素：红霉素可降低其抗菌作用(竞争血浆蛋白结合部位)，两药并有部分交叉耐药现象，故不宜联用或交替使用。

(14)吉他霉素：与红霉素竞争结合部位，使抗菌效力减弱，并易引起细菌耐药性。

(15)四环素：与红霉素针剂配伍后，溶液效价降低，并有混浊沉淀，两药联用尚可加剧肝功能损害。

(16)溴丙胺太林：可延长红霉素在胃内的停留时间，使药效降低。

(17)阿司匹林：可使红霉素的抗菌作用降低，两药不宜同服。

(18)卡马西平：红霉素可减少其清除率 20%。两药联用时可导致卡马西平中毒。

(19)强心苷：应用红霉素患者约有 10% 出现地高辛血药浓度加倍，可发生洋地黄中毒。

(20)维生素 B_6：与红霉素联合静脉用药，可使红霉素效价降低。

（21）华法林：与红霉素联用时，少数患者可发生华法林作用加强和出血。

（22）莨菪碱类药物（天仙子、洋金花、颠茄、华山参等）：可抑制胃肠蠕动和排空，延长口服红霉素在胃内停留时间，药物被胃酸破坏增加，减少吸收，降低疗效。

（23）穿心莲：红霉素和庆大霉素可抑制穿心莲促进白细胞吞噬功能作用，降低穿心莲效价。

（24）千里光：其所含鞣质可与红霉素结合，形成不溶性沉淀物，降低红霉素的口服吸收和抗菌活性。含鞣质中药（虎杖、石榴皮、金钱草及地锦草等）均不宜与红霉素同服。

（25）炭类中药：可吸附红霉素，影响吸收，降低生物利用度。

（26）不可配伍液体：不可用生理盐水直接溶解 pH 值 5.5 以下或 pH 值 8 以上的液体，需用适当缓冲剂调节至 pH 值 7 左右才可配伍。

（27）不可与乳糖酸红霉素配伍的药物：氨苄西林、头孢噻吩钠、肝素、间羟胺、庆大霉素、四环素、复合维生素 B、氯唑西林、氨茶碱、羧苄西林、维生素 C。

（28）不可与葡庚糖酸红霉素配伍的药物：阿米卡星、头孢拉啶、头孢噻吩钠、头孢唑林钠、氯霉素、苯巴比妥钠、苯妥英钠、链霉素、四环素、羧苄西林、硫喷妥钠、复合维生素 B、氨茶碱。

19. 罗红霉素

（1）氨茶碱：罗红霉素可使茶碱血药浓度升高，半衰期延长，引起药物蓄积作用产生不良反应。两药联用当血清茶碱浓度≥15毫克/升时，应对茶碱血药浓度进行监测。

（2）咪达唑仑：是苯二氮䓬类镇静药，罗红霉素可使其血药峰值增大、半衰期延长，但临床意义不明显。

20. 克拉红霉素

(1)卡马西平:克拉红霉素可使卡马西平的血药浓度升高38.3%,环氧化物形成明显减少,清除率减少28.5%。两药联用应降低卡马西平的用量,否则可诱发卡马西平中毒。

(2)丙吡胺:与克拉霉素之间可发生威胁生命的相互作用。红霉素干扰丙吡胺代谢。红霉素、克拉霉素可能通过改变肠道菌丛对药物的代谢和(或)形成复合物,以及使细胞色素酶亚类ⅢA(CYP3A)失活,而影响某些与此两药同用的药代动力学。联用时丙吡胺血药浓度升高,Q-T间期延长。丙吡胺血药浓度降低后心电图恢复正常。因此,大环内酯类药物与抗心律失常药联用时,应进行心电监护,并测定血浆药物浓度。

(3)其他:克拉霉素可阻滞下列药物代谢,使其血药浓度升高:地高辛、茶碱、口服抗凝血药、麦角胺或二氢麦角碱、三唑仑、卡马西平、环孢素、苯巴比妥和苯妥英等。联用时可导致这些药物中毒,应减少剂量。

21. 乙酰螺旋霉素

(1)环孢素:螺旋霉素可显著升高环孢素血药浓度,故联用时需减少环孢素用量,否则将增加肾毒性。环孢素与交沙霉素及卡那霉素均有类似相互作用。

(2)头孢唑林:螺旋霉素具有快速抑菌作用,可使头孢唑林的快速杀菌效能受到明显抑制。

22. 阿奇霉素

(1)地高辛、环孢素、酰胺咪嗪:阿奇霉素可增加这些药物的血药浓度,联用时应进行监测。

(2)抗酸药:含铝和镁的抗酸药影响阿奇霉素吸收,使其血药浓度降低,但总吸收量不变。食物影响阿奇霉素吸收。

23. 林可霉素 12岁以下慎用。

(1)白陶土、果胶:可使克林霉素和林可霉素的胃肠吸收减少,降低抗菌效果。

(2)环匹氨磺酸:可降低克林霉素和林可霉素的吸收,降低抗菌作用。

(3)红霉素:与林可霉素性质相近,可产生拮抗作用,不宜联用。

(4)卡那霉素、新生霉素:与林可霉素有配伍禁忌,不可联用。

(5)磺胺嘧啶:与林可霉素可产生沉淀,不可配伍联用。

(6)麦迪霉素:与林可霉素的作用部位相同,可干扰或破坏林可霉素,降低抗菌效果,增强胃肠道不良反应。

(7)氨苄西林:氨苄西林属于快效杀菌药,如与快效抑菌药林可霉素联用可发生相互拮抗,且注射液混合后发生沉淀。

(8)维生素C:可与林可霉素发生氧化还原作用,生成新的复合物,使林可霉素失去抑菌活性。两药不宜联用。

(9)庆大霉素:庆大霉素属于慢性杀菌药,与林可霉素联用可增强抗链球菌作用,两药具有协同作用。但可增加庆大霉素的肾毒性。

(10)头孢菌素类:林可霉素影响头孢菌素类的杀菌作用。

(11)其他:林可霉素不可与下列药物配伍:羧苄西林、多黏菌素、卡那霉素、苯妥英钠、新生霉素、青霉素、头孢菌素、氯唑西林、链霉素、复合维生素B。

24. 克林霉素

(1)肌肉松弛药:与克林霉素联用使神经肌肉阻断作用增强。

(2)红霉素:与克林霉素有拮抗作用,不可联合应用。

(3)其他:不可配伍药物包括氨苄西林、苯妥英钠、巴比妥盐类、氨茶碱、葡萄糖酸钙、硫酸镁。

25. 磷霉素

（1）葡萄糖、磷酸盐制剂：磷霉素的分子结构与磷酸烯醇丙酮酸盐相似，能竞争同一转移酶，使细菌细胞壁的合成受到抑制而导致细菌死亡。磷霉素这一作用可以被葡萄糖和磷酸盐制剂所抑制，因而使用磷霉素期间本能有大量葡萄糖、磷酸盐存在。磷霉素与一些金属盐可生成不溶性沉淀，故不可与钙、镁等金属盐相配伍。

（2）酸性药物：磷霉素钠针剂在 pH 值 4～11 时稳定，静脉滴注时不宜与酸性较强的药物同时应用。在 pH 值 2 以下时磷霉素钙剂极不稳定，所以不宜与酸性药物同时服用。也不宜饭前服药（胃液空腹时 pH 为 0.9～1.5）。

（3）不可配伍药物：氨苄西林、头孢噻吩钠、头孢噻啶、红霉素、庆大霉素、土霉素、利福平、链霉素、卡那霉素。

26. 新生霉素

（1）青霉素：新生霉素低浓度时呈抑菌作用，因而与青霉素的作用相拮抗；高浓度时呈杀菌作用，因而可增强青霉素的疗效。

（2）肝素：禁忌与新生霉素混合注射。

（3）丝裂霉素：与新生霉素联用，在乳腺癌细胞株呈相减作用。

（4）依托泊苷：新生霉素对乳腺癌有抑制作用，对依托泊苷的调节作用因细胞株而异，两药联用对肿瘤化疗有临床意义。

27. 多黏菌素

（1）硫酸多黏菌素 B 不可与下列药物配伍：两性霉素 B、头孢唑林钠、头孢匹林钠、氯霉素、氯噻嗪钠、肝素、硫酸镁、泼尼松龙、四环素、氨苄西林、青霉素、卡那霉素、苯妥英钠。

（2）多黏菌素 E 不可与下列药物配伍：氨茶碱、细胞色素 C、氢化可的松、青霉素、羧苄西林、乙酰半胱氨酸、碳酸氢钠、四环素、能量合剂、维生素 B_{12}、巴比妥盐、头孢菌素、红霉素、卡那霉素、万古霉素。

28. 洛美沙星

（1）硫糖铝和制酸药：可使本品吸收速率减慢25％,药物时间曲线下面积（AUC）降低约30％。如在本品服用前4小时或服用后2小时服硫糖铝或制酸药则影响甚微。

（2）芬布芬：与本品联用可致中枢兴奋、癫痫发作。

（3）丙磺舒：可延迟本品的排泄,使平均AUC增大63％,平均达峰时间（T_{max}）延长50％,平均最大血药浓度（C_{max}）增高4％。

（4）华法林：本品可加强华法林等的作用,联用时应监测凝血酶原时间及其他项目。

29. 甲硝唑

（1）氯霉素：可使甲硝唑的半衰期明显延长,消除速度常数及清除率降低。作用机制：氯霉素抑制肝药酶活性,使甲硝唑代谢延缓。临床上两药长期联用时应予注意,停药2周处方可恢复正常。

（2）氨苄西林钠：不宜直接与甲硝唑针剂配伍（混浊、变黄）。

（3）乙醇：甲硝唑抑制乙醛脱氢酶阻滞乙醇代谢,服药期间饮酒可发生胃肠功能紊乱、腹痛、恶心、呕吐、颜面潮红及头痛等不良反应,即戒酒硫样反应。

（4）双硫醒（戒酒硫）：与甲硝唑联用可显著加剧饮酒后的乙醛蓄积反应,部分人尚可发生精神障碍及幻觉等不良反应。

（5）华法林：甲硝唑抑制华法林代谢,使抗凝作用增强。两药联用时应监测凝血酶原时间,调整华法林剂量,可降低用量1/3～1/2。

（6）苯妥英钠：与甲硝唑联用时,少数人血清苯妥英钠可达到中毒水平。

（7）氯喹：与甲硝唑联用可出现肌张力障碍。两药交替应用,可治疗阿米巴肝脓肿。

(8)西咪替丁：可减少甲硝唑从体内排泄,使总清除率下降约30%。使血药浓度提高,增加神经毒性。但有人认为,西咪替丁等肝酶诱导药可使甲硝唑加速消除而降效。

(9)氢氧化铝、考来烯胺：可略降低甲硝唑的胃肠吸收,降低生物利用度14.5%。

(10)庆大霉素：与甲硝唑针剂配伍后4小时药物浓度降至70%,建议在2小时内用完。输液稀释后才能与甲硝唑配伍的注射剂有庆大霉素、维生素C、乳酸红霉素。

(11)糖皮质激素：加速甲硝唑从体内排泄,可使血药浓度降低31%,联用时需加大甲硝唑用量。

30. 替硝唑

(1)西咪替丁：可减少替硝唑从体内的排泄,使血药浓度升高40%,半衰期延长47%。作用机制：西咪替丁抑制肝脏对替硝唑的代谢和从体内的清除。两药联用时替硝唑的疗效及毒性可能增高,其临床意义尚不清楚。

(2)利福平：可加快替硝唑从体内的排泄,降低其血药浓度达30%,半衰期缩短27%。作用机制：可能是由于利福平增加肝脏对替硝唑的代谢,并加快从体内的排泄。两药联用时替硝唑的疗效可能降低,临床意义未明。

(3)含乙醇饮料：与替硝唑同服可引起腹部疼挛、灼热感及呕吐等不良反应,因此用药期间避免饮酒。

(4)抗凝药：替硝唑可增强抗凝药作用,两药联用时应注意观察凝血酶原时间、并调整抗凝药剂量。

31. 灰黄霉素 12岁以下慎用。

(1)苯巴比妥：可降低或完全抑制灰黄霉素的抗真菌作用。

(2)小檗碱、硫酸镁：可使灰黄霉素的吸收降低35%。

(3)维生素 B_6：可使灰黄霉素代谢灭活加速,甚至丧失疗效。

(4)秋水仙碱：与灰黄霉素联用可加重血卟啉代谢障碍。

（5）乙醇类饮料：服用灰黄霉素期间饮用酒精类饮料可致发热、面红、呕吐、心动过速等双硫醒样作用，使乙醇不良反应加重，故两者不宜联用。

（6）口服抗凝药：灰黄霉素使其肝代谢增加，降低抗凝作用，故应经常检测凝血酶原含量及国际标准化比率，使用及停用灰黄霉素 8 日后应调整口服抗凝药的剂量。

（7）环孢素：灰黄霉素可加速环孢素的代谢而降低其循环量，故应提高环孢素用量；停用肝酶诱导药灰黄霉素后再减少环孢素用量。

（8）甲状腺激素：灰黄霉素可增加 T_3、T_4 的代谢，对甲状腺功能减退者可出现甲状腺功能降低或功能不全；两药联用时应监测 T_3、T_4 的血清浓度，并在服用灰黄霉素期间及停药后调整甲状腺素用量。

（9）异烟肼：灰黄霉素可加快异烟肼毒性代谢物的形成而增加其肝毒性作用；两药联用时应进行临床及生化监测，如出现肝损伤应即停用异烟肼。

（10）齐多夫定：灰黄霉素可加快齐多夫定的肝脏代谢而降低其疗效；两药联用时应定期进行临床监测。

32. 两性霉素 B　12 岁以下慎用。

（1）咪唑类抗真菌药（克霉唑、咪康唑、酮康唑）：与两性霉素 B 联用可发生拮抗作用，降低咪唑类抗真菌药的疗效。

（2）糖皮质激素：与两性霉素 B 联用可引起钾丢失和水盐潴留，导致心脏的不良反应。两药联用时应监测电解质、体液平衡和心脏功能，老年人更应慎用。糖皮质激素可用于治疗两性霉素 B 的不良反应（发热、寒战、头痛等），但降低抵抗力。

（3）强心苷、福寿草片：两性霉素 B 可诱发低钾血症，使心肌对福寿草、洋地黄等强心苷的敏感性增强，可发生强心苷中毒。

（4）氨基糖苷类抗生素：与两性霉素 B 联用会使肾毒性相

加,引起肾损害。两药联用应密切监测肾功能。

(5)氟胞嘧啶:与两性霉素 B 联用可增加疗效,但毒性也增强,因本品可致肾功能不全,可加强氟胞嘧啶的毒性。

(6)环孢素:两性霉素 B 可增加环孢素的肾毒性。作用机制尚不明确。如果必须两药联用,可以降低环孢素剂量,以控制其血清浓度<150 微克/毫升,这可降低肾毒性而又不影响免疫抑制作用。

(7)不可配伍液体:含氯化钠溶液,pH 值<4.2 的溶液。

(8)不可配伍药物:阿米卡星、钙剂、依地酸钙钠、羧苄西林、氯丙嗪、苯海拉明、多巴胺、庆大霉素、卡那霉素、利多卡因、间羟胺、甲基多巴、青霉素、多黏菌素 B、氯化钠、氯化钾、普鲁卡因、四环素、链霉素及维生素类。

33. 咪康唑

(1)西沙必利:与咪康唑联用可增加室性心律失常的危险性,尤其易致尖端扭转,故两药禁忌联用。

(2)苯巴比妥:咪康唑可使血清苯巴比妥浓度显著上升,总血浆清除率下降 50%～90%。两药联用时应监测药物浓度,适当减少巴比妥用量。

(3)卡马西平:个例报道,服用卡马西同时给予咪康唑出现不良反应(不适、肌阵挛及震颤),停药后这些不良反应消失。

(4)苯妥英钠:咪康唑抑制苯妥英钠在肝脏的代谢和清除,可使苯妥英钠的血清浓度提高 50%以上,导致体内蓄积中毒。两药联用时应监测苯妥英钠血清浓度并适当减少剂量,否则最好避免联用。这种相互作用发生很快。

(5)口服抗凝药:口服咪康唑或用口腔胶状剂,可使醋硝香豆素、乙双香豆素、氟茚二酮、苯丙香豆素、噻氯香豆素和华法林的抗凝效应明显加强,可发生出血性不良反应。咪康唑用药 2 周,可使华法林的抗凝作用增强 5～6 倍。所以,服用抗凝药的患者不应该使用咪康唑。如果必须两药联用,要密切检查抗凝效果和适当降低抗凝药物的剂量,一般认为可以减少剂量50％左右。

(6)降血糖药:服用甲苯磺丁脲、格列本脲或格列齐特的糖尿病患者,联用咪康唑后出现低糖血症。在对疗效进行监测下两药可以联用,并在必要时减少磺酰脲类药物的剂量。

(7)阿司咪唑:咪康唑可使其在肝脏的代谢率降低,增加室性心律失常危险,尤其易致尖端扭转,故两药禁忌联用。

(8)妥布霉素:咪康唑可使妥布霉素的血浓度降低。作用机制未明。两药联用时应进行监测。

(9)两性霉素 B:与咪康唑或酮康唑联用时,效果比单用两性霉素 B 差。最好不要两药联用,或联用时对疗效进行监测。

34. 酮康唑

(1)环孢素:酮康唑可使环孢素血药浓度升高 15 倍,两药联用时可逐渐减少环孢素剂量达 68％～89％,酮康唑剂量亦可减少。两药低剂量联用有效和安全(两药联用肝毒性相加,但不一定会发生),可降低环孢素的肾毒性。停用酮康唑后,需要增加环孢素的用量,方能保持疗效。

(2)西咪替丁:西咪替丁可使酮康唑的吸收降低 65％,但在酸性介质中应用则可避免这种作用。

(3)两性霉素 B:两性霉素 B 与酮康唑联用可增强杀灭脑脊液中隐球菌的效力,体外研究表明无相加作用。另据报道,咪唑类抗真菌药与两性霉素 B 有拮抗作用,联用时疗效减弱。

(4)苯二氮类药物:酮康唑可减少氯氮䓬清除率达 38％。

(5)奎尼丁:加服酮康唑可使奎尼丁的血药浓度升高(个例报道)。

(6)抗凝药:酮康唑可使华法林抗凝作用增强。

(7)糖皮质激素:酮康唑可降低泼尼松龙和甲泼尼松龙的体内消除和代谢达 60％,联用时应减少糖皮质激素用量。

(8)抗酸药(氢氧化铝、钙、镁等):可降低酮康唑在胃肠道的吸收达60%,酸性条件下酮康唑吸收增加5%。

(9)阿司咪唑、特非那丁:酮康唑可降低抗组胺药的肝脏代谢,而有增强室性心律失常的危险,尤其是出现尖端扭转,故应禁止两药联用。

(10)西沙必利:与酮康唑联用有增强室性心律失常的危险,尤其是尖端扭转的危险,故禁止两药联用。

(11)双脱氧肌苷:其抗酸作用可使胃内pH值增高而降低酮康唑的吸收,故应在服用双脱氧肌苷前2小时或服用后6小时服用酮康唑。

(12)异烟肼:可降低酮康唑的血药浓度,两药应间隔2小时服用,并应监测酮康唑的血浆浓度,以调整其剂量。

(13)咪达唑仑:酮康唑可抑制其肝脏代谢,使其血药浓度升高;如需要联用,咪达唑仑应当降低剂量。

(14)苯妥英钠、苯巴比妥:可使酮康唑的血药浓度降低,必要时应增加酮康唑用量。

(15)三唑仑:酮康唑可使三唑仑的半衰期延长,降低清除率达90%。两药禁忌联用。

(16)利福平:酮康唑可使利福平的血药浓度降低50%,两药如果间隔12小时服用则没有这种影响。

(17)抑制胃酸分泌中成药:可降低酮康唑的吸收。

(18)华山参:华山参可抑制胃酸分泌,减少酮康唑吸收。两药必须联用时应间隔2小时以上服用。

(19)抗胆碱药:可抑制胃酸分泌,减少酮康唑吸收。

35.特比萘芬　12岁以下慎用。

(1)利福平:利福平可加速特比萘芬的消除,联用可降低其血药浓度。故在服用利福平期间及停药后,应调整特比萘芬剂量。

(2)西咪替丁：可抑制特比萘芬的消除，联用时应减少剂量。

36. 氟胞嘧啶

(1)两性霉素 B：氟胞嘧啶单用效果不如两性霉素 B，与两性霉素 B 联用可以增强疗效（协同作用），但毒性作用也有所增强。

(2)齐多夫定：与氟胞嘧啶联用其骨髓毒性可呈相加性，增加对血液的毒性作用，故联用时应经常检测血常规。

37. 伊曲康唑

(1)华法林：伊曲康唑可降低华法林肝脏代谢，使其增加抗凝作用及出血危险，故在两药联用时应检测凝血酶原含量及国际标准化比率，在服用伊曲康唑期间和停药后应适当调整华法林剂量。

(2)利福平、苯妥英钠：具有肝药酶诱导作用的药物可明显降低伊曲康唑的口服生物利用度，两药联用时应监测伊曲康唑的血药浓度。

(3)阿司咪唑、特非那丁：伊曲康唑可降低抗组胺药的肝脏代谢而增加室性心律失常的危险，尤其是尖端扭转，应禁止两药联用。

(4)西沙必利：与伊曲康唑联用可增加室性心律失常，尤其是尖端扭转的危险，故禁止联用。

(5)双脱氧苷：使胃内 pH 值升高而降低伊曲康唑的吸收，故应在服用双脱氧苷前 2 小时或服后 6 小时服用伊曲康唑。

(6)地高辛：伊曲康唑可使地高辛排泄降低而血药浓度增高，可出现恶心、呕吐、心律失常等地高辛不良反应；两药联用时应加强临床监护，必要时应监测心电图及地高辛血药浓度，在用药期间和停药后应适当调整地高辛剂量。

(7)抗癫痫药（卡马西平、苯巴比妥、苯妥英钠、扑米酮等）：由于其肝酶诱导作用，可降低伊曲康唑的血浓度及疗效；两药联合应进行临床监护，必要时检测伊曲康唑的血药浓度及调整剂量。

(8)咪达唑仑、三唑仑：伊曲康唑抑制肝药酶，可升高苯二氮类的血药浓度而明显增强镇静作用；故伊曲康唑不宜与咪达唑仑联用，禁止与三唑仑联用。

(9)环孢素：不宜与超过推荐量的伊曲康唑联用。

(10)非洛地平：伊曲康唑是肝药酶的强抑制药，联用时非洛地平血药浓度升高 4 倍多，引起下肢水肿。唑类抗真菌药与其他钙通道拮抗药(硝苯地平、伊拉地平)也发生相似的相互作用。

38. 氟康唑

(1)氢氯噻嗪：可使氟康唑血药浓度降低。

(2)利福平：其肝药酶诱导作用可加速氟康唑代谢，使氟康唑血药浓度下降及半衰期缩短 20％，导致药效降低。两药联用时应增加氟康唑剂量。

(3)华法林：氟康唑可抑制肝脏药酶，降低华法林代谢，增加出血危险；如需联用应检测血酶原含量及国标准化比率，在服用氟康唑期间及停用 8 日后，应适当调整华法林剂量。

(4)苯妥英钠：氟康唑可使苯妥英钠的肝脏代谢减少，使其血药浓度增至中毒值；故应监测苯妥英的血药浓度，并在服用氟康唑期间或停用后适当调整苯妥英钠的剂量。

(5)口服磺脲类降糖药：氟康唑可使口服降糖药半衰期延长而发生低糖血症；故在应用氟康唑期间，应加强血糖的自我监测，调整口服降糖药剂量。

(6)茶碱、氨茶碱：氟康唑可降低茶碱的清除率，故可使其血药浓度升高而出现过量中毒的危险；在应用氟康唑期间及停用后，应加强监护并尽可能监测茶碱的血药浓度，酌情调整茶碱剂量。

(7)齐多夫定：氟康唑可增加循环量，因而增加齐多夫定发生不良反应的危险；两药联用时应定期进行临床检测。

（8）环孢素：氟康唑可使环孢素血药浓度增加，因此接受氟康唑治疗的患者，必须根据环孢素的浓度调节剂量。另有研究表明，环孢素和氟康唑联用时不增加其骨毒性，患者均能耐受氟康唑，未见明显不良反应。氟康唑可安全地与环孢菌素联用，但应每周监测血清环孢素浓度和血肌酐，并检查肝功能。

39. 阿昔洛韦

（1）两性霉素 B：与阿昔洛韦联用可增强抗病毒作用及毒性反应，故不宜联用。

（2）哌替啶：与大剂量阿昔洛韦联用可发生哌替啶中毒。

（3）丙磺舒：与阿昔洛韦同服，可使丙磺舒的肾清除率降低31％，阿昔洛韦血药浓度增加 40％。

（4）氨基糖苷类抗生素、环孢素：不宜与阿昔洛韦联用，可加重肾脏损害。

40. 利巴韦林

（1）联合输液：利巴韦林加头孢唑林、青霉素或庆大霉素联合输液均出现不良反应，但分开静脉滴注则均无不良反应，可能与药液混合后不溶性微粒及异物大量增加，或药物结构稳定性破坏有关。据报道，利巴韦林与吉他霉素联合输液可致抽搐。

（2）骨髓抑制药：利巴韦林有溶血性不良反应，在合并应用对造血细胞有毒性的药物时，贫血反应更加严重。

41. 齐多夫定

（1）对乙酰氨基酚、阿司匹林、西咪替丁、保泰松、吗啡及磺胺类、苯二氮䓬类药物：均可抑制齐多夫定的葡萄糖醛酸化，降低清除率，故应避免联用。

（2）阿昔洛韦：与齐多夫定联用可引起神经系统不良反应，如昏睡、疲劳等。

（3）丙磺舒：可抑制齐多夫定的葡萄糖醛酸化并减少肾排泄，可引起中毒。

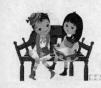

42. 泛昔洛韦 本品能与代谢涉及醛氧化酶的药物（如奎宁、甲氨蝶呤）发生相互作用。

43. 阿糖腺苷

（1）别嘌醇：可使阿糖腺苷的毒性增大。别嘌醇具有黄嘌呤氧化酶抑制作用，可使阿拉伯糖次黄嘌呤的消除减慢而在体内蓄积，联用时可致较严重的神经系统不良反应。

（2）氨茶碱：与阿糖腺苷联用可使茶碱的血药浓度升高。

44. 阿糖胞苷

（1）氟尿嘧啶：属于碱性药物，不宜与阿糖胞苷（酸性制剂）混合应用。

（2）氟胞嘧啶：阿糖胞苷能降低氟胞嘧啶的活性。

45. 氨茶碱

（1）普萘洛尔：氨茶碱与普萘洛尔对磷酸二酯酶的作用相反，其结果使两者的作用部分相互抑制。

（2）氯化铵：氯化铵可以酸化尿液，减少氨茶碱的重吸收，加快排泄，降低其疗效。

（3）β受体兴奋药：近年药理研究认为，氨茶碱与β受体兴奋药（如舒丁喘宁）合用可致心脏不良反应，表现为室性心动过速、心室颤动、猝死。

（4）二羟丙茶碱：氨茶碱为茶碱的乙二胺复食盐，二羟丙茶碱为丙羟茶碱，如氨茶碱与二羟丙茶碱合用可使血中茶碱浓度增加，如不相应减少剂量，可出现不良反应。

（5）呋塞米：呋塞米与氨茶碱合用时，可使恒定的血清茶碱浓度上升，故当需要恒定的血清茶碱浓度时，两者避免合用。

（6）含酸性成分的中药和中成药：氨茶碱不宜于乌梅、山楂、山茱萸、五味子、金樱子及山楂丸、饱和丸、五味子丸、冰霜梅苏丸等含酸性成分的中药和中成药合用，因为酸碱中和将彼此降低疗效。

（7）含生物碱的中药：氨茶碱与含有生物碱的中药乌头、黄连、贝母等联合应用，会使氨茶碱毒性增强。

46. 乙酰半胱氨酸　乙酰半胱氨酸与青霉素、头孢菌素类抗生素合用，易发生相互抑制作用，而使抗生素失效。

47. 氯化铵　氯化铵与噻嗪类利尿药（如氢氯噻嗪）合用易引起高氨血症和低钾血症，对肝功能不良的患儿甚至可以引起肝性脑病。

三、支气管哮喘

支气管哮喘是一种以嗜酸粒细胞、肥大细胞反应为主的，呼吸道慢反应炎症和高反应状态的变态反应性疾病，近年来发病有增加趋势。流行病学调查显示，在儿科支气管哮喘患病率1～6岁较高，学龄期后逐渐下降，初发年龄3岁以内占84.8%。诱发支气管哮喘发作的原因除一些理化因素外，小儿最常见的是呼吸道感染，其中主要是病毒感染。临床主要表现为反复发作的喘息，多数呈突然发作，部分患儿可有接触变应原病史或受物理因素刺激（如冷水、冷空气），相当一部分患儿有上呼吸道感染症状。哮喘发作期间患儿有明显喘息，在其身边可以闻及喘鸣音，哮喘发作严重，一般治疗不缓解。呼吸困难严重如持续24小时以上则称为"哮喘持续状态"，属危重急症，应积极抢救，否则可因呼吸衰竭而死亡。常用的药物有支气管解痉药，如氨茶碱、沙丁胺醇、麻黄碱、肾上腺素、异丙肾上腺素、丙卡特罗等。

【饮食宜进】

（1）支气管哮喘是由于支气管痉挛所致，在哮喘发作阶段由于支气管痉挛造成通气不畅，患儿出现烦躁不安、食欲减退，此时应给予易消化食物，如稀饭、米粥、面条等。

（2）可以给予富含维生素的蔬菜水果，如新鲜大白菜、小白

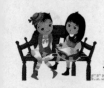
菜、萝卜、番茄、山药、莲子、橘子等,以修复因哮喘而受到损害的呼吸道黏膜、肺泡以提高患儿的抗病能力。

(3)注意适当补充蛋白质,可选择瘦肉、鸡蛋、豆类等优质蛋白质的食物。

(4)中医学把哮喘发作分为寒痰伏肺(冷哮)型、痰热伏肺(热哮)型、肺脾气虚型和肺肾两虚型,应辨别寒热采用不同的饮食。

①寒痰伏肺(冷哮)型。表现为初起恶寒,发热,无汗,咳嗽,喉痒,呼吸急促,喉中痰鸣,痰白并稀薄多泡沫,或痰量少,患儿不宜咳出。宜食大枣、萝卜、羊肾、猪肾、蛤蚧等。

②痰热伏肺(热哮)型。表现为咳喘气粗,喉间哮鸣,面红,呼气延长,张口抬肩,不能平卧,痰色黄而黏稠,咳痰不爽,或有发热,头痛,有汗,口渴,便秘等。此型宜食梨、甘蔗、荸荠、鱼腥草等。

③肺脾气虚型(哮喘发作缓解期)表现为咳嗽痰稀,面色㿠白,自汗易于上呼吸道感染,呼吸急促,语言无力,鼻塞,喷嚏,乏力便溏,四肢水肿。宜健脾化痰,补肺故卫。宜食山药、白萝卜、鲤鱼、鲫鱼、黄鳝、猪肉、猪肺、鸡蛋、牛肉、鸽肉、白果、牛奶、豆浆、大枣等。

④肺肾两虚型。哮喘发作渐平,进入缓解期,咳嗽,气促,动则加剧,心慌头晕,腰膝酸软,耳鸣,下肢清冷。此型宜补肾益肺,纳气平喘。宜食核桃仁、猪肾、猪肺等。

【饮食搭配】

1. 紫苏叶与粳米　两者搭配,熬制成粥,有平喘作用。适用于支气管哮喘及喘息支气管炎患儿食用

2. 银耳与燕窝、冰糖　用瓷罐或盖碗盛入燕窝、银耳、冰糖,隔水炖熟后食用,有润肺之功效。适用于支气管哮喘的辅助治疗。

3. 黑木耳与冰糖　加水共同煮熟,每日2次,常食可润肺、

止咳、平喘。

4. 核桃仁与南杏仁　共捣碎,加蜂蜜适量蒸食。

【食疗药膳方】

1. 虾仁炒烧芹菜　嫩芹菜 200 克,虾仁 40 克,猪油 40 克,料酒 10 毫升,食盐 5 克,味精 2 克,汤少许。将芹菜洗净,去掉菜叶,将叶柄一破两半,顺刀切成 2 厘米长的段,放入开水锅内焯一下,捞出沥去水分。锅放在火上,下入猪油,用热油炸一下虾仁,变色即可,随下入芹菜煸炒,放入料酒、味精、食盐炒匀,出锅盛盘食用。清热益肺。有人认为,常吃芹菜可以强壮体质,因此哮喘患儿常吃芹菜,对于改变体质,减轻哮喘发作程度,是很有好处的。

2. 萝卜马蹄汁　白萝卜、马蹄各 50 克。白萝卜、马蹄去皮,捣汁,炖热饮。适用于面赤唇红,喘息哮鸣,痰黄而黏稠,口渴喜冷饮,大便干结,舌红,苔黄腻,脉滑数;或兼见发热,恶风,自汗等表现。

3. 生姜芥菜汤　鲜芥菜 250 克,生姜 10 克。鲜芥菜洗净,切碎,加生姜水煎饮,每日 2 次。适用于喘息哮鸣,痰白清稀或呈泡沫状,口不渴或渴喜热饮,胸膈满闷,面色青白,舌淡紫,苔白滑,脉浮紧;或兼见头痛,恶寒,发热,无汗等表现。

4. 木耳海蜇　海蜇皮 150 克,黑木耳 50 克,白萝卜 500 克,植物油 50 毫升,白糖 15 克,食盐 10 克,葱 10 克,味精 2 克,香油适量。海蜇皮用清水浸泡 12 小时,把黑衣剥下,洗净,切成细丝;将黑木耳用清水泡 3 小时,捞出后用开水略烫一下,沥尽水分备用;白萝卜去皮,切成细丝,用食盐腌 2 小时后,把水挤干,与海蜇皮、木耳一起盛碗内,再撒少许食盐拌匀。葱切末,撒在菜上面。锅内放植物油烧至八成热,浇在菜上,再加入白糖、味精拌匀装盘。其色艳味香,落口爽脆。利肺平喘。

5. 橘皮牛肉丝　牛里脊肉 500 克,橘皮 6 克,鸡蛋(用蛋清)

1个,植物油、葱末、姜末、酱油、白糖、食盐、味精各适量。先将牛肉切成丝,用蛋清拌开,稍后放入淀粉,搅拌均匀待用,然后把鲜橘皮切成丝,放开水中焯一下去苦味,放在盘中,将植物油放入锅里温热后,炒牛肉丝至八成熟,放入盘中,留底油,然后放入少许葱末、姜末,煸出香味后放入酱油、牛肉丝,在锅中煸炒几下,再将鲜橙汁放入锅里,放少量白糖、食盐、味精,以及橘皮丝,翻炒几下后加入淀粉汁勾芡即可。燥湿化痰,滋养脾胃,强健筋骨。

6. 蛤蚧炖龟肉 乌龟500克,蛤蚧1对,火腿30克,猪瘦肉120克,鸡清汤1500毫升,猪油、食盐、味精、胡椒面、料酒、姜、葱各适量。将乌龟去掉硬壳、颈和爪尖,刮去黄皮,洗净,切块,用开水氽透捞出洗净;猪瘦肉用开水氽好。龟肉与姜、葱一道炒片刻,加入料酒,开锅后5分钟捞出龟肉,弃掉原汤。把龟肉放入锅内,把蛤蚧捣碎,与火腿、猪瘦肉共置于龟肉四周,加上鸡清汤、葱、姜、料酒、食盐,蒸烂后只留龟肉、火腿、猪肉,其余拣掉,加入味精、胡椒面即可食用。其味道清香,可补益肺肾、降气平喘。龟肉性味咸平,有滋阴降火、补益肺肾、补阴血、增津液等功效。支气管哮喘患者如能经常吃些龟肉,对于改变体质、预防哮喘发作是很有益处的。蛤蚧补肺肾、定喘嗽,适用于肾虚气喘、肺虚喘咳、虚劳咳嗽等症的辅助治疗。

7. 麦芽糖豆腐萝卜汤 豆腐300克,麦芽糖30克,生萝卜汁1杯。混合煮沸食用。适用于面赤唇红、喘息哮鸣,痰黄而黏稠,口渴喜冷饮,大便干结,舌红,苔黄腻,脉滑数;或兼见发热、恶风,自汗等表现。

8. 椒贝蛋肺汤 白胡椒0.5克,川贝母10克,鸡蛋1个,猪喉管150克。将川贝母及白胡椒共研为细末,和鸡蛋清一起调匀成糊,灌入洗净的猪喉管中,然后用线结扎管口,置入锅内水煮至熟,吃猪肺喉喝汤。适用于喘息哮鸣,痰白清稀或呈泡沫状,口不渴或渴喜热饮,胸膈满闷,面色青白,舌淡紫,苔白滑,脉浮紧;或兼见头痛,恶寒,发热,无汗等表现。

9. 白果煲鸡 白果 150 克,嫩鸡肉 300 克,猪油、食盐、味精、葱段各适量。白果去壳,与鸡肉用猪油同炒熟,加入适量水、食盐、味精、葱段,文火再煲 30 分钟即可食用。适用于喘息哮鸣,痰白清稀或呈泡沫状,口不渴或渴喜热饮,胸膈满闷,面色青白,舌淡紫,苔白滑,脉浮紧;或兼见头痛,恶寒,发热,无汗等表现。

10. 鹌鹑蛋汤 黄芪 15 克,五味子 6 克,鹌鹑蛋 5 个。黄芪、五味子煎汁去渣,打入鹌鹑蛋,煮熟后吃蛋喝汤,连用 10 日。此方对提高哮喘患儿机体免疫功能,增强抗病能力有一定疗效。

【饮食相克】

1. 忌海腥发物 海虾、带鱼、橡皮鱼、海鳗、黄鱼等许多无鳞鱼可能诱发哮喘,日常生活中常会遇到,哮喘患儿往往也是过敏体质,在吃完上述食品后,有时哮喘发作,即便是不发作哮喘,也会出现皮肤斑块或奇痒,故哮喘患儿对这类海鲜要敬而远之。有些人吃海鲜后出现过敏,但吃河鲜却安然无恙,而有些人接触海鲜、河鲜都会发生过敏,也有仅对其中的一二种食物过敏,对大部分海鲜、河鲜却不起反应,所以须在生活中仔细体会,遇到能确定的发物,以后要绝对禁忌。

2. 忌过甜食物 过甜食物可使人体湿热蕴,积而成痰。而哮喘患儿自身就痰多,再食过甜食物,会使痰饮聚集而病情加重。过甜食物包括糖类、甜饮料、蜂蜜、酒酿等,其中酒酿不仅过甜而生痰,还会引起疾病发作,所以哮喘患儿也不宜食用。

3. 忌辛辣食物 如辣椒、辣酱、辣油、韭菜、大葱等,这类食物可助火生痰,并使体内的部分炎症加重,导致哮喘的发作。

4. 忌冷饮 中医学认为,哮喘与大量食用生冷之物有关,并有"冬病夏治"的理论和经验,哮喘病程长,而且在夏季治疗有良好的作用,夏季治疗以补肾、补肺为主,故在夏季治疗时忌冷饮。秋季是哮喘的好发季节,而寒冷也是哮喘的诱因,寒冷的空气和

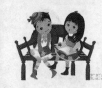

饮食冷饮会导致疾病的发作。此外,冷饮会引起脾胃运行失调,哮喘发作时多痰又与脾胃运化失职有关,所以忌冷饮与疾病治疗康复密切相关。

5. 荠菜 哮喘为支气管平滑肌痉挛、管腔变窄、通气不畅所致的疾病,荠菜有收缩支气管平滑肌的作用,可加重哮喘病患儿的病情,故应忌食。

【药物与饮食相克】

1. 氨茶碱

(1)忌饭前服:氨茶碱对胃肠道有刺激作用,由于食物不影响其吸收,因此与食物同服,或饭后服用可减轻胃肠道反应。

(2)忌过食酸化尿液的食物:过食酸化尿液食物(醋、鱼、肉、蛋、乳制品等)会加快氨茶碱的排泄,降低其疗效。

(3)忌与含生物碱的中药同服:氨茶碱与含生物碱的中药乌头、黄连、贝母等联合应用,会使药物不良反应增加。

(4)忌与西咪替丁合用:由于西咪替丁能与肝脏微粒体细胞色素 P-450 氧化酶相结合,产生直接的非竞争性酶抑制作用,使氨茶碱依赖 P-450 酶氧化代谢受阻,代谢速度减慢,血清消除率降低,其血药浓度因而升高,不良反应增加,故两药禁忌合用。

(5)其他:氨茶碱忌与乌梅、山楂、山茱萸、五味子、金樱子、山楂丸、保和丸、五味子丸等含酸性成分的或中成药合用,因为酸碱中和可降低疗效。

2. 糖皮质激素

(1)忌食含钙食物:服用糖皮质激素期间,过食含钙食物(如牛奶、奶制品、精白面、巧克力等)会降低疗效。

(2)忌高食盐饮食:糖皮质激素具有保钠排钾作用,高食盐饮食可以引起水肿。

(3)忌大量食糖:糖皮质激素可以促进糖原异生,并能减慢葡萄糖的分解,有利于中间代谢产物如丙酮酸和乳酸等在肝脏和肾脏再合成葡萄糖,增加血糖的来源,减少机体组织对葡萄糖的利用,从而导致血糖升高。服用糖皮质激素要限制糖的摄入。

3. 麻黄碱

(1)不宜与含鞣酸的中成药合用:如四季青片、虎杖浸膏片、上呼吸道感染宁片、七厘散等可与麻黄碱结合产生沉淀,不易被吸收利用,如合用会降低麻黄碱的疗效。

(2)不宜与甘草及其制剂同服:麻黄碱为多元环的强生物碱,与甘草合用易产生沉淀,使两者吸收减少而降低疗效。

【药物相克】

1. 致敏药物　支气管哮喘患儿大多是过敏体质,在使用易致敏药物(如青霉素、磺胺类药物等)时须特别注意。

2. 支气管收缩药　支气管哮喘患儿误用支气管收缩药物(如吗啡、氯丙嗪等),可加重支气管痉挛。

3. 异丙肾上腺素不宜长期应用　哮喘患儿应用异丙肾上腺素气雾剂后,有引起心律失常,甚至心搏骤停的不良反应,临床一定要严格规定剂量使用。如临床症状不能缓解,则要更换其他平喘药物,不可盲目加大剂量使用。异丙肾上腺素使用时间过长可引起耐药性,不仅异丙肾上腺素治疗剂量增加,而且还能够对内源性交感介质产生耐受性,致支气管痉挛不能自然缓解,其结果导致哮喘患儿死亡率增加。所以,不宜长期应用异丙肾上腺素。

4. 氨茶碱不宜剂量过大　氨茶碱治疗支气管哮喘效果好,但哮喘发作时患儿处于缺氧状态,若氨茶碱使用剂量过大,可使心肌耗氧量增加,极易产生心律失常,而加速患儿死亡。氨茶碱治疗剂量与中毒剂量非常接近,故容易出现氨茶碱中毒,最好进行血药浓度监测。

【药物与药物相克】

1. 吸入糖皮质激素　不宜与静脉或口服的糖皮质激素同时使用,因可增加糖皮质激素的不良反应(哮喘持续状态除外)。如

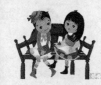
遇哮喘持续状态,可全身使用糖皮质激素,早期应大剂量,最好选择甲泼尼龙,其次为琥珀酸氢化可的松或地塞米松。三者不要同时使用,根据病情急需选用一种即可,哮喘缓解后,应及时减量至停药。

2. 氨茶碱

(1)普萘洛尔:氨茶碱与普萘洛尔对磷酸二酯酶的作用相反,其结果使两者的作用部分相互抑制。

(2)氯化铵:氯化铵可以酸化尿液,减少氨茶碱的重吸收,加快排泄,降低其疗效。

(3)β受体兴奋药:近年药理研究认为,氨茶碱与β受体兴奋药(如舒丁喘宁)合用可致心脏不良反应,表现为室性心动过速、心室颤动、猝死。

(4)二羟丙茶碱:氨茶碱是茶碱的乙二胺复盐,如与二羟丙茶碱合用可使血中茶碱浓度增加,如不相应减少剂量,可出现不良反应。

(5)麻黄碱:有报道认为,低剂量麻黄碱与氨茶碱合用将增加支气管扩张作用。目前认为,合用疗效不高于两药单独应用,且不良反应增加。

3. 沙丁胺醇

(1)普萘洛尔:沙丁胺醇为β受体激动药,具有支气管扩张作用;而普萘洛尔为β受体抑制药,可以阻断沙丁胺醇的支气管扩张作用。

(2)儿茶酚胺类药物:沙丁胺醇、妥洛特罗、甲氧那明、丙卡特罗与儿茶酚胺类药物(如肾上腺素、异丙肾上腺素等)合用,有引起心律失常、心搏骤停的可能。

4. 普瑞特罗 普瑞特罗与其他β受体激动药(如沙丁胺醇、异丙肾上腺素等)合用,可增加不良反应。出现心率加快、烦躁不安等表现。

5. 肾上腺素

(1)慎与单胺氧化酶抑制药合用：因单胺氧化酶抑制药(如呋喃唑酮、帕吉林等)可使肾上腺素破坏减少，两者合用可引起明显的高血压。

(2)慎与α受体阻滞药合用：α受体阻滞药(如酚妥拉明、苄唑林、酚苄明等)与本品合用，可使本品的β受体作用占优势，因而导致严重低血压。

(3)慎与利血平、胍乙啶合用：因利血平、胍乙啶能导致肾上腺素受体发生类似去神经性超敏感现象，从而使具有直接升压作用的肾上腺素功能增强，故合用应慎重。

(4)与普萘洛尔不宜合用：普萘洛尔与肾上腺素合用可引起血压明显升高，继之出现反射性心动徐缓，甚至有致命的危险。普萘洛尔是一种非选择性的β受体阻断药，可阻止心脏的β_1受体和血管β_2受体。在应用肾上腺素之前，患儿在3日内应停服普萘洛尔。如果普萘洛尔不能停用，就不应使用肾上腺素或周围血管扩张药(如氨氟醚)，以防发生高血压反应。

(5)不宜与吩噻嗪类药物同用：因吩噻嗪类药物(如氯丙嗪、奋乃静、三氟拉嗪等)能使肾上腺素的作用逆转，引起低血压。

(6)忌与异丙肾上腺素合用：因两者合用能导致心律失常，甚至心跳停止。但可交替使用，如以气雾剂治疗支气管哮喘时，两药可间隔4小时以上分别使用。

6. 异丙肾上腺素

(1)忌与含糖皮质激素的中药合用：动物实验证明，糖皮质激素可使心肌对异丙肾上腺素的敏感性增加，从而增强其对心脏的毒性。某些哮喘患儿在使用异丙肾上腺素时突然死亡，很可能与糖皮质激素摄入有关。中药三七、穿山龙、甘草、何首乌等含有糖皮质激素样物质，因此不宜与异丙肾上腺素同时使用。

(2)忌与麻黄合用：拟交感神经药异丙肾上腺素对β受体有

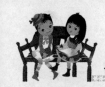

很强的激动作用,可使血压升高。麻黄中的麻黄碱能直接作用于α、β受体,发挥拟肾上腺素作用,亦能促使肾上腺素能神经末梢释放递质,间接发挥拟肾上腺素作用。两药合用,对β受体的兴奋作用显著增强,易引起心悸,缺氧时更易引起心律失常,升压作用相加,可致高血压危象。因此,两者不能合用。

(3)不宜与维拉帕米合用:因异丙肾上腺素可对抗维拉帕米的作用,两者合用可使维拉帕米的效价减弱。

四、支气管扩张症

支气管扩张症是指支气管及其周围肺组织的慢性炎症,损坏管壁,以致支气管扩张和变形。其主要发病因素为支气管-肺脏的感染和支气管的阻塞。由于支气管的扩张可导致阻塞性肺气肿,阻塞性肺通气障碍,最后可并发肺源性心脏病,甚至心力衰竭。典型的临床表现为咳嗽、多痰,多见于清晨起床后或体位变换时,痰量或多或少,痰稠呈浓液,臭味不重。病程日久者可见程度不同的咯血,贫血和营养不良。易患上呼吸道感染、下呼吸道感染,往往反复患肺炎,甚至并发肺脓肿。治疗主要是防治呼吸道反复感染,保持呼吸道引流通畅。常用的药物有抗生素类,如青霉素、链霉素、喹诺酮类药物(如环丙沙星等);祛痰药,如氯化铵、碘化钾、溴己新、氨溴索或乙酰半胱氨酸、鲜竹沥、α-糜蛋白酶等。

【饮食宜进】

1. 选用具有健脾益肺、理气止咳、祛痰作用的食物 如梨、橘子、枇杷、大枣、百合、莲子、白木耳、核桃、蜂蜜,以及猪肺、羊肺、牛肺等。这些食物既能强身又能有助于症状的缓解。

2. 易消化、富有营养的食物 由于支气管扩张症患儿胃肠张力及蠕动均较弱,特别是感染伴有高热时,患儿的胃肠功能更差,此时患儿宜进食易消化、富有营养的流质或半流质饮食,如牛奶、米汤、藕粉、鸡蛋汤、菜汁、水果汁、面条、馄饨、蒸蛋羹等。

3. 富含优质高蛋白质的食物 蛋白质是人体的重要组成成分,也是修复组织的重要材料,支气管扩张症时蛋白质摄入不足,则会使机体抵抗力降低,不利于感染的控制。因此,支气管扩张症的患儿应进食足够的富含优质蛋白质的食物,如鸡肉、鱼类、猪瘦肉、鸡蛋、牛奶、豆类及其制品等。

4. 富含维生素及矿物质的食物 谷类、豆类、新鲜蔬菜、水果及蛋黄中含有丰富的维生素 E、维生素 C、B 族维生素及微量元素锌、锡、铜等,有利于炎症的控制,故支气管扩张症的患儿宜多食富含维生素及矿物质的食物。

5. 高热能饮食 摄入足量的糖类和脂肪,以供给人体足够的热能,这样就能减少蛋白质为提供热能而分解,有利于炎症的控制,故支气管扩张症的患儿可食用甜薯、芋头、马铃薯、苹果、马蹄粉、淮山药粉、莲藕粉等。

【饮食搭配】

1. 薏苡仁与百合 两者一起加适量水煎煮,去渣取汁饮。具有补中益气、润肺止咳的功效。

2. 白菜与萝卜 白菜、萝卜一起煮汤,加食盐调味后食用。具有清肺化痰的功效。适用于肺热,症见咳嗽,痰黄稠难咳。

【食疗药膳方】

1. 杏仁炖猪肺 杏仁 60 克,猪肺 1 具,姜汁、食盐各适量。杏仁、猪肺同煮至烂熟,加姜汁、食盐调味食用。适用于咳嗽反复发作,咳声重浊,痰多稠黏或成块,早晨咳甚,伴胸闷,胃部痞满,食少体倦,舌苔白腻,脉濡细。

2. 梨藕白菜根煎剂 鲜梨 1 个,鲜藕 500 克,鲜荷叶 1 张,柿饼 1 个,大枣 10 个,鲜白菜根 30 克。鲜梨去核,留皮,鲜藕去节,鲜荷叶去蒂,柿饼去蒂,大枣去核,鲜白菜根去心,水煮,代茶饮。

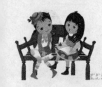

适用于喉痒咳嗽,痰中带血,或咯血无痰,胸胁胀满,身热烦躁,口干口苦,舌红苔薄黄,脉弦数。

3. 蒸鸭梨贝母　大鸭梨 1 个,川贝母 10 克。大鸭梨洗净(不去皮),切成丁,将川贝母研细末,放入梨丁中拌和,置蒸笼中蒸食,每日 1～2 次,连用 5～7 日。适用于咳嗽气急,痰多色黄黏稠,咯吐不利,或咯血痰,胸胁疼痛,口干或发热,舌红苔黄腻,脉滑数。

4. 百合蜂蜜桂花汤　百合 100 克,蜂蜜 35 克,白糖 50 克,桂花适量。先将百合剥开,去老瓣及根,然后同蜂蜜、白糖一起放入砂锅内,加清水 500 毫升,武火烧沸,加盖后转文火炖约 15 分钟,放入桂花,待凉食用。适用于喉痒咳嗽,痰中带血,或咯血无痰,胸胁胀满,身热烦躁,口干口苦,舌红苔薄黄,脉弦数。

【饮食相克】

1. 忌海鲜发物　腥膻之品,如鳜鱼、带鱼、海虾、河虾、蟹、黄鳝、牡蛎、鲍鱼等水产品可助长湿热,食后不利于炎症的消退,故支气管扩张症患儿应忌食海鲜发物。

2. 忌饮含酒精饮料　支气管扩张症患儿的支气管黏膜抵抗力较差,酒精的刺激会使黏膜局部炎症渗出或水肿加重,引起较剧烈的咳嗽,甚至咯血。

3. 忌食甜腻食物　油腻食物如猪油、肥猪肉、奶油、牛油、羊油、鸡蛋黄、鸭蛋黄等,高糖食物如巧克力、糖果、甜点心、奶油蛋糕、八宝饭等,这些食物有助湿增热的作用,降低治疗效果,故支气管扩张症患儿应忌食甜腻食物。

4. 忌食辛辣食品　辛辣、煎炸食物,如辣椒、胡椒、茴香、花椒、姜、葱、大蒜、油条、烤羊肉、烤鸡、炸鸡翅等;热性食物,如牛肉、羊肉、狗肉等和炒瓜子、炒花生、炒香榧子等,食用后均会生热化燥伤阴,使肺脏受损而加重咳嗽、咯血。

【药物与饮食相克】

1. 环丙沙星

（1）忌用茶水服环丙沙星：茶叶中含有鞣酸、咖啡因及茶碱等成分，该成分可降低环丙沙星的作用。

（2）服环丙沙星不宜食碱性食品：因偏碱性的食物（如菠菜、胡萝卜、黄瓜、苏打饼干等）可减少本品的吸收，故服本药期间应避免食用。

2. 用链霉素忌食酸化尿液的食物　链霉素在碱性环境中作用较强，各种蔬菜、豆制品等食物可碱化尿液，能提高本品疗效，而肉、鱼、蛋、乳制品与素食混合可酸化尿液，降低本品疗效，故应避免食用。

3. 碘化钾忌与酸性食物同服　因碘化钾与酸性食物（如酸菜、醋、咸肉、山楂、杨梅、果汁等）同服易析出游离碘，对胃造成较大刺激。

【药物相克】

1. 慎用、忌用镇咳药物　口服可待因虽有较好的镇咳作用，但久用易成瘾，麻痹呼吸中枢，不利于痰液排出。镇咳药大多作用于咳嗽中枢，抑制咳嗽反射，若患儿痰多用之，可造成痰液潴留在呼吸道内，阻塞呼吸道，甚至继发细菌感染，故急慢性支气管炎痰多的患儿不宜用。中药的诃子、罂粟壳也有类同作用，故应慎用。

2. 忌用糖皮质激素　本病治疗时如未经使用有效的抗生素，不能使用糖皮质激素，以免炎症扩散。

3. 忌温补类药物　本病急性期忌用温补类药物（如红参、干姜、丁香、菟丝子、淫羊藿、鹿茸、牛鞭子、黄狗肾等），以免助阳生火，致病情加重。

4. 其他　12岁以下儿童慎用喹诺酮类药物。

【药物与药物相克】

1. 环丙沙星

(1)不宜与碱性药物、抗胆碱药、H_2 受体阻滞药同服：碱性药物(如氢氧化铝、氧化镁)、抗胆碱药(如苯海索、阿托品、琥珀胆碱)、H_2 受体阻滞药(西咪替丁)等均可降低胃液酸度，使本品的吸收减少，影响疗效。

(2)不宜与氨茶碱、咖啡因、华法林合用：环丙沙星有抑制肝脏细胞色素 P-450 氧化酶的作用，可减少对氨茶碱、咖啡因及华法林的清除，如合用可使氨茶碱、咖啡因和华法林的血药浓度升高，引起不良反应。

(3)不宜与非甾体抗炎药合用：本品与非甾体抗炎药(如吲哚美辛等)合用，可增加不良反应。

(4)不宜与利福平和氯霉素合用：利福平可抑制细菌 RNA 合成，氯霉素可抑制细菌蛋白质合成，与本品合用可使作用降低。

2. 青霉素、链霉素及祛痰药与药物相克　详见"支气管肺炎""肺脓肿"。

五、肺 脓 肿

肺脓肿是化脓性细菌所致的肺组织炎性坏死、脓腔形成的一种肺部病变。小儿多继发于肺炎；少数患儿可由异物引起继发感染、吸入含有致病菌的污染物，或者由败血症、脓毒血症所致。病原菌多为化脓球菌，如金黄色葡萄球菌、链球菌、肺炎链球菌。此外，也可以为厌氧菌及革兰阴性菌。急性期如积极治疗多数可以治愈，超过 3 个月则脓腔周围纤维组织增生，洞壁增厚，成为慢性肺脓肿，内科治疗不理想，需外科手术。本病起病可缓可急，多数有发热，热型不定，初期可有高热、寒战、咳嗽、胸痛，待脓腔与支气管相通时，则咳出大量脓液，有臭味。痰多时痰液量每日达数百毫升,婴幼儿多不会咳痰,痰液由咽部咽下。偶尔病变累及较大血管发生大咯血。常用的药物有抗生素,如青霉素,红霉素,氨基糖苷类(如庆大霉素、卡那霉素、阿米卡星),林可霉素,克林霉素,头孢菌素(头孢唑林钠、头孢克洛、头孢噻肟钠等)及清热解毒中药,如穿心莲片等。

【饮食宜进】

1. 宜清淡饮食 新鲜蔬菜如胡萝卜、大白菜、菠菜、油菜、萝卜、番茄等,不仅容易消化,而且能补充各种维生素和无机盐。

2. 宜多食具有祛痰、健脾、补肾、养肺的食物 如枇杷、橘子、橙子、柑、梨、莲子、百合、大枣、核桃、蜂蜜等。

【饮食搭配】

1. 芥菜与鸭肉 芥菜性温,味辛,具有宣肺化痰,温中理气的功效;鸭肉可滋补阴液,利尿消肿。两者同食,荤素搭配,营养全面,具有滋阴宣肺的作用,可辅助治疗肺脓肿患儿营养不良、咳嗽痰滞及虚性水肿病症。

2. 鹅肠菜与豆腐 鹅肠菜有清热解毒,利尿消肿,催乳,活血等功效;豆腐益气和中,生津润燥,清热解毒。两者搭配有益于肺脓肿患儿康复。

【食疗药膳方】

1. 芦根百合饮 芦根、百合各 30 克,白糖适量。芦根、百合水煎取汁,加入白糖调味即成代茶饮,每日 1 剂。适用于肺脓肿初期。

2. 车前萝卜汁 车前草 100～200 克,白萝卜 200～400 克。车前草、白萝卜洗净,捣汁,每日 1～3 剂,分 1～3 次饮。适用于肺脓肿初期。

3. 鲜芦根饮 鲜芦根 120 克,冰糖 30 克。芦根洗净,切成小段,加水 1500 毫升,煎成 500 毫升,去渣取汁,加入冰糖稍煮溶化即成。代茶饮,每日 1 剂。适用于肺脓肿初期。

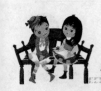

4. 金鲤汤 活鲤鱼 1 条,川贝母 6 克,童尿适量。鲤鱼连鳞剖腹去杂,勿经水,川贝母研细后纳入鱼腹,用线扎牢后浸入童尿半碗中,隔水炖鱼,至鱼眼突起,少顷将鱼取出,剔除鱼鳞及鱼骨,取净鱼肉,再浸于童尿中,置锅内炖熟,每日分 2～3 次食鱼肉喝汤。适用于小儿肺脓肿,症见咳痰浊腐,烦满口渴。

5. 荷叶石膏花粉粥 鲜荷叶 1 张,天花粉 30 克,石膏 15～30 克,粳米 50 克。荷叶切碎,与天花粉同水煎 20 分钟,再入石膏同煎 10 分钟,去渣取汁,入粳米熬粥,早晚温食。清热解毒,泄肺。适用于小儿肺脓肿,症见高热,烦渴,咳吐腐浊脓痰。

6. 鱼腥草鸭蛋汤 鱼腥草 250 克,鸭蛋 4 个,花椒 0.6 克。鱼腥草切细,打入鸭蛋液,放入花椒拌匀,用猪油煎成块,煮汤。每日 1 剂,分数次吃鸭蛋喝汤,可连用 20～30 日。适用于肺脓肿初期。

7. 蒲公英糯米粥 薏苡仁 250 克,蒲公英 60 克,荸荠、糯米各 150 克。蒲公英、荸荠水煎取汁,与薏苡仁、糯米煮成粥。每日 1 剂,分数次食,可连用 1 周。适用于肺脓肿初期。肺脓肿初期,可见胸隐痛,咳则痛甚,痰多黏滞浓浊,甚则喘不得卧,恶寒发热,舌红,苔薄黄,脉浮滑而数等。治宜疏风清热,清肺散邪。

8. 金银花粳米粥 金银花 30 克,粳米 50 克,白糖适量。金银花水煎取汁,加入粳米煮成稀粥,加白糖调味食用,每日 1 剂。适用于肺脓肿初期。

9. 夏枯草白萝卜汤 夏枯草、白石榴花各 50 克,白萝卜 500克。白萝卜切片,与夏枯草、白石榴花煎汤。每日 1 剂,分数次饮。适用于肺脓肿初期。

【饮食相克】

1. 忌辛辣食物 如辣椒、花椒、姜、大蒜、桂皮、八角、大茴香等有助热伤津和刺激呼吸道作用,患儿应忌食,以免加重病情。

2. 忌生痰食物 鸡蛋、肥肉、花生和油腻的食物(如动物内脏、火腿、咸鱼、腊肉、香肠、豆类、山芋等)有助热生湿的作用,应忌食。

3. 忌腥发食物 如黄鱼、带鱼、鸡、虾、蟹、鸭蛋、菠菜、毛笋等可以诱发本病或使症状加重,应忌食。

4. 忌多吃甜食 多吃甜食、摄入体内糖分过多,可使体内白细胞的杀菌作用会受到抑制,会加重病情。糖还会增加痰的黏稠度,使痰不易咳出,延长病程。

5. 忌温热性食物 如牛肉、狗肉、羊肉、荔枝、龙眼肉等辛温助热食品,可助火生热,痰液增多,以致加重病情。

6. 忌高钠食盐饮食 高钠食盐饮食能增加各器官的反应性,使水钠潴留在体内,肺脓肿患儿不宜食过咸食物,以免加重病情,特别是在发热期更应注意。

7. 忌刺激性食物 如咖啡、浓茶的兴奋性刺激饮料,可有兴奋刺激的作用,患儿本身有高热。如饮用这些饮料,更增加体内的消耗,酒可以助火,使脓肿更加扩大,甚至危及生命,所以应忌饮用这类食品和含酒精饮料。

8. 忌偏食 肺脓肿患儿多因正气虚弱,邪气入侵而致,且疾病后期正气衰弱征象明显,故忌偏食,以保证各种营养素的全面摄入。

9. 忌滥补 中医学认为,肺脓肿前期邪气盛,治疗应以祛邪为主,不宜过早应用补益之品,以免邪气滞留而不利于治疗,造成邪气壅盛,咳喘胸闷等病症。

【药物与饮食相克】

1. 红霉素

(1)忌过食酸性食物:红霉素为碱性药物,在碱性环境中药物吸收率高,在服药期间如过食酸菜、醋、咸肉、山楂、杨梅、果汁的酸性食物,会使胃酸 pH 值降低,服药后会因酸碱中和而降低药效。

（2）忌过食海鲜食物：在服用红霉素期间，不宜过食海带、甲鱼、螺、蟹等海鲜食品。这些食品中，含有丰富的钙、铁、磷等金属离子会与红霉素结合，容易形成一种难溶解且难吸收的物质，会降低红霉素的疗效。

（3）忌用茶水送服红霉素：红霉素为肠溶药物，在肠道吸收利用率高。茶水中含有鞣酸，如用其送服红霉素，会使红霉素分解加快，刺激胃肠道，加重胃肠道症状而吸收降低。

2. 林克霉素忌与食物饮料同服　各种饮料中的甜味剂环己磺酸盐可与林克霉素形成不溶解的复合物，使林克霉素吸收率降低 75％。林克霉素与一般食物同时服用也会减少林克霉素的吸收，因此宜在饭前服用该药。

3. 头孢菌素类

（1）忌以果汁服用：果汁中的果酸容易导致药物提前分解或溶化，不利于药物在肠道的吸收，大大降低药效。

（2）头孢克洛忌与食物同服：本品与食物同服，血药峰浓度仅为空腹服用时的 50％～75％，故宜空腹给药。

【药物相克】

1. 忌补药　中医学认为，肺脓肿前期邪气很盛，治疗后应以祛邪为主，不宜过早应用补益品，以免使邪气滞留而不利于治疗，造成邪气壅盛，咳喘胸闷等症状。

2. 忌氨基糖苷药物　氨基糖苷类药物对小儿的肾脏、听神经毒性作用较强，6 岁以下小儿不宜应用。

3. 忌镇咳药　肺脓肿患儿痰液排出需要以咳嗽为动力，如服用较多镇咳药不利于痰液排出，可以延长病程。

4. 忌滥用抗生素　肺脓肿以金黄色葡萄球菌感染为多见，如滥用抗生素会产生耐药菌株，要尽可能做痰液细菌培养，根据菌株、药敏试验结果调整抗生素。

【药物与药物相克】

1. 青霉素

(1)红霉素:红霉素通过抑制细菌蛋白质和酶的合成而影响细菌细胞质的形成,从而发挥抑菌作用,此种作用是细菌细胞质生长减慢,并对青霉素类杀菌药的细胞溶解作用敏感性降低,故两者一般不易联用。如需联用,青霉素应在服红霉素前2～3小时给药。

(2)四环素类:因细菌接触青霉素后,须先形成球形体后才能溶解,而四环素类(包括四环素、多西环素、金霉素等)抑制球形体的形成,所以两者忌联用。据报道,金霉素和青霉素若联合应用时,二重感染、激发感染及病死率都增加。

(3)氯霉素:因为青霉素仅对繁殖期细菌有效、对静止期细菌无效,而氯霉素能使正在活跃生长的菌落成为静止状态,因而使青霉素的疗效降低,一般避免联合使用。如必须联合使用,应先用杀菌药青霉素,2～3小时以后再用抑菌药。

2. 头孢菌素类

(1)呋塞米、依他尼酸等强利尿药:头孢菌素类与呋塞米、依他尼酸等强利尿药合用会增加肾毒性作用,易引起肾衰竭。如同时应用时,应注意检查尿常规及肾功能。

(2)多黏菌素 E:头孢菌素类与多黏菌素 E 合用,有可能增加肾毒性,并降低头孢菌素类的抗菌作用,故联合给药时必须慎重。如果合用时,应反复检查肾功能。

(3)氨基糖苷类抗生素:头孢菌素有一定的肾毒性,与氨基糖苷类抗生素合用,在抗生素作用增强的同时,肾毒性作用已显著增强,甚至发生可逆性肾衰竭,故两者合用应慎重。6 岁以下小儿更应慎用或禁用。

3. 红霉素

(1)维生素 C、阿司匹林:维生素 C、阿司匹林均为酸性药物,

红霉素在酸性条件下呈解离型不易吸收,而且排泄快,在胃肠道中不稳定,易被破坏,使红霉素的疗效降低

(2)氯丙嗪、苯巴比妥:因为这些药物对肝脏都有毒性作用,会加重肝脏的毒性,肝功能不全者应忌用。

(3)林克霉素、克林霉素:红霉素与林克霉素、克林霉素合用不能增加抗菌效果,反而影响后者的抗菌作用。

(4)乳酶生:红霉素可以抑制乳酸杆菌的活性,使乳酶生药效降低,同时也损耗了红霉素的有效浓度。

(5)含鞣质的中成药:因含鞣质的中成药如四季青、虎杖浸膏,七厘散等可使红霉素失去活性,降低疗效。

(6)含有机酸的中药:红霉素在碱性环境下抗菌作用才得以发挥,含有机酸的中药(如山楂、五味子、保和丸、山茶丸、五味子丸等)口服后会酸化胃液,使红霉素的单键水解失去抗菌作用。

4. 穿心莲 中药穿心莲是清热解毒药物,具有清热解毒、燥湿之功效,可用于肺脓肿。其作用不是直接抑菌,但能提高机体白细胞吞噬细菌的能力,发挥消炎解毒之作用。红霉素等抗生素能抑制穿心莲的促白细胞吞噬功能的作用,从而降低疗效。

5. 其他药物 参见"支气管肺炎"。

第二章　消化系统疾病

一、小儿腹泻

小儿腹泻是由多病原、多因素引起的以大便次数增多,性状发生改变的一组症状。多发生在 6～24 个月的婴幼儿,1 岁以内占 50％。根据病因分感染性腹泻和非感染性腹泻,以前者多见。腹泻是儿科常见病之一,临床表现除腹泻以外,可伴有呕吐、发热及不同程度的脱水、电解质紊乱及酸中毒。非感染性腹泻应以饮食疗法及支持治疗为主,可适当应用收敛止泻药减轻症状;细菌感染引起的腹泻则需要应用抗生素抗感染治疗。

【饮食宜进】

(1)开始出现腹泻后,消化道应适当休息,但不提倡禁食,如伴有呕吐可减少进食量,或暂禁食,呕吐停止后应开始予以进食,可以给予平时食量的 1/2 左右,母乳喂养的小儿可减少每次哺乳时间;人工喂养的小儿可给予脱脂稀释奶;米汤 1/2 加牛奶 1/2;或藕粉 1/2 加牛奶 1/2。加入 2％～3％白糖,在减少进食期间要注意供给小儿充足的液量,奶量由少到多,由稀到浓,逐渐增加。

(2)已添加辅食的小儿,应先将辅食停掉,只喂母乳或牛乳;待病情好转后,再给予辅食,量由少到多,逐步过渡到病前的饮食。刚开始恢复辅食时,应给予稀软、易消化、少渣的半流质食物,如米粥、烂面条、蛋羹等。

(3)幼儿以粮食为主食时,可以先给予米汤、牛奶或藕粉,待胃肠道症状改善后,再给予米粥、烂面条、面片汤、蛋羹等,逐渐过渡到正常饮食。

（4）腹泻小儿宜食糯米、扁豆、芡实、苹果、荔枝、石榴、乌梅、栗子、山药、苋菜、马齿苋、胡椒、肉桂、鹌鹑、草莓、无花果、人参、锅巴、高粱、生姜、荷叶、茶叶、金樱子、食茱萸等。

（5）脾胃虚弱型腹泻宜食豇豆、羊骨、菱角、党参、白术、大枣、山药、莲子、芡实、山楂、苹果、石榴、苍术、黄芩、茯苓等。

（6）寒湿型腹泻宜食大蒜、大葱、丁香、豆蔻、砂仁等。

（7）湿热型腹泻宜食西瓜、薏苡仁、绿豆、马齿苋、地锦草、铁苋菜、黄连、白头翁等。

（8）脾肾阳虚型腹泻宜食羊肉、羊骨、对虾、干姜、生姜、肉桂、红参、补骨脂等。

（9）伤食型腹泻宜食山楂、谷芽、麦芽、神曲、砂仁、陈皮、槟榔、莱菔子、萝卜、金橘饼等。

（10）肝脾不调型腹泻宜食木瓜、米醋等。

（11）对于腹泻的小儿,医生常给予口服补液盐,用来补充水分及电解质,以防发生脱水。应按其说明的浓度来配制,不要过稀或过浓,过稀达不到补充电解质的目的,过浓小儿会出现口渴烦躁。注意用温开水配制,不要用滚烫的热水配制,也可以用米汤配制。

【饮食搭配】

1. 赤豆和薏苡仁　将赤豆和薏苡仁加莲子同煮成粥,调入白糖适量。健脾养胃,助运止泻。适用于小儿腹泻。

2. 白茯苓与粳米　白茯苓和粳米共煮粥,加适量白糖。健脾养胃,助运止泻。适用于小儿腹泻。

3. 橘红与糯米　用橘红汤将熟糯米搅成浓米浆,在蒸笼里蒸透,晾凉后切成片状食用。适用于消化不良,食欲缺乏。

4. 栗子与粳米　将栗子磨成粉,与粳米共煮成粥,一般食用

3～5 日。补中益气,养脾止泻。适用于治疗脾胃虚弱,便溏泻或久泻不止。

5. 胡萝卜与黄芪、猪肚、山药 胡萝卜营养丰富,而黄芪有补脾益气的作用,再配以健胃的山药及猪肚,具有增加营养、补虚弱等作用。特别适用于脾胃虚弱所致的消化不良患儿。

6. 小麦粉与糯米、大枣 小麦粉和糯米炒黄,研粉,大枣去核,干燥研碎,三者混合食用。对腹泻有辅助治疗作用。

【食疗药膳方】

1. 炒米糊 粳米 50 克。将粳米放入铁锅中,干炒至有香味溢出,加水适量,熬成糊。适用于腹胀,腹痛,泻前哭吵,大便酸臭伴有不消化奶块,食欲不好。

2. 焦米汤 粳米、食盐各适量。粳米洗净,晒半干,炒至焦黄,100 毫升水中加焦米 6～10 克,文火煮 1 小时,加食盐调味,喝汤。

3. 苹果汤 苹果 1 个,食盐适量。苹果洗净,连皮切碎,加水 250 毫升和少量食盐,煎汤代茶饮。1 岁以上的小儿可吃苹果泥。适用于腹胀,腹痛,泻前哭吵,大便酸臭伴有不消化奶块,食欲欠佳,有口臭的秋季腹泻伴有消化不良患儿。

4. 萝卜叶饮 鲜萝卜叶 30 克。鲜萝卜叶洗净,切碎,加水 150 毫升,煎至 50 毫升,分数次饮,每日 1 剂,疗程 3～5 日。适用于湿热腹泻。

5. 山药蛋黄粥 生山药(干)30 克,熟鸡蛋黄 2 个。山药研细粉,温水调成稀糊状,煮沸,加熟鸡蛋黄调匀,每日空腹食 2～3 次。

6. 糯米莲子大枣粥 糯米 30～50 克,莲子、山药各 10 克,大枣 10 枚,红糖适量。糯米、莲子、山药、大枣共煮粥,加入红糖调味,当饭吃。适用于脾虚泄泻。

7. 扁豆干姜萝卜子饮 扁豆 10 克,干姜 3 克,萝卜子 6 克,红糖适量。扁豆、干姜、萝卜子加水适量煎汤,煎成后加红糖再煎3分钟,取汁分数次饮用。适用于腹泻有大便稀薄如泡沫状,色淡,臭味少,伴有肠鸣和腹痛的秋季腹泻早期。

8. 白扁豆汤 白扁豆 60 克。白扁豆加水 400 毫升,煎至150 毫升,去渣后分 3 次饮用。利湿止泻。特别适用于小儿夏秋季腹泻。

9. 八宝粥 茯苓、太子参、白术、扁豆各 10 克,芡实、山药、莲肉、炒薏苡仁各 10 克,糯米 50 克。茯苓、太子参、白术、扁豆加水煎汤,去渣取汁,加芡实、山药、莲肉、炒薏苡仁、糯米煮粥食用。适用于腹泻久而不愈,大便稀薄,带有白色奶块,食欲减退,消瘦乏力,以及秋季腹泻后期或久泻不愈者。

10. 芋艿粥 芋艿、薤白、糯米各 30～60 克。芋艿、薤白洗净,切成块,加糯米煮粥,分次食用。每日 1 剂,疗程 5～7 日。适用于脾虚泄泻。

11. 薤白粥 薤白 30～60 克,糯米 30～60 克。薤白洗净,切碎,加糯米煮粥,分次食用。每日 1 剂,疗程 3～5 日。适用于风寒泻。

12. 乌梅山楂饮 乌梅、山楂各 10 克。乌梅、山楂加水适量,同煎 50～100 毫升,分次饮用。每日 1 剂,疗程 3～5 日。适用于伤食泻。

13. 葛根黄芩粥 葛根、黄芩各 10 克,糯米 50 克,红糖适量。葛根、黄芩加水煎汤,去渣取汁加糯米煮粥,加入红糖调味食用。适用于大便呈蛋花汤样,有少量黏液,伴有发热,口干,尿深黄而少。此型在秋季腹泻较多见。

14. 马齿苋粥 鲜马齿苋 250 克,粳米适量。马齿苋洗净,切碎,水煎 10～20 分钟,去渣,加入粳米,煮粥食用。

【饮食相克】

1. 忌食含有长纤维的各种水果和蔬菜 水果如菠萝、柠檬、香蕉、广柑、橘子、梨等;蔬菜如青菜、菠菜、白菜、竹笋、洋葱、辣椒等。由于纤维质和半纤维质具有增加肠蠕动的作用,可加重腹泻,所以腹泻小儿不宜食用。

2. 忌导致肠胀气食物 腹泻时肠蠕动增强,肠内常出现胀气,易加重腹泻或者出现呕吐,所以导致肠胀气的食物要慎用,牛奶食用后在肠内导致胀气,故要慎用。而酸牛奶因含有乳酸菌,能抑制肠道内的有害细菌,可以食用。豆类及豆制品,如黄豆、赤豆、绿豆、蚕豆、青豆、黑豆及豆腐、百叶、粉丝、豆浆、豆芽等,这些食物含有粗纤维及丰富的蛋白质,能引起肠道蠕动增强,可加剧腹泻,所以腹泻小儿不宜食用。

3. 忌糖 糖进入肠道后会引起发酵,而加重肠胀气,腹泻时有肠胀气者不要吃糖或者少吃糖,小儿服完药后尽量不要用糖来矫正口苦。有些家长在小儿腹泻时,给予糖水,用以补充丢失的液体,这种方法不可取。补充糖水后,可以加重肠胀气;腹泻患儿液体丢失,主要是电解质的丢失,如补充较多的糖水可以加重水及电解质紊乱。

4. 少用蛋白质 腹泻的患儿肠道内的物质异常发酵,肠道腐败作用很强,排气往往很臭,此时应尽量减少蛋白质的摄入,如鸡蛋、鸭蛋、鹅蛋等。

5. 忌脂类食物 如肥肉、猪油、羊油、奶油、动物内脏等,这类食物有大量的脂肪,可以加剧腹泻,导致脂肪性腹泻,久泻不愈。此外,腹泻的患儿即使食用植物油烧菜,也应注意不要油量过大,因为植物油量大时也可以导致腹泻。

6. 忌不易消化食物 中医学认为,腹泻常与饮食不节有关,不易消化的食物可以导致伤食。这类食物除了前面所说的以外,还有蜜饯、松子、杏仁、葵花子等。

7. 忌饮食过饱和过饥 各种因素引起的腹泻,都存在一定程度的消化吸收障碍,食物不能充分消化和吸收。同时因肠蠕动加快,过量饮食可加重腹泻,过分减少饮食则不能满足机体对能量及营养的需求,不利于疾病的恢复,造成营养不良,还可以因为饥饿造成饥饿性腹泻。

8. 其他食物 忌刺激性食物和冰糕、冷饮、咖啡、巧克力、花生、香蕉。

9. 忌仓促断奶 哺乳期的患儿发生腹泻要比人工喂养的少。当断奶期的小儿发生腹泻,应暂停断奶,因为食物性质改变可以引起消化功能紊乱,断奶是个渐进过程,发生腹泻时应在腹泻好转后再逐渐由母乳过渡到一般饮食。

【药物与饮食相克】

1. 红霉素

(1)不宜过食碱性食物:偏碱性食物(如菠菜、胡萝卜、黄瓜、苏打饼干等)可减少红霉素的吸收,所以服用红霉素时应避免过食偏碱性食物。

(2)忌以果汁和茶叶服用红霉素:果汁或清凉饮料的果酸及茶叶中的鞣酸、咖啡因、茶碱等成分,均不利于红霉素疗效的发挥,一般不宜同服。

2. 头孢克洛不宜与食物同服 头孢克洛与食物同用时,血药浓度仅为空腹用药的 $50\%\sim75\%$,故宜空腹服药。

【药物相克】

1. 忌乱用抗生素 非感染因素所致腹泻,忌用抗生素治疗。抗生素除对肝脏、肾脏损害外,长期使用可以抑制肠道正常菌群,造成肠道菌群失调,从而加重腹泻。

2. 6 岁以下小儿忌使用氨基糖苷类药物 氨基糖苷类药物可以致肾衰竭和不可逆的听神经损伤,特别是 6 岁以下小儿器官功能发育不完善,易予受损,应忌用此类药物。

3. 12 岁以下儿童慎用喹诺酮类药物 动物实验发现,喹诺酮类药物对幼鼠软骨发育有一定影响,12 岁以下儿童应用此类药物时应权衡利弊。

4. 忌润下、泻下药 具有润下和泻下的药物应避免使用,许多具有润肠通便作用的中药如肉苁蓉、锁阳、当归、生地黄、熟地黄、何首乌、桑椹、黄精、玄参、柏子仁、杏仁、桃仁等应避免应用。

5. 止泻药 止泻药不是治疗腹泻的主要用药,只有慢性腹泻的患儿为防止电解质及水的丢失才可以适当应用。病毒和细菌所致腹泻,早期不宜使用止泻药,只有当感染控制后再予以使用。

【药物与药物相克】

1. 抗生素

(1)忌与微生态调节剂同时服用:微生态调节剂(如双歧杆菌、乳酸杆菌等)可以增加肠道正常菌群,以减少肠道致病菌的致病作用,抗生素可以直接杀灭微生态调节剂中的菌株,如同时服用微生态调节剂就不能发挥调节肠道菌群的作用,应在服用抗生素 2 小时后再服用微生态调节剂。

(2)忌与十六角蒙脱石同时服用:十六角蒙脱石是良好的吸附剂,由一种天然的矿石经特殊工艺处理而成,具有较强的吸附力,口服后附着在肠黏膜表面,吸收水分,减少腹泻次数,减轻症状,又能吸附病原体及毒素,具有治疗作用。由于具有强大的吸附能力,如与抗生素同时服用,可以减少抗生素的吸收,不利于疾病的治疗,所以两者应忌同时服用。

2. 鞣酸蛋白

(1)忌与消化酶及乳酶生同服:鞣酸蛋白可以使胃肠表面的蛋白质沉淀,具有收敛作用,影响消化酶(如胰酶、胃蛋白酶等)及乳酶生的药效,不宜同时服用。

(2)不宜与铁剂、洋地黄合用:鞣酸蛋白能使铁剂、洋地黄(地高辛等)发生沉淀,应避免合用。

3. 活性炭忌与易被吸附的药物同时服用 活性炭具有收敛

和吸附作用,易受吸附作用而降低疗效的药物有维生素类、抗生素类、激素类、微生态制剂、胰酶、胃蛋白酶等,应避免同时应用。

4. 庆大霉素

(1)骨骼肌松弛药:庆大霉素与骨骼肌松弛药(如氯化琥珀胆碱、氯化筒箭毒碱、戈拉碘铵等)合用,可以增加庆大霉素对神经肌肉组织的作用,有导致呼吸抑制的危险。

(2)强利尿药:呋塞米、依他尼酸及甘露醇等强利尿药可抑制庆大霉素从尿中排出,并增加其耳毒性和肾毒性,因此不宜合用。

(3)酸化尿液的药物:庆大霉素在碱性环境中作用较强,在酸性环境中作用降低,凡是酸化尿液的药物(阿司匹林、维生素C、氯化铵等)都会降低庆大霉素疗效,临床应谨慎合用。

5. 小诺米星忌与羧苄西林或氨苄西林同用 羧苄西林或氨苄西林与小诺米星混合给药,可降低小诺米星的抗菌活性,应避免合用

6. 磺胺类药

(1)干酵母:干酵母中含有对氨苯甲酸,能对抗磺胺类药物的抗菌效能,两药不宜合用。

(2)乳酶生:磺胺类药物能抑制乳酸杆菌的生长繁殖,两者合用既可以使乳酶生的疗效降低,同时也可使磺胺类药物自身的有效浓度降低。

二、消化性溃疡

消化性溃疡是指胃及十二指肠的慢性溃疡,也可发生在与胃液相接触的其他胃肠道部位。各年龄段儿童均可发病,以学龄期儿童多见。婴幼儿多为急性、继发性溃疡,常有明确的原发病,胃溃疡和十二指肠溃疡发病率相近;年长儿多为慢性、原发性溃疡,

以十二指肠溃疡多见。其原因可能与长期精神紧张,饮食不规律,食刺激性食物造成胃液分泌紊乱和胃黏膜损伤有关。近年研究发现,小儿十二指肠溃疡幽门螺杆菌检出率为 52.6%～62.9%,说明幽门螺杆菌感染可引起本病。男性多于女性,可有明显的家族史。常用药物制酸药有氢氧化铝、氢氧化镁、碳酸氢钠、复方氢氧化铝、盖胃平、复方铝酸铋、乐得胃等。抑制胃酸分泌药有 H_2 受体拮抗药(如西咪替丁、雷尼替丁、法莫替丁等);质子泵抑制药(如奥美拉唑、泮托拉唑等);胃黏膜保护药(如硫糖铝、胶体枸橼酸铋钾);解痉镇痛药及抗生素(如克拉霉素、阿莫西林、甲硝唑)等。

【饮食宜进】

(1)消化性溃疡多与饮食不规律有关,应该培养良好的饮食习惯,饮食定时定量,避免食用有刺激性、对胃黏膜有损害的食物。有些食物对胃黏膜有保护作用并可以减少胃酸分泌,如猴头菇等食物。

(2)蜂蜜营养丰富,含果糖、葡萄糖、糊精、树胶、有机酸、酵母、酶类、无机盐、维生素及多种微量元素,饭前食用对胃黏膜的溃疡面有保护作用。

(3)香蕉营养丰富,含有淀粉、蛋白质、脂肪、糖分及多种维生素,研究证明未成熟的香蕉肉对保泰松诱发的豚鼠的胃及十二指肠溃疡有预防治疗作用。这种保护作用可能是由于香蕉中所含的 5-羟色胺使胃酸降低,以及香蕉肉缓和刺激的原因。消化性溃疡的患儿可以适当食用香蕉。

(4)卷心菜含有治疗胃及十二指肠溃疡的维生素 U 样因子,小儿可以适当食用卷心菜。

(5)生花生嚼细后可以保护胃黏膜,减少胃酸的分泌,空腹时可以适量食用生花生。

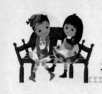
【饮食搭配】

1. 生姜与生花生仁 生姜味温,可祛寒,降逆止呕,减少胃酸分泌。生姜适量与生花生仁共捣碎夹在热馒头内食用,适用于胃十二指肠溃疡、慢性胃炎等疾病。

2. 南瓜与牛肉 南瓜性味甘温,能补中益气、消炎镇痛、解毒杀虫。牛肉性味甘平,具有补脾胃、益气血、治消渴、强筋骨的功效。两者搭配,可补脾益气、排毒镇痛。适用于体虚及胃十二指肠溃疡等疾病。

3. 莼菜与鲫鱼 莼菜为睡莲科植物,是珍贵蔬菜之一,富含蛋白质及多种维生素和矿物质,有防癌、降压、调脂作用。其与鲫鱼搭配食用,可为机体提供丰富的营养,并能和胃调中、补虚利火、消炎解毒。适用于慢性胃炎、胃溃疡等患儿食用。

4. 包菜与木耳 包菜中含有多种微量元素和维生素,有助于增强机体的免疫力;木耳有补肾壮骨、填精健脑、脾胃通络的作用。两者搭配,对消化道溃疡患儿有益。

5. 菜花与番茄 菜花中含较多的维生素 C、维生素 A、维生素 E、维生素 B_2、胡萝卜素等,能清血健身,增强抗毒能力,可辅助治疗消化道溃疡;番茄能健胃消食。两者搭配,营养丰富,效能协同。

6. 菜花与鸡肉 菜花中有多种维生素和矿物质,可防治消化道溃疡、益气壮骨、延缓衰老,与鸡肉搭配,能增强肝脏的解毒功能,提高免疫力,预防上呼吸道感染和坏血病。

7. 南瓜与大枣 南瓜几乎不含脂肪,但其他营养成分丰富,与大枣搭配,可补中益气、收敛肺气。适用于糖尿病、动脉硬化、肥胖症、胃溃疡、十二指肠溃疡患儿食用。

8. 生姜与猪肚 生姜与猪肚文火煲汤,具有祛胃寒的作用。

【食疗药膳方】

1. 三汁饮 梨、荸荠、藕各适量。将梨、荸荠、藕洗净,去皮,榨汁后饮用。益胃养阴，柔肝镇痛。适用于上腹部灼热不适，隐隐作痛，烦躁，消瘦，口苦口干，大便秘结，舌质红，舌体有裂纹，无苔，脉弦细。

2. 玫瑰花粥 玫瑰花 10 克，粳米 50 克。将粳米煮成粥后，放入玫瑰花少煮片刻即可。疏肝理气，和胃镇痛。适用于情志不畅引起胃脘痛，疼痛向胁肋部放射，有胀满感，伴呃逆，嗳气吞酸，食欲缺乏，忧郁，烦躁，易怒，舌质红，苔薄白或薄黄，脉弦。

3. 茅根西瓜汁 鲜白茅根汁 30 毫升，西瓜汁 70 毫升。鲜白茅根汁、西瓜汁混匀饮用。益胃养阴，柔肝镇痛。适用于上腹部灼热不适，隐隐作痛，烦躁，消瘦，口苦口干，大便秘结，舌质红，舌体有裂纹，无苔，脉弦细。

4. 土豆粥 新鲜土豆(不去皮)250 克，蜂蜜适量。将土豆切碎，水煮土豆成粥状即可。食用时加蜂蜜，每日清晨空腹食用，连用半个月。缓急镇痛。适用于胃隐痛不适者。

5. 莲子猪肚 水发莲子 40 粒，猪肚 1 个，蒜、生姜、葱、香油、食盐各适量。将猪肚洗净，内装去心水发莲子，用线缝合，放入锅内，加清水炖至熟透；捞出猪肚放凉，将猪肚切成细丝，同莲子一起放入盘中，拌入香油、食盐、生姜、葱、蒜即可。单食或佐餐食用。补虚益气，健脾益胃。适用于食少、消瘦、泻泄、水肿等。

6. 干姜砂仁猪肚汤 猪肚 1 个，砂仁粉 3 克，干姜 2 片，猴头菇 20 克，葱 3 克，食盐、酱油各适量。将猪肚洗净，切成小块，与猴头菇一起放入砂锅，沸腾后小火煮 1 小时，再放入砂仁粉、干姜、葱、食盐稍煮片刻。猪肚蘸酱油吃，喝汤。温中健脾，和胃镇痛。适用于空腹及夜间疼痛，进食后疼痛缓解，腹部钝痛，得温痛减，喜按，遇寒或进冷食后疼痛加重，平时怕冷，手足冰凉，舌质淡红，苔薄白，脉沉迟。

7. 高良姜粥 高良姜 3 克，大枣 10 克，粳米 50 克。将粳米煮成粥后，放入高良姜、大枣再煮片刻。佐餐食用。温中健脾，和胃镇痛。适用于空腹及夜间疼痛,进食后疼痛缓解,腹部钝痛,得温痛减,喜按,遇寒或进冷食后疼痛加重,平时怕冷,手足冰凉,舌质淡红,苔薄白,脉沉迟。

8. 黄芪炖鸡汤　鸡肉 100 克,黄芪 15 克,干姜 2 片,陈皮 3 克,葱、酱油、食盐各适量。将鸡肉切成小块,先将黄芪、陈皮放砂锅内煮 20 分钟后,取出黄芪、陈皮,将鸡肉、葱、酱油、食盐放入炖煮后,吃鸡肉,喝汤。温中健脾,和胃镇痛。适用于空腹及夜间疼痛,进食后疼痛缓解,腹部钝痛,得温痛减,喜按,遇寒或进冷食后疼痛加重,平时怕冷,手足冰凉,舌质淡红,苔薄白,脉沉迟。

9. 香菇猪肚汤　猪肚 1 个,香橼皮 9 克,香菇 10 克,食盐、酱油各适量。将猪肚洗净,切成小条状或小块状,将其与香菇、香橼皮一起放入砂锅炖煮 1 小时后,放入食盐。蘸酱油吃猪肚,喝汤。疏肝理气,和胃镇痛。适用于情志不畅引起胃脘痛,疼痛向胁肋部放射,有胀满感,伴呃逆,嗳气吞酸,食欲缺乏,忧郁,烦躁,易怒等,舌质红,苔薄白或薄黄,脉弦。

10. 知母生地粥　知母 12 克,生地黄 15 克,粳米 50 克。将知母、生地黄、粳米洗净,放入砂锅煮粥食用。益胃养阴,柔肝镇痛。适用于上腹部灼热不适,隐隐作痛,烦躁,消瘦,口苦口干,大便秘结,舌质红,舌体有裂纹,无苔,脉弦细。

11. 马齿苋粥　新鲜马齿苋 100 克,粳米 50 克。将粳米煮粥,将马齿苋洗净,切碎,放入粥中拌匀即可。疏肝清胃,和胃镇痛。适用于上腹部灼热疼痛,进食后疼痛加重,烦躁,口干,口苦,口臭,舌酸,大便秘结,舌质红,苔黄。

【饮食相克】

1. 忌辛辣刺激食物　辣椒、辣油、胡椒、咖喱、酸菜、咖啡、浓茶、过甜糖果、过咸食物、香精等会直接刺激溃疡面,诱发疼痛;同时还会刺激胃黏膜,增加胃酸的分泌,加重溃疡。

2. 忌坚硬、粗糙的食物　瓜子、胡桃肉、油煎饼、炸排骨、炸鹌鹑、烤羊肉等食物,不仅会因坚硬的外形摩擦溃疡面,加重疼痛;还会因为消化这些不易消化的食物增加胃酸的分泌,这样又会加重溃疡的发生。

3. 忌过冷过热食物　过热食物进入消化道,可使血管扩张,容易引发溃疡出血;过冷食物则会造成胃肌痉挛,血管收缩,加重疼痛和消化不良。因此,各种冷饮、生拌凉菜、热汤、开水等都应忌用。

4. 忌胀气食物　白薯、芋艿、大豆、蚕豆都属于胀气类食物,食后会造成胃肠胀气而加重疼痛。

5. 忌食鲜汤　肉汤、鸡汤、虾汤等鲜味汤汁和甜羹,会刺激胃酸分泌,加重胃黏膜损伤。

6. 忌食酸性水果　橘子、柠檬、青果等水果含有丰富的果酸、维生素C,食用后可使消化道里的酸度增加,加重对消化道的腐蚀,因此不宜食用。

7. 禁食熏制、食盐腌、霉变食品　因制作方式不同,食物结构有所改变,其中一部分含有有害物质,长期食用会刺激胃黏膜,加重溃疡,甚至可以导致癌变。

8. 禁用含碳酸饮料　含碳酸饮料中含有二氧化碳,进食后在消化道易产生大量二氧化碳,局部呈酸性,可以加剧疼痛,加重溃疡。

9. 忌暴饮暴食　溃疡患儿饮食一定要有规律,一日三餐规律进食,这样可避免胃的负担加重,保持胃中存有少量食物,不断中和胃酸,减少胃酸对溃疡患儿的不良刺激。如溃疡病并发出血,应采用少食多餐的进食方法。

10. 其他　不宜多食大蒜、韭菜、黄豆芽、生葱、生萝卜等食物。

【药物与饮食相克】

1. 抗酸药

(1)忌与辛辣作料、浓茶同服：辛辣作料及茶叶中含有咖啡因、茶碱和可可碱等化学成分，能强烈刺激胃酸分泌，不利于止酸药物发挥作用，可使病情加重。

(2)忌与酸性食物同服：醋、酸菜、果汁、杨梅等酸性食物与抗酸药(如碳酸氢钠、碳酸钙、氢氧化铝等)同服，会降低抗酸药的疗效。

2. 制酸药不宜饭后服用 为保持制酸药的浓度达到治疗作用，制酸药一般在饭前 30 分钟服用。

3. 氢氧化铝要饭前服用 氢氧化铝饭前服用可以附着于胃黏膜，对胃黏膜起到保护作用，一般饭前 30 分钟服用。

4. 抗酸药、枸橼酸铋钾不宜与牛奶同服 抗酸药中多含有碳酸钙和碳酸氢钠，如服这类药同时再饮牛奶，常会出现恶心、呕吐、腹痛等症状，甚则钙盐沉积于肾实质，造成肾脏不可逆性损害。牛奶可以干扰枸橼酸铋钾的作用，两者均不宜于牛奶同服。

5. 服胃仙 U 忌食高脂肪、豆类及刺激性食品 高脂肪(如肥肉、油炸食品)，豆类(如豆芽、豆腐)及刺激性食物及饮料(如辣椒、咖啡等)均可影响胃仙 U 的疗效，增加其不良反应，用药期间应避免食用。

6. 阿托品忌饭后服 阿托品对腺体分泌有抑制作用，饭后服用会影响食物的消化。

【药物相克】

1. 忌服用对胃黏膜有刺激的药物 正常胃黏膜是胃的屏障，胃黏膜上皮细胞膜的脂蛋白层是这道屏障的重要部分，有防止胃酸对胃壁的腐蚀作用。如服用阿司匹林、保泰松、利血平等对胃黏膜有刺激的药物时，胃液中的氢离子可渗入黏膜层里，引起组胺释放，毛细血管扩张，局部淤血，血清蛋白渗出，蛋白酶分泌增加而造成损害,在短期内引起胃黏膜糜烂,长期可导致胃溃疡的发生或加重。

2. 西咪替丁慎用于胃溃疡　研究证明,西咪替丁对十二指肠溃疡的疗效要比胃溃疡的疗效好得多;甚至有人报道,西咪替丁尚有加重胃溃疡的作用,临床在治疗胃溃疡时应慎重选择本药。

3. 忌酸性药物　酸性药物可使胃酸分泌增多,刺激胃黏膜使溃疡面不易修复,此类患儿不宜服用维生素 C 等酸性药物。

4. 忌长期服用碳酸氢钠　碳酸氢钠是碱性药物,可以中和胃酸,使胃酸对消化道黏膜刺激减少,患儿的反酸症状减轻。但碳酸氢钠在中和胃酸的过程中可产生二氧化碳气体。二氧化碳气体能刺激胃酸分泌,引起继发性胃酸增加和胃胀气,从而使患儿胃部不适症状加重。碳酸氢钠在胃中产生的二氧化碳气体,可使胃体扩张并刺激溃疡面,有引起胃穿孔的危险性。

5. 忌用激素类药物　糖皮质激素可刺激胃酸和胃蛋白酶分泌增加,可使胃黏膜分泌黏液减少,使胃防御功能减弱延误溃疡面的愈合。胃溃疡患儿如短期内大量服用激素,可使溃疡加重,甚至引起大出血和胃穿孔。所以,胃溃疡病患儿不宜应用糖皮质激素。

【药物与药物相克】

1. 碳酸氢钠

(1)不宜与弱碱性药苯丙胺同服:碳酸氢钠可碱化尿液,但 pH 值从 5.0 升到 8.0 时苯丙胺的半衰期可延长 2 倍,从而使肾小管重吸收增多,出现白天用药,晚上难睡的现象(苯丙胺具有兴奋作用)。

(2)不宜与胃蛋白酶、维生素 C 合用:胃蛋白酶、维生素 C 为酸性药物,碳酸氢钠与之合用会降低疗效。

(3)不宜与含鞣质的中药及制剂合用:如与含鞣质的中药及

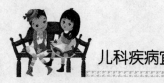

制剂(如五味子、虎杖片等)合用,会引起碳酸氢钠分解而失效。

2. 碳酸钙、氧化镁

(1)忌与大环内酯类抗生素合用:钙、镁离子与大环内酯类抗生素(如红霉素、阿奇霉素等)合用,易产生难溶的络合物,使其吸收减少,相互的药物浓度降低,作用减弱。

(2)不宜与聚磺苯乙烯树脂合用:在肠道内这种树脂能与抗酸药中的钙、镁离子结合,可以引起代谢性碱中毒。但直肠给药可以避免。

3. 西咪替丁

(1)不宜与氢氧化铝、氢氧化镁同服:如同时服用能降低西咪替丁的生物利用度。如需要联合用药时,两者的用药时间至少间隔 1 小时。

(2)不宜与甲氧氯普胺合用:甲氧氯普胺可抑制西咪替丁的胃肠道吸收,使西咪替丁的生物利用度降低。

(3)不宜与乳酶生合用:西咪替丁属不含脲基的 H_2 受体拮抗药,有抑制胃酸的作用。乳酶生在肠道内能分解糖类而产生乳酸,使肠内酸度增加,两药相互拮抗。用西咪替丁时,可改用其他的助消化药,如胰酶、干酵母,或中药麦芽、六曲等。

(4)不宜与氨基糖苷类药物合用:因氨基糖苷类药物(如链霉素、庆大霉素、卡那霉素等)与西咪替丁有相似的神经阻断作用,两者合用可导致呼吸抑制或呼吸停止。

4. 雷尼替丁不宜与普萘洛尔、利多卡因合用 雷尼替丁可减少肝脏血流量,与普萘洛尔、利多卡因等代谢产物受肝脏血流影响较大的药物合用时,可延缓这些药物的作用。

5. 奥美拉唑

(1)不宜与抗凝血药、镇静药合用:奥美拉唑具有药酶抑制作用,与抗凝血药物(如双香豆素)及镇静药(如地西泮、苯妥英钠等)合用可减慢这些药物在体内的代谢速度,使其作用时间延长,不良反应也增加。

(2)不宜与硝苯地平联用：硝苯地平受奥美拉唑抑酸作用影响,半衰期延长,药理作用增强,联用时应减量。

(3)不宜与口服铁剂合用：奥美拉唑的抑酸作用影响铁剂吸收。

(4)不宜与缓释制剂合用：奥美拉唑改变胃内 pH 值,缓释或控释系统可受到破坏,药物溶出加快。

6. 枸橼酸铋钾不宜与抗酸药同服 抗酸药(如碳酸氢钠、氢氧化铝、氧化镁等)可干扰枸橼酸铋钾的作用。

7. 硫糖铝不宜与含胃蛋白酶的制剂合用 硫糖铝可与含胃蛋白酶制剂(如多酶片、胃蛋白酶合剂等)中的胃蛋白酶络合而降低疗效;胃蛋白酶又可拮抗硫糖铝的作用,影响硫糖铝疗效的发挥。

8. 阿托品

(1)忌与含有生物碱成分的中药同服：中药乌头、黄连、贝母等含有一定量的生物碱,与西药生物碱类药物阿托品、氨茶碱、咖啡因等联合应用,会使药物不良反应增加,容易造成药物中毒。

(2)不宜与吩噻嗪类药物合用：因吩噻嗪类药物(如氯丙嗪、奋乃静、三氟拉嗪等)有阿托品样作用,与阿托品合用可加重口干、视物模糊、尿闭等症状,并有诱发青光眼的可能。

(3)不宜与苯海拉明合用：苯海拉明具有硫酸阿托品样作用,合用时不良反应增加。

(4)不宜与含鞣酸的中药及其制剂同服：因为含鞣酸的中药及其制剂(如五倍子、虎杖片、四季青片、紫金锭等)易使阿托品失去活性或产生沉淀,不易被吸收而降低疗效。

(5)不宜与维生素 C 合用：维生素 C 可加速阿托品的清除,从而减弱阿托品的作用。

(6)不宜与抗酸药同服：阿托品与抗酸药(如氢氧化铝、西咪

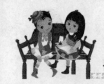

替丁等)联合应用有协同作用,但因抗酸药能干扰阿托品的吸收,故两者联用时应分开服用。

(7)阿托品、溴丙胺太林不宜与甲氧氯普胺并用:甲氧氯普胺是中枢性止吐药,有促进胃肠道蠕动、排空及增进消化功能的作用;而阿托品、溴丙胺太林属于抗胆碱药,能抑制胃肠道蠕动及分泌。两药呈现拮抗作用,合用时两药的作用均减弱。

9.东莨菪碱不宜与拟胆碱药合用 拟胆碱药(如毛果芸香碱、毒扁豆碱、新斯的明等)可拮抗东莨菪碱的抗胆碱作用。

三、溃疡性结肠炎

溃疡性结肠炎是一种原因尚不清楚的结肠黏膜和黏膜下层的非特异性慢性炎症,少数累及回肠末端。小儿发病率较低,主要是发生在青春期及学龄期儿童。主要原因可能与自身免疫因素有关,常并发免疫性疾病,如自身免疫性溶血、类风湿关节炎、红斑狼疮等,用糖皮质激素或其他免疫抑制药治疗有效;有些患儿可能与感染有关,使用抗生素治疗有效;另外,可能与食物过敏、遗传因素及精神因素有关。临床表现为反复腹泻,急性发作时可出现血便,患儿可由于长期腹泻、便血、食欲缺乏、精神萎靡,久之出现营养障碍及发育迟缓。重症患儿可伴有生长发育障碍、青春发育延迟。部分患儿伴有精神、心理及情绪异常。治疗上可给予甲硝唑、柳氮磺吡啶、泼尼松、巯基嘌呤或硫唑嘌呤、左旋咪唑。

【饮食宜进】

(1)急性期腹泻症状重可暂禁饮食,使肠道休息,症状好转后可给予要素饮食,逐渐补充维生素、糖类、蛋白质等。宜食用糯米熬制的粥、豆浆、豆腐脑、嫩豆腐、面片、面条等,这样既补充维生素,又不增加肠道负担。

（2）适当食用胡萝卜汤，胡萝卜富含果胶，能使大便成形，并吸附肠道内的细菌和毒素。胡萝卜中的挥发油也能起到增进消化和杀菌的作用。胡萝卜还含有一定量的人体必需的无机盐和微量元素，能补充因腹泻从大便中丢失的大量无机盐和微量元素。给腹泻患儿喝胡萝卜汤能减轻胃肠道负担，帮助患儿及早恢复消化功能，可以利用胡萝卜中的果胶起到止泻的功效。

（3）适当食用苹果，苹果中含有鞣酸和有机酸，有收敛作用，腹泻时吃苹果泥可以达到止泻的目的。药学专家称苹果为"整肠止泻剂"，认为有收敛、固涩作用，止泻效果更好。

（4）适当食用人参，人参为甘温益气之品，有健补脾胃之功效，长期腹泻患儿多为脾虚型腹泻，食用最宜。

（5）缓解期宜进食易消化、少纤维富含蛋白质及糖类的食物。

【饮食搭配】

1. 饭锅巴与莲子肉　饭锅巴120克，莲子肉120克，白糖120克。饭锅巴、莲子肉、白糖混合，共研成粉末，冲服，每次15克，每日3次。具有温胃健脾止泻之功效。适用于溃疡性结肠炎之脾胃虚寒。

2. 马蹄炖鹌鹑　将马蹄去皮，与鹌鹑放入煲中炖烂食用。有清热解毒、散结消痛作用。适用于便血者。

3. 白及燕窝汤　将白及、燕窝、冰糖炖成粥食用。具有止血、消肿生肌的作用，对便血者效果尤佳。

4. 白及粳米粥　白及与粳米同煮成粥食用。具有养胃止血、消肿的作用。

5. 醋与花生　将花生仁放入醋浸泡10日食用。具有消肿止泻的作用。

【食疗药膳方】

1. 石榴皮茶　石榴皮6克。将石榴皮晒干，研细末，用开水冲泡。每日1剂，代茶饮。涩肠止泻。适用于溃疡性结肠炎脾肾

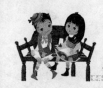

阳虚证。

2. 白鸡冠花蛋 白鸡冠花 30 克,鸡蛋 1 个,白糖适量。将白鸡冠花加水煎煮 20 分钟,打入鸡蛋,煮至蛋熟,加入白糖调味。每日 1 次,连食 1 周。清热利湿,止血。适用于溃疡性结肠炎肠蕴湿热证。

3. 萝卜姜汁糖茶 姜汁 15 毫升,蜜糖 30 克,萝卜汁 50 毫升,浓红茶 200 毫升。姜汁、蜜糖、萝卜汁、浓红茶调匀,蒸热。每日分 2 次饮用。温化寒湿,行气导滞。适用于腹痛,舌淡,脉濡缓,里急后重,下痢白多赤少。

4. 大麦土豆粥 大麦仁 100 克,土豆 300 克,食盐、葱花、植物油各适量。土豆去皮,切小丁;大麦仁去杂,洗净。锅上火,放植物油烧热,放葱花煸香,加水,放入大麦仁烧至沸,加土豆丁煮成粥,加入食盐调味。每日早晚分食。适用于溃疡性结肠炎。

5. 炒虾仁 虾仁 400 克,蘑菇汤 50 毫升,青豆 50 克,香菇 200 克,葱花、食盐、味精、黄酒、水淀粉、香油、植物油、番茄酱各适量。炒锅上火,油烧到七成热,加虾仁炸 1 分钟,控油。锅底留油少许,烧热后加入葱花、青豆、香菇丁略炒,加蘑菇汤、食盐、味精、黄酒,烧沸后用水淀粉勾稀芡,加虾仁炒匀后,浇上香油,颠翻几下,加番茄酱即可。随餐食用。适用于溃疡性结肠炎。

6. 荞麦山楂石榴饼 荞麦面 1 000 克,鲜山楂 500 克,橘皮、青皮、砂仁、枳壳、石榴皮、乌梅各 10 克,白糖适量。先将橘皮、青皮、砂仁、枳壳、石榴皮、乌梅加白糖,用水 1 000 毫升煎煮,30 分钟后滤渣留汁;鲜山楂煮熟,去核,碾成泥待用。荞麦面用药汁和成面团,将山楂泥揉入面团中,做成小饼烤熟。每日 2 次,每次食用 1 块。适用于溃疡性结肠炎。

7. 黄芪鹌鹑汤 鹌鹑 3 只,黄芪、白术各 15 克,生姜 3 片,食盐、味精各适量。将鹌鹑宰杀,去毛和内脏,洗净。将黄芪和白术洗净,切碎,放入鹌鹑腹中,用线缝合,与生姜一同放锅中,加水适量,用武火煮沸后改文火煮 1～2 小时,用食盐和味精调味即可。适量佐餐食用。益气温中,健脾止泻。适用于溃疡性结肠炎脾胃虚弱证。

8. 三米龙眼粥　薏苡仁 20 克,紫米、糯米各 50 克,大枣 6 枚,龙眼肉 15 克,红糖适量。将薏苡仁、紫米、糯米淘洗干净;大枣洗净,去核,切成 4 瓣。将薏苡仁、紫米、糯米加适量水同煮粥,米熟后再加入大枣、龙眼和红糖。每日早晚食用。益气养血,健脾开胃。适用于溃疡性结肠炎脾胃虚弱证。

9. 马齿苋绿豆汤　绿豆 50 克,马齿苋 50 克,粳米 50 克。将马齿苋、绿豆、粳米同煮成粥,每日 2 次。适用于腹痛,便下脓血,赤白黏冻,小便黄短。

10. 银花红薯粥　红薯 300 克,粳米 200 克,金银花 15～30 克,生姜 2 片。红薯切成小块或研成细粉,加入金银花(视临床症状轻重酌量)、生姜,按常法煮粥即可。每日 3 餐均吃,坚持吃不少于 3～4 个月,方可逐步收效。适用于溃疡性结肠炎。

11. 山药芡实扁豆糕　鲜山药 250 克,赤小豆 150 克,芡实 30 克,白扁豆、云茯苓各 20 克,乌梅 4 枚,白糖适量。先将赤小豆制成豆沙,加白糖待用;将云茯苓、白扁豆、芡实研成细粉,加少量水蒸熟;鲜山药蒸熟,去皮,加入茯苓等蒸熟的药粉,拌匀成泥状。将药泥在盘中薄薄铺一层,再将豆沙铺一层,如此铺 5～7 层,成千层糕状,上锅再蒸,待熟取出。以乌梅、白糖熬成浓汁,浇在蒸熟的糕上即可食用。适用于溃疡性结肠炎。

12. 荔枝山药莲子粥　干荔枝肉 50 克,山药、莲子各 10 克,粳米 50 克。将干荔枝肉、山药、莲子捣碎,加水适量煎至烂熟时,加米入锅煮成粥。每日晚餐食。补脾益肾。适用于溃疡性结肠炎。

13. 姜茶乌梅饮　生姜 10 克,乌梅肉 30 克,绿茶 5 克,红糖适量。生姜洗净后切丝,乌梅肉剪碎,加绿茶以沸水冲泡,加盖并

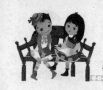

保温浸 30 分钟,再加少量红糖。趁热顿饮,每日 3 次。适用溃疡性结肠炎轻型。

14. 曲米粥 神曲 10～15 克,粳米适量。神曲捣碎,煎取药汁去渣,加入洗净的粳米煮成粥,分 2 次食用。健脾胃,助消化。尤适用于溃疡性结肠炎缓解期。

15. 烤五香鹅 肥鹅肉 750 克,干姜 6 克,吴茱萸、肉豆蔻、肉桂各 3 克,丁香 1 克,酱油、黄酒、白糖、味精各适量。鹅肉切成块,干姜、吴茱萸、肉豆蔻、肉桂、丁香共研细末,涂于鹅肉上,放入酱油、黄酒、白糖、味精中浸泡 2 小时。将鹅肉放入烤箱内小火烤 15 分钟左右,翻过来再烤 15 分钟即可。佐餐食用。温补脾肾,涩肠止泻。适用于腹痛,腹泻,乏力,肢冷等脾肾虚阳型结肠炎。

【饮食相克】

1. 忌食牛奶及海鲜 牛奶、炼乳、虾、海鱼等对人体来说是一种异体蛋白,为致敏原。如食用易发生结肠过敏,导致腹泻加重,应忌食。

2. 忌油腻食物 本病患儿消化功能较差,尤其是脂肪的消化能力很弱,而消化不完全的高脂肪食物会引起脂肪泻,加重腹泻。应忌食核桃仁、花生等多脂肪食物。

3. 忌蜂蜜及蜂蜜制品 虽然蜂蜜是一种营养丰富的副食品,但它有较强的润肠通便作用,食用后易加重腹泻。因此,蜂蜜、西洋参蜂王浆、花粉蜂王浆、人参蜂王浆等都不宜食用。

4. 忌生冷瓜果 本病多为脾胃素虚所致,多食生冷食物、寒性瓜果,如各种饮料、冰镇食品、梨、西瓜、番茄、香蕉、橙、柑、蚌肉、田螺、海参、百合汤、绿豆汤等会进一步损伤脾肾阳气,使脾胃运化无力,寒湿内停,同时这些食品本身性质滑利,会加重腹泻、腹痛。

5. 忌产气食物 本病由于反复发作,结肠黏膜中溃疡、瘢痕纤维交替产生,因而结肠内壁的弹性降低,如果多食了大豆、豆制品、炒蚕豆、白薯等胀气食物,可能会因肠内气体充盈而导致急性肠扩张或溃疡穿孔。

6. 忌少食纤维蔬菜　蔬菜中的纤维素可吸附肠中水分而起到通便作用,可加重腹泻,所以粗纤维食物如芹菜、竹笋、白菜、菠菜等不宜多食。

7. 忌燕麦　燕麦具有滑泻通便作用,本病患儿如食用会加重病情。

8. 忌葛粉　葛粉性大寒,本病不宜食用寒凉清泻食物,食用后会加重病情,应忌用。

9. 忌毛笋　毛笋有滑利大肠作用,食用后会加重腹泻,应忌食。

10. 忌绿豆芽　绿豆芽性寒凉清热,容易损伤胃气,且纤维比较粗,容易滑利肠道致泻。应忌食。

11. 忌丝瓜　溃疡性结肠炎多数虚寒,食应温补固肠,不应食寒凉损阳之品。丝瓜寒凉又湿滑,食后可加重病情。

12. 忌苦瓜　苦瓜苦寒伤阳,损脾败胃,"脾胃虚寒着食之令人吐泻腹痛",溃疡性结肠炎患儿不宜食用。

13. 忌茄子　茄子为寒凉食物,具有清泻作用,多食可以加重症状。

14. 忌海粉　海粉性寒伤胃,可影响脾胃的消化吸收功能,溃疡性结肠炎脾胃虚弱,不宜食用。

15. 忌鸭蛋　鸭蛋性寒凉,且富含油脂,既容易损伤脾胃,又容易滑肠致泻,食用时会加重病情。

16. 忌藕　藕性寒凉,生食过多易生中寒,会加重病情。

17. 忌茼蒿　茼蒿有一定的纤维素,可刺激肠壁,促进蠕动,性滑可通利二便,溃疡性结肠炎患儿食用会加重病情。

18. 忌黑木耳　《本草纲目》说:木耳"乃朽木所生,有衰精冷肾之害。"《药性切用》说:"润燥利肠。"食用后可加重病情。

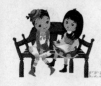
19. 忌银耳 银耳性寒凉,易伤阳气,加重腹泻患儿的病情。

20. 忌白鸭肉 白鸭肉味甘咸,滑利下趋,又富含油脂,食用后可使肠炎泄泻的病情加重。

21. 忌甲鱼 甲鱼性平偏凉,且腻滞不易消化,不宜食用。《本草纲目》说:甲鱼"脾虚者大忌"。

22. 忌海蜇 海蜇生长于寒凉之域,得水阴气较多,平而偏凉,能伤阳助寒,食用后会加重病情。《本草求真》说:海蜇"脾胃寒弱,勿食"。

【药物与饮食相克】

1. 糖皮质激素

(1)忌大量食糖:详见"支气管哮喘"。

(2)忌高食盐饮食:详见"支气管哮喘"。

(3)忌过食含钙食物:详见"支气管哮喘"。

2. 磺胺类药物

(1)不宜食用糖类:糖类分解代谢后可产生大量酸性成分,可使磺胺类药物在泌尿系统形成结晶而损害肾脏,降低磺胺类药物的疗效。

(2)不宜用果汁送服:磺胺及其乙酰化物在碱性环境下溶解度增大,对肾脏不良反应减少,而果汁等酸性饮料则易使磺胺类药物析出结晶,增强对肾脏的损害,引起血尿、少尿、尿闭等,故服用磺胺类药物期间不宜饮用果汁或用果汁送服磺胺类药物。

3. 抗生素不宜饮茶水或用茶水送服 因为茶叶中含有鞣酸、咖啡因及茶碱等成分,抗生素与茶水同服可降低其抗菌作用。

【药物相克】

1. 忌滥服止泻药 溃疡性结肠炎的腹泻是肠道受到细菌毒素刺激而做出的反应,它可以排出一些毒物及毒素,具有保护作用,所以不能滥用止泻药(如活性炭、碱式碳酸铋、鞣酸蛋白等)。

2. 慎用广谱抗生素 长时间应用抗生素,特别是广谱抗生素,能引起体内菌群失调而导致二重感染,引起腹泻、维生素 B 缺乏,出现胃肠道症状。

3. 忌泻下药　酚酞片、硫酸镁、液状石蜡等均有泻下作用,应避免应用。有明显泻下作用的中药,如火麻仁、薏苡仁、大黄、芒硝、番泻叶、芦荟等应忌用。许多补益的药物(如肉苁蓉、当归、地黄、何首乌、玄参、桃仁等)同时也具备润滑通肠便的作用,均应避免应用。

4. 忌大量应用抗胆碱药物　溃疡性结肠炎常有腹痛,适量应用抗胆碱药物(如阿托品、东莨菪碱等)可以减轻症状,但大剂量使用有引起急性结肠扩张和毒性结肠炎的危险。

5. 忌长期大量使用糖皮质激素　由于糖皮质激素有较好的抗炎作用,因此溃疡性结肠炎应用后症状会很快好转,使病情减轻。由于本病常反复发作,症状时轻时重,糖皮质激素应用时间过长,会导致肾上腺皮质功能减退,还会引起肥胖、高血压、血糖升高、骨质疏松、胃溃疡、十二指肠溃疡等疾病。因此,食用糖皮质激素等症状控制后应逐步减量直至停药。

6. 忌单独使用糖皮质激素　一部分溃疡性结肠炎是由细菌感染引起的,糖皮质激素只能改善症状而不能杀灭细菌,一次单独应用糖皮质激素会掩盖症状。同时,糖皮质激素还可以抑制机体免疫系统对细菌的杀灭作用。所以,应用糖皮质激素时应同时应用抗菌药物。否则,会使细菌大量繁殖,一旦停药,会使病情迅速加重。

7. 忌突然停用糖皮质激素　应用糖皮质激素后,肾上腺皮质功能的分泌功能会受到抑制,只是糖皮质激素的分泌减少,突然停药会出现肾上腺皮质功能不足症状,并使病情出现反复。

【药物与药物相克】

1. 糖皮质激素

(1)忌与吲哚美辛、阿司匹林合用:糖皮质激素(泼尼松、地塞米松)能促进蛋白质分解和抑制蛋白质合成,并刺激胃酸和胃蛋白酶的分泌,降低胃及十二指肠黏膜组织对胃酸的抵抗力,阻碍组织修复,使溃疡愈合迟缓,与对胃有刺激作用的吲哚美辛等药合用,可诱发或加重消化道溃疡,应避免同服。如临床必须合用时,应间隔投药时间,并加服氢氧化铝凝胶,以保护胃黏膜。

(2)糖皮质激素忌与两性霉素 B 合用:糖皮质激素与两性霉素 B 合用可加重机体缺钾,不宜合用。

(3)忌与利福平合用:利福平具有酶促作用,使激素的代谢加快,血药物浓度降低,疗效减弱。

(4)忌与含钙药物同服:含钙药物与激素联合应用会降低疗效。

(5)忌与免疫抑制药同时使用:与免疫抑制药(硫唑嘌呤、环孢素等)合用,可诱发溃疡加重出血等不良反应。

(6)忌接种疫苗:糖皮质激素能抑制免疫反应,使机体抵抗力减弱。如在使用激素时接种疫苗(如麻疹疫苗、脊髓灰质炎疫苗、白喉-百日咳-破伤风疫苗、狂犬疫苗、流行性腮腺炎疫苗、水痘疫苗等),易造成疫苗感染。

(7)忌与酶诱导药合用:酶诱导药(如苯妥英钠、苯巴比妥等)能加速激素的代谢,降低激素的血药浓度,从而降低其作用强度和有效时间,一般不宜合用。如必须合用,可采用间隔投药法,或适当增加激素的剂量。

(8)忌与活性炭合用:活性炭的吸附作用可使激素的吸收减少,疗效降低。

(9)忌与维生素 A 合用:两类药物合用,可以使激素的抗炎作用受到抑制。其原因在于维生素 A 能使细胞中的溶酶体内脂蛋白膜通透性增大,稳定性降低,使溶酶体破裂。此外,维生素 A 还能使溶酶体内无活性的水解酶(如酸性磷酸酶、核糖核酸酶、β-葡萄糖醛酸苷酶)运送到溶酶体膜外,这些被释放出的酶被激活,易促使炎症的加重。激素的作用恰好相反，它能使溶酶体膜稳定化，制止膜内蛋白水解酶的释放，从而防止血浆和组织蛋白分解。产生和释放 5-羟色胺、缓激肽类物质，减少这些致炎物质对细胞刺激而产生抗炎作用。如两药必须联用时，可在激素治疗完成后，再服用维生素 A。

（10）氢化可的松不宜与普萘洛尔合用：因为普萘洛尔能抑制氢化可的松的抗炎作用，使疗效降低。

（11）氢化可的松不宜与万古霉素、链霉素合用：因合用则疗效降低。

（12）氢化可的松不宜与氨茶碱合用：氨茶碱与氢化可的松配伍，使氢化可的松的结构发生变化，可导致氢化可的松的效价降低。

2. 免疫抑制药　免疫抑制药不宜与吸附收敛药同服，因为吸附药（如活性炭、白陶土），收敛药（如鞣酸、鞣酸蛋白等）与免疫抑制药类药物合用，易导致免疫抑制剂类药物被吸附，从而使其疗效降低。

四、急性胰腺炎

小儿急性胰腺炎与成年人不同，成年人最常见的原因以胆管疾病（如胆结石、慢性感染、肿瘤等）及酒精中毒为主。而小儿常见的原因主要是继发身体其他部位的细菌或病毒感染，如急性流行性腮腺炎、肺炎、急性菌痢、扁桃体炎等；一些先天性畸形（如胆总管囊肿、十二指肠畸形等）上消化道疾病可以出现胆汁反流入胰腺，引起胰腺炎；应用大量糖皮质激素、免疫抑制药都可以引起胰腺炎；有些是并发于全身疾病（如红斑狼疮、过敏性紫癜、甲状旁腺功能亢进、克罗恩病、川崎病等）。临床表现多以上腹部疼痛为主，多呈持续性，常常伴有恶心、呕吐。较重者常有腹胀。上腹

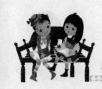

部压痛是唯一的体征。采用药物有解痉镇痛药阿托品或山莨菪碱；H_2受体拮抗药（西咪替丁）或质子泵抑制药；生长抑素类药物（奥曲肽）；继发感染或合并胆管感染时，多应用头孢菌素类等抗生素治疗；助消化药可应用胰酶片、多酶片等。

【饮食宜进】

（1）遵循低脂肪、高蛋白、高维生素、高糖类和无刺激性、易消化等原则，急性发作期应禁食 1～3 日，可静脉补充营养，以免引起对胰腺的刺激；缓解后可给予无脂肪低蛋白的流质，如果汁、米汤、藕粉、面汤、蜜水、番茄汁、西瓜汁、绿豆汤等。

（2）病情稳定后，可给低脂肪半流质食物，如鱼、虾、鸡、鸭、瘦肉、豆及豆制品和含维生素 A、B 族维生素、维生素 C 丰富的新鲜蔬菜、水果。要坚持少吃多餐的原则。

【饮食搭配】

1. 山药与茯苓 山药、茯苓一起煮粥食用，具有益气健脾之功效。

2. 山楂与麦芽 山楂、麦芽与粳米加适量水，一起煮成稀烂粥食用，有化食消积、活血之功效。适用于慢性胰腺炎患儿。

【食疗药膳方】

1. 丝瓜汁饮 老丝瓜 1500 克。老丝瓜洗净，捣烂，绞汁。每小时饮用 50 毫升，昼夜不停。清热止血。适用于胰腺炎急性发作者。出血坏死型患儿缓解期如无严重呕吐、十二指肠麻痹性梗阻或肠麻痹者亦可选用。

2. 猪胰汤 猪胰 500 克。猪胰洗净，加水共煮至烂熟，取汁每小时饮 50 毫升。适用于胰腺炎急性发作、出血坏死型患儿缓解期。

3. 瓜蒂散 陈南瓜蒂适量。取成熟南瓜阴干后取蒂，用炭火煅红，立即用瓷碗盖上防止成炭，15 分钟后将其研成细末即可。每日 2 个南瓜蒂，清晨用温开水送下。补脾解毒，活血散瘀。

4. 淡豆豉瘦肉大枣汤　淡豆豉、猪瘦肉各 50 克,大枣 7 枚,清水 9 碗。将淡豆豉、猪瘦肉、大枣放入水中煎 6 小时后剩 1 碗时即可。每日 1 次,每次 1 剂,可连用 3 个月。具有清热解毒,活血作用。

5. 栗子糕　生板栗 500 克,白糖 250 克。将板栗放锅内水煮 30 分钟,冷却后去皮,放入碗内再蒸 30 分钟,趁热加入白糖后压拌均匀成泥。再以塑料盖为模具,把栗子泥填压成泥饼状即可连续食用。益胃补肾。

6. 蛇皮鸡蛋　蛇皮 2 克,鸡蛋 1 个。将鸡蛋破一小孔,蛇皮粉碎后装入鸡蛋内,封口煮熟即可。每日食 1 个鸡蛋,每日 2 次。解毒化瘀。

【饮食相克】

1. 忌暴饮暴食　暴饮暴食是引起急性胰腺炎的常见原因之一,大量进食,尤其是进食高蛋白质食物会引起胰腺分泌增加,胰酶素会促进胰液的分泌增加,如伴有胰液排泄障碍,胰液在胰管内反流或阻塞,造成管内压力增高,胰液外溢。而胰液所含有的丰富的消化酶可在胰腺内引起活化而产生自溶。因此,食入量越多,胰液分泌越多,症状也越重。

2. 忌酒精饮料　酒精可以使胰腺分泌旺盛,管内压力增高,致使胰腺小管和腺上皮破裂,胰液溢入间质而引起急性胰腺炎。所以,在患胰腺炎过程中,忌饮用酒精饮料。

3. 忌生冷甘腻食物　中医学认为,"生冷伤胃、甘腻助湿",影响脾胃运化。因此,胰腺炎患儿不宜食用冰淇淋、雪糕、酸梅汤等生冷食物,以及多纤维、易产气食物,如韭菜、豆类、甘薯等。

4. 忌肥甘厚味和辛温助热制品　胰腺炎中医辨证,多为实证、热证。应禁用含脂肪多的食品,如奶油蛋糕、肥鸡、肥鸭、肥肉、动物油、油炸食品、肉松、硬果类、牛奶等,以及羊肉、鹅肉、韭菜、生姜、辣椒等辛温助热之品。做饭时应少用油或不用油,以免加剧胰腺负担,使症状加重或复发。

5. 忌蛋白质食品　鲜瘦肉、鱼虾、禽类等高蛋白食品主要经胰液中的蛋白酶才分解为氨基酸,要注意限制这些食物的摄入,以免加重胰腺负担。

6. 忌菠菜　菠菜能刺激胰腺分泌,急性胰腺炎患儿不宜食用。

【药物与饮食相克】

1. 阿托品忌饭后服用　阿托品对腺体分泌有抑制作用,饭后服用会影响食物的消化。

2. 忌以茶水服用抗生素类药物　茶叶中含有鞣酸、咖啡因及茶碱等成分,抗生素类药物与茶水同服可减低药效。

3. 服多酶片忌饮茶　茶叶中的鞣酸可与蛋白质发生化学反应,会使其活性减弱或消失而影响疗效。

4. 服多酶片忌酸性食物　多酶片在碱性环境中作用较强,若在服药期间过食酸性食物(如醋、酸菜、山楂、杨梅、果汁等)会使其疗效降低。

【药物相克】

1. 禁用诱发胰腺炎的药物　目前,已经确认的药物硫唑嘌呤、糖皮质激素、(泼尼松、地塞米松等)、氢氯噻嗪等,可使胰液分泌增加或黏稠度增加,易诱发急性胰腺炎。所以,胰腺炎患儿应尽量避免使用以上药物。

2. 忌盲目使用镇痛药　使用镇痛药后患儿会自觉症状减轻,但体内胰腺的自溢没有停止,胰液外溢不断地对胰腺有自溶作用,还可以损伤肠道和邻近组织,从而使病情加重、恶化。盲目使用镇痛药会掩盖病情,延误治疗。

【药物与药物相克】

1. 阿托品

(1)忌与含生物碱成分的中药同服:中药乌头、黄连、贝母等含有一定量的生物碱,与西药生物碱类药物(阿托品、氨茶碱、咖啡因等)联合应用,可使药物不良反应增加,容易造成药物中毒。

(2)不宜与吩噻嗪类药物合用:因吩噻嗪类药物(如氯丙嗪、奋乃静、三氟拉嗪等)有阿托品样作用,与阿托品合用可加重口干、视物模糊、尿闭等症状,并有诱发青光眼的可能。

(3)不宜与苯海拉明合用:苯海拉明具有阿托品样作用,合用时不良反应增加。

(4)不宜与含鞣酸的中药及其制剂同服:含鞣酸的中药及其制品(如五味子、虎杖片、四季青片等)易使阿托品失去活性或者产生沉淀,不易被吸收而降低疗效。

(5)不宜与维生素C合用:维生素C可加速阿托品的清除,从而减弱阿托品的作用。

(6)不宜与抗酸药同服:阿托品与抗酸药(如氢氧化铝、西咪替丁等)联合应用有协同作用,但抗酸药能干扰阿托品的吸收,两者联合应用时应分开服用。

2. 东莨菪碱不宜与拟胆碱药合用　拟胆碱药(如毛果芸香碱、毒扁豆碱、新斯的明等)可以拮抗东莨菪碱的抗胆碱作用。

3. 头孢菌素类

(1)不宜与呋塞米、依他尼酸等强利尿药合用:头孢菌素类与呋塞米、依他尼酸等强利尿药合用会增加肾毒性作用,易引起肾衰竭。如同时应用应注意检查尿常规及肾功能。

(2)不宜与红霉素合用:头孢菌素与红霉素合用能降低头孢菌素的抗菌作用,故一般不合用。

(3)不宜与氨基糖苷类抗生素合用:头孢菌素有一定的肾毒性,与氨基糖苷类抗生素合用,在抗生素作用增强的同时,对肾毒性作用显著增强,甚至发生可逆性肾衰竭,故两者合用应慎重。6岁以下小儿更应慎用或禁用。

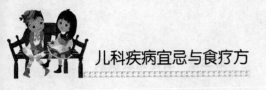

五、肝硬化

肝硬化是慢性弥漫性进行性肝脏疾病。其病因很多,可由于肝脏本身疾病所致,亦可为全身疾病的一部分表现。病理组织学上有广泛肝细胞变性坏死,肝细胞结节再生,结缔组织增生及纤维化,导致正常肝小叶结构破坏和假小叶形成,肝脏逐渐变形、变硬而发展为肝硬化。晚期常出现消化道出血、肝性脑病、继发感染等严重并发症。临床常用药物有抗纤维化药物(如青霉胺、秋水仙碱),保护肝细胞和促肝细胞再生的药物(如葡醛内酯、水飞蓟宾、肌苷、维生素 B_1、维生素 B_{12}、维生素 C 等)。并发肝腹腔积液时需酌情应用利尿药:排钾利尿药(如呋塞米、氢氯噻嗪),保钾利尿药(如螺内酯、氨苯喋啶、阿米洛利等)。

【饮食宜进】

(1)肝硬化患儿宜进清淡、低胆固醇食物,这样即易于消化和吸收,又不增加肝脏负担。肝硬化患儿具有低蛋白倾向,易出现腹腔积液。高蛋白和高热能饮食可以补充体内蛋白质的不足,增强肝脏的生理功能和抵抗力。补充高蛋白、高热能、低食盐、低脂肪食物,宜选用瘦肉、鱼、蛋、乳制品、大豆制品等,同时要注意补充充足的维生素,如新鲜蔬菜和水果。

(2)肝硬化常伴有食管静脉曲张,粗纤维食物经过食管时可使曲张的食管静脉破裂,而出现大出血,应用含粗纤维少的食物,如大白菜、茄子、鲜番茄、西瓜、冬瓜、面条、粳米等。

(3)出现腹腔积液后,为减低腹压和增加营养,应增加进餐次数,减少每次进食量。

(4)肝硬化患儿肝功能减退,凝血酶原生成减少,同时脾功能减退,容易发生出血现象,并多有贫血倾向,应适当使用补血、凝血的食物,如瘦肉、鱼、大豆、肉皮冻、蹄筋等。

【饮食搭配】

1. 苦瓜与鸡翅　两者搭配,能清热解暑、健脾开胃,适用于慢性肝硬化患儿食用。

2. 香菇与荸荠　香菇补气益胃,滋补强身,降压调脂;荸荠清热化痰,消滞。两者搭配,具有调理脾胃,清热生津的作用。常食能补气强身,益胃助食。适用于脾胃虚弱、食欲缺乏及湿热等病症。

【食疗药膳方】

1. 猕猴桃根炖肉　鲜猕猴桃根 100 克,猪瘦肉 200 克。将鲜猕猴桃根、猪瘦肉在砂锅内加水同煮,熟后去药渣即可食用。清热解毒,利湿活血。适用于病久反复,有肝功能损害者。

2. 黑鱼赤豆汤　黑鱼 1 条,赤豆 100 克,葱花、姜末、食盐、料酒、味精各适量。将赤豆洗净,放入温开水中浸泡 1 小时。黑鱼去鳞、鳃及内脏,洗净,入锅,加水足量,先用武火煮沸,烹入料酒,加葱花、姜末,缓缓加入浸泡的赤豆,改用文火煮 90 分钟。待黑鱼肉、赤豆熟烂时,加少许食盐、味精,拌和均匀即可。佐餐当菜,随意食用,当日吃完。补益肝肾,健脾益气。适用于各型肝硬化。

3. 马齿苋卤鸡蛋　鲜鸡蛋 2 个,马齿苋适量。先用马齿苋加水煮制成卤汁,取 300 毫升卤汁煮鸡蛋。每日 1 次,连汤一起食用。清热解毒,消肿去瘀,镇痛。适用于肝硬化发热不退、口渴烦躁者。

4. 藕汁炖鸡蛋　藕汁 30 毫升,鸡蛋 1 个,冰糖适量。鸡蛋打开,搅匀,加入藕汁,拌匀后加少许冰糖稍蒸熟即可食用。具有止血、镇痛、散瘀作用。适用于肝硬化伴出血者。

5. 枸杞子甲鱼　枸杞子 30 克,甲鱼 150 克。将枸杞子、甲鱼共蒸至熟烂即可。枸杞子与甲鱼汤均可食用,每周 1 次。滋阴清热,散结凉血,提高机体免疫功能。不宜多食,尤其是消化不良、失眠者不宜食。忌饮食白酒、辣椒、母猪肉、韭菜、肥肉、油煎炸、坚硬的食物及刺激性调味品。

6. 鲫鱼赤豆汤 鲜鲫鱼 500 克,赤豆 30 克。鲫鱼去鳞、内脏,加赤豆煮汤,煮熟一次食完(忌食盐)。适用于肝硬化腹腔积液。

7. 归芪兔肉汤 兔肉 500 克,当归、黄芪各 20 克,黄酒、姜片、食盐、味精、香油各适量。将兔肉洗净,切块。当归、黄芪洗净,切片,装入纱布袋中,扎紧袋口,同放于砂锅中,注入清水 600 毫升,烧开后撇去浮沫,加入黄酒、姜片和食盐,炖至酥烂,拣去药袋,下味精,淋香油,趁热食肉,喝汤。益气养血,健脾养胃。适用于慢性肝硬化,形体消瘦,全身无力等。

8. 芡实炖肉 芡实 30 克,猪瘦肉 100 克。芡实、猪瘦肉放砂锅中,加水适量,炖熟后去药渣,吃肉喝汤。经常食用。泻火,祛痰,通便。适用于腹腔积液者。

9. 芪精桃仁煨乳鸽 乳鸽 1 只,黄芪 20 克,黄精 15 克,败酱草 15 克,桃仁 12 克,食盐、葱、姜、料酒各适量。将乳鸽去毛,弃肠洗净,切成数块。将药物洗净放于烧锅内,加水适量煮沸,再文火煎 20 分钟,去渣存汁,将乳鸽放入锅中,加食盐、葱、姜、料酒煮熟即可食用。

10. 生梨饮 白参 6 克,梨汁 100 毫升。将白参放入碗中,加适量水,然后隔水炖 0.5～1 小时,加入生梨汁,分 2 次饮用。可长期饮用。

【饮食相克】

1. 限制脂肪摄入量 肝硬化及腹腔积液者应限制动物脂肪的摄入,肝细胞内脂肪的沉着能妨碍肝糖原的合成,并能降低肝脏的功能,易引起脂肪肝。但脂肪有刺激胆汁分泌的作用,并有促进脂溶性维生素的吸收和促进患儿食欲的作用,故不可限制过低。肝硬化及肝腹腔积液患儿可以用植物油代替,每日不超过

50克为宜。

2. 限制胆固醇摄入量　肝脏参加胆固醇的代谢,血浆胆固醇的生成又依赖肝脏产生卵磷脂-胆固醇酰基转移酶。体内胆固醇的转化大部分是在肝中变成胆汁酸盐,其中部分随胆汁排出体外,故肝脏功能降低时,限制含胆固醇高的食物摄入,其目的就是减轻肝脏对胆固醇代谢的负担,保护肝脏功能,所以肝硬化患儿不宜食动物内脏、蛋黄、螃蟹、松花蛋、鱿鱼、鲫鱼等。

3. 忌油炸、煎、炒及烧烤食物　肝硬化及腹腔积液患儿忌用油炸、煎、炒及烧烤食物,这是由于脂肪被烧烤时,燃烧后会产生一种化学物质——丙烯醛,经血液循环到肝脏,刺激肝实质细胞。这种食品有炸猪排、炸牛排、油条、油炸鸡、烤羊肉、油炸花生等。

4. 限制食盐摄入量　肝硬化早期对食盐并不需限制,晚期肝硬化出现腹腔积液、水及电解质代谢失常,必须限制食盐的摄入量,一般每日为2～3克,严重者给予无食盐饮食。

5. 忌浓烈调味品　辣椒、辣油、大葱、咖啡、味精、芥末、桂皮、茴香等浓烈调味品都在肝脏内进行代谢,加重肝脏负担,故不宜食用。如为脂肪肝引起的肝硬化,应少吃甜食。

6. 忌粗纤维及干硬食物　肝硬化患儿往往有食管静脉曲张,粗纤维食物(如韭菜、蒜苗、竹笋、毛笋、冬笋、豆芽、雪里蕻、香椿菜、菠萝等)不宜食用。这些食物在经过食管时,对食管曲张的静脉进行摩擦,易引起上消化道出血。此外,干硬的食品(如煎饼、烤馒头干、干炸鱼、核桃、栗子、杏仁等)必须禁食。如需食用,必须用水泡软或加工成细末再食,这样可保护食管,对防止上消化道出血有利。另外,吃鱼时必须注意鱼刺,以免鱼刺食入刺破食管血管而引起出血。

7. 忌营养摄入不足　大多学者认为,营养不良可降低肝细胞对致病因素的抵抗力,而成为肝硬化的间接原因。动物实验还证明,长期食物中缺乏蛋白质、B族维生素、维生素E和抗脂因子

(胆碱)等,能引起脂肪肝、肝细胞坏死,甚至肝硬化。

8. 忌不洁食物 肝硬化由寄生虫引起者,对不洁食物尤其应加以重视,以免加重病情,特别是吃火锅时,半生不熟的蔬菜、肉类往往将寄生虫带入体内。

9. 忌含高嘌呤的食物 忌食含氮浸出物,如鸡汤、肉汤、鱼汤、鸭汤等含有大量嘌呤。此外,动物内脏(如肾、心)及菠菜、黄豆、豌豆、豇豆等食物都含有高嘌呤。因嘌呤代谢在肝内氧化生成尿酸,经肾脏排出时,都需要心脏供给足量的血液,以完成排泄功能,肝硬化腹腔积液患儿的肝、心、肾功能都减弱,为减少负担,必须限食高嘌呤食物。

10. 肝性脑病患儿忌食高蛋白饮食 肝性脑病多是由于氨中毒引起的,由于从肠道吸收及组织蛋白分解的氨不能在肝脏内转变成尿素,使血中潴留的氨循环到脑中,产生氨中毒,致中枢神经系统失常。因牛肉、羊肝、乌鸡、鹌鹑、对虾、海参等都是高蛋白食物,肝性脑病患儿应严格限制蛋白质摄入。

【药物与饮食相克】

1. 维生素

(1)服维生素C忌吃动物肝脏:维生素C是一种烯醇结构的物质,易被氧化破坏,如遇到微量金属离子,如铜、铁离子,会迅速氧化,特别是铜离子能使维生素C氧化加速1 000倍以上。而动物肝脏含铜丰富,能催化维生素C氧化,使其失去生物功能,降低药效。所以,服用维生素C时应忌食动物肝脏。

(2)服维生素C忌食碱性食物:维生素C属于酸性药物,如在服用维生素C期间过食碱性食物(菠菜、胡萝卜、黄瓜、苏打饼干等)可因酸碱中和而降低维生素C的药效。

(3)服维生素B_1忌食生鱼、蛤蜊:因为生鱼、蛤蜊中含有破坏维生素B_1分解酶,长期吃生鱼、蛤蜊肉,会造成维生素B_1缺乏。在服用维生素B_1时,应禁食这些食物,否则会降低疗效。

（4）服用维生素 B_1 忌饮茶：饮茶可以影响维生素 B_1 的吸收，而使其降低疗效。

2. 利尿药

（1）服排钾利尿药期间不宜多吃味精：味精的主要成分为谷氨酸钠，服用味精后即可加重钠水潴留，又有协同排钾的作用，增加低钾血症的发生率。故服排钾利尿药（如呋塞米、氢氯噻嗪等）期间应少食或不食味精。

（2）服氢氯噻嗪、螺内酯不宜高食盐饮食：因服用氢氯噻嗪、螺内酯期间若食盐过多（如过食咸食、腌鱼、腌肉等），不利于本品利尿作用的发挥。

（3）服保钾利尿药不宜食用含钾高的食品：因服保钾利尿药（如螺内酯、氨苯蝶啶、阿米洛利，可引起血钾增高，若与含钾高的食品（如蘑菇、大豆、菠菜、榨菜、川冬菜等）同用，易致高钾血症。

【药物相克】

1. 忌苦寒药物　肝硬化患儿多脾胃运化不佳，故应忌用苦寒滋腻之品，如石膏、知母、玄参、地黄、马勃等。

2. 忌化学毒物和药物的损害　长期接触对肝细胞有毒性作用的化学毒物（如磷、钾、氯仿、四氯化碳等）可致中毒性肝炎，最后演变为肝硬化。长期服用双醋酚酊、甲基多巴、四环素、异烟肼、乙胺丁醇、甲氨蝶呤等对肝细胞有不良反应的药物，可致中毒或药物型肝炎，诱发加重肝硬化。

【药物与药物相克】

1. 维生素 B_1

（1）不宜与含乙醇的药物合用：乙醇可以损害胃肠道黏膜，损伤肝细胞，影响维生素 B_1 的吸收，应忌用。

（2）不宜与氢氧化铝凝胶合用：维生素 B_1 与氢氧化铝凝胶合用，会因氢氧化铝凝胶的吸附作用减少其吸收，降低疗效。

（3）不宜与碳酸氢钠、巴比妥类合用：碳酸氢钠、巴比妥类与维生素 B_1 同用可引起分解，使其疗效降低或失效，但维生素 B_1 可减轻巴比妥药物的戒断症状。

（4）不宜与阿司匹林合用：阿司匹林是酸性药物，其在胃中会析出水杨酸，刺激胃黏膜，引起恶心，呕吐，甚至溃疡。水杨酸在碱性环境中可排泄大部分，维生素 B_1 是酸性药物，如与阿司匹林同服，会使阿司匹林中析出的水杨酸蓄积致毒，不但不利于治病，还会增加新的病症。

（5）不宜与活性炭、白陶土合用：维生素 B_1 可被吸附剂活性炭、白陶土吸附而降低疗效，一般不宜同服。如必须合用，可先服维生素 B_1，2～3 小时后再服用活性炭、白陶土。

（6）不宜与氨茶碱合用：氨茶碱为碱性药物，维生素 B_1 在碱性环境中不稳定，如同时服用可引起化学反应，降低疗效。

2. 维生素 C

（1）忌与氢氧化铝凝合用：氢氧化铝凝胶的吸附作用能使维生素 C 的吸收减少，疗效降低。

（2）慎与氨茶碱合用：氨茶碱为碱性药物，与酸性药物维生素 C 合用，可因为酸碱中和而降低两者的疗效。

（3）忌与红霉素合用：红霉素在酸性条件下呈解离型，不宜吸收，而且排泄快，在胃肠道中不稳定，易被破坏，两药合用可使红霉素疗效降低。

（4）慎与巴比妥类药物合用：巴比妥类药物可增加维生素 C 在尿液中的排泄量，减弱维生素 C 的作用，合用时应慎重。

（5）慎与阿司匹林合用：阿司匹林能减少血小板、白细胞及血浆内维生素 C 的含量，增加维生素 C 的排泄，减弱维生素 C 作用。

（6）忌与维生素 K_3 合用：因为两药极性较大，均溶于水，在体液中相遇后便发生氧化还原反应，维生素 C 失去电子被氧化成去氢抗坏血酸,维生素 K_3 得到电子被还原成甲萘二酚,因结构的改变,导致两药的作用降低或消失。

(7)不宜与含苷类成分的中药合用:维生素 C 是酸性药物,苷类在酸性过强条件下(如维生素 C 加胃酸)可使苷分解成苷元和糖,从而影响疗效。所以,含苷类成分的中药(如黄芩、人参、龙胆草、砂仁、远志、柴胡等)不宜与其同服。

3. 维生素 B_{12}

(1)不宜与维生素 C 合用:有学者认为,维生素 C 可能,降低维生素 B_{12} 生物利用度。如两者需联合应用时,应间隔 $2 \sim 3$ 小时。

(2)不宜与考来烯胺合用:两者合用会减少维生素 B_{12} 的吸收。

(3)不宜与阿司匹林合用:阿司匹林有可能减少维生素 B_{12} 的利用,合用可使其疗效降低。

(4)不宜与苯乙双胍合用:苯乙双胍能抑制酶系统,与维生素 B_{12} 合用,可使其减少吸收。

(5)不宜与抗惊厥药同时应用:抗惊厥药物(苯巴比妥、苯妥英钠、扑米酮等)可减少维生素 B_{12} 从肠道吸收,影响功效。

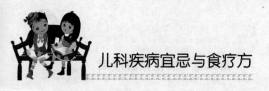

第三章　循环系统疾病

一、病毒性心肌炎

病毒性心肌炎是由病毒感染所致心肌细胞坏死或变性,常见的有柯萨奇病毒、艾柯病毒、脊髓灰质炎病毒、腺病毒、流行性感冒或副流行性感冒病毒等。大多有呼吸道感染史,1～2日出现心悸、胸闷、气短、乏力、精神不振,重症患儿可发生心力衰竭或心源性休克。心电图出现T波、ST段改变或出现心律失常。心肌酶增高,血清肌钙蛋白增高。常用促进心肌代谢药物(三磷腺苷、辅酶A、维生素C、维生素B_1等)治疗,如有心力衰竭或心律失常,需使用洋地黄类(如地高辛)和抗心律失常等药物。

【饮食宜进】

(1)病毒性心肌炎患儿应供给丰富的维生素C、B族维生素食物。患心肌炎后患儿大多有厌食症状,所以要注意保证糖类及热能的供给。为促进心肌细胞恢复还应给予适量的蛋白质饮食,应多补充动物的心脏、瘦肉、蛋类。心肌炎急性期应以补充多种维生素为主,减轻心脏负担,以利心肌细胞修复,宜给番茄、大白菜、胡萝卜、白萝卜等蔬菜,橘子、苹果、梨子等水果。

(2)患儿有发热、乏力、食欲缺乏,饮食应以流质、半流质为主,给予母乳、牛奶、米粥、面条等食物,以利于消化吸收。

(3)恢复期应补气血,可以给予西洋参、五味子、大枣、黄芪、大豆、芝麻、栗子、冬瓜、茄子、鸽子肉、鲤鱼、鲫鱼等药食相兼食物。

【饮食搭配】

1. 莲子与粳米　莲子 30 克,粳米 50 克。莲子、粳米共煮粥食用,每日 1 剂,连食 1～2 周。适用于病毒性心肌炎慢性期,急性期也可适量食用。

2. 萝卜与橄榄　鲜萝卜与橄榄煎汤,代茶饮。适用于心肌炎早期。慢性期仍有口渴、心烦、舌黄、便秘等症状者也可适当饮用。

【食疗药膳方】

1. 菊花鲤鱼汤　鲤鱼 1 条,白菊花 25 克,枸杞子 15 克,植物油适量。鲤鱼去鳞,开膛洗净,略油煎后加白菊花、枸杞子及水,炖熟后分次吃鱼肉喝汤。补气养血。适用于心肾不足型心肌炎。

2. 小麦百合粥　小麦 50 克,百合 20 克,粳米 50 克,冰糖 30 克。先将百合剥开,洗净,入沸水中烫一下,取出备用。再将粳米淘洗干净,放入砂锅,加水适量,武火煮沸,加入淘净的小麦及百合,改用文火煨煮成稠粥。分早晚食用。适用于气阴两虚型病毒性心肌炎恢复期及后遗症。

3. 百合养心粥　百合、夜交藤各 20 克,粳米 75 克。百合、夜交藤水煎取汁,加入粳米煮成粥,分早晚食用。适用于心肌炎并发心律失常者。

4. 参芪肘子　党参、黄芪各 30 克,猪肘子 1 个。将猪肘子收拾干净,与党参、黄芪上笼蒸至熟烂,早晚食用。适用于心气不足,心悸怔忡者。

5. 灯心竹叶茶　灯心草 9 克,竹叶 6 克。灯心草、竹叶加水适量,煎煮滤汁,代茶饮;或沸水沏,代茶饮,每日 1 剂。清心火,利湿热,除烦安神。适用于湿热型病毒性心肌炎急性期。

6. 丹参猪心汤　党参 15 克,丹参 10 克,黄芪 10 克,猪心 1 个。党参、丹参、黄芪用纱布包好,加水与猪心炖熟。吃猪心喝汤,每日1次。可适用于各类心肌炎心功能不全的辅助食疗。

7. 酸枣虾壳汤 虾壳25克,酸枣仁15克,远志15克。共煎汤饮,每日1剂。适用于心肌炎。

8. 银花山楂饮 金银花30克,山楂20克,蜂蜜适量。金银花、山楂入砂锅,加水煎煮滤汁,药渣再加水煎煮滤汁,共3次,合并3次药液,加入蜂蜜搅匀。随时饮用,或每日分3～5次饮。清热解毒,活血散瘀,益气安神。适用于风热型病毒性心肌炎急性期。

9. 银菊饮 金银花20克,菊花15克。金银花、菊花共用沸水冲泡,代茶频饮。适用于热毒侵心型病毒性心肌炎。

10. 葛根香薷粥 葛根20克,香薷10克,粳米50克。葛根、香薷洗净,加水浸泡,煎煮2次,去渣取汁,入粳米煮成稀粥。每日1剂,分2次食用。清热解肌,芳化湿浊。适用于湿热型病毒性心肌炎急性期。

11. 人参枣仁粥 白参3克,酸枣仁10克,粳米100克,冰糖20克。先将白参研成极细末;枣仁去除薄壳,研成细粉。粳米淘洗干净,放入砂锅,加水适量,大火煮沸,调入白参粉、酸枣仁粉,改用文火煨煮成稠粥,粥将成时加入冰糖、煨煮至冰糖溶化,拌匀即可。适用于心气虚弱型病毒性心肌炎恢复期及后遗症。

12. 人参大枣龙眼羹 白参3克,大枣15枚,龙眼肉15克,蜂蜜15克。先将白参研成细末,再将大枣、龙眼肉分别洗净,大枣去核,与白参、龙眼肉同入砂锅,加水适量,用小火煨煮成稠羹,羹成时加入蜂蜜,调匀即可。分早晚食用,当日吃完。适用于心气虚弱型病毒性心肌炎恢复期及后遗症。

13. 莲子茯神糕 干莲子300克,茯神200克,糯米粉500克。干莲子用冷水泡发4小时,膨胀后去皮及莲子心,放入锅中,加水炖煮至莲肉熟烂,捞出,捣烂成泥糊;茯神洗净,晒干或烘干,研成细粉。用糯米粉与莲肉泥糊、茯神粉搅拌均匀,加适量清水制成糕状,置于屉内蒸熟即可。当点心随意食用,或随餐食用。适用于心气虚弱型病毒性心肌炎恢复期及后遗症。

14. 百合地黄汤 野百合 30 克,生地黄 15 克,蜂蜜 15 克。先将百合剥开,洗净,入沸水中烫一下,取出备用。再将生地黄洗净,切片,与百合同入砂锅,加水浓煎 2 次,每次 30 分钟,合并 2 次煎汁,加入蜂蜜,拌和均匀即可。早晚分饮。适用于心阴不足型病毒性心肌炎恢复期及后遗症。

【饮食相克】

1. 忌辛辣食物 现代医学认为,辛辣食物(如葱、姜、大蒜、芥末、韭菜等)可以耗气伤阴,刺激心脏,使心跳加快,提高机体代谢,增加心肌耗氧量,不利于心肌炎的治疗和调护。

2. 忌浓茶和咖啡 茶和咖啡中所含的茶碱和咖啡因对心脏都有类似的作用,可增加心跳频率,提高心肌收缩力,使心肌耗氧量上升。此外,茶碱和咖啡因还可刺激大脑,出现烦躁不安,兴奋、失眠。这样不仅妨碍了心肌炎患儿的安静休养,又可使心肌的损害加剧,可以引起严重的心律失常。

3. 忌腥膻食物 这类食物助邪疫,生湿酿痰,瘀阻心络,而加重心肌炎,不利于疾病早日康复,所以应忌食橡皮鱼、鳓鱼、黄鱼、带鱼、鳝鱼、黑鱼、蟹等食物。

4. 忌饱食 饱食后,胃容量增加,抬高横膈肌,可使心脏受压,不利于改善心功能。

5. 忌高脂肪食物 过量摄入高脂肪食物(如油炸食品、肥肉),不易消化,可以加重心脏负担,不利于病情好转。

【药物与饮食相克】

1. 维生素 C

(1)忌吃动物肝脏:维生素 C 是一种烯醇结构的物质,易氧化破坏,如遇到微量金属离子(如铜、铁离子会迅速氧化)能使维生素 C 氧化速度加速 1 000 倍以上,动物肝脏中含铜丰富,能催化维生素 C 氧化,使其失去生物功能,降低药效。

(2)忌食过碱食物:维生素 C 属于酸性药物,如在服用维生素 C 期间过食碱性食物(菠菜、胡萝卜、黄瓜、苏打饼干等)可引起酸碱中和,而降低维生素 C 的药效。

(3)忌富含维生素 B_2 的食物:维生素 C 是六碳糖衍生物,其分子中有两个烯醇式羟基,很容易离解出氢离子,所以它具有一定的酸性和很强的还原性,极易被氧化。维生素 B_2 具有一定的氧化性,在服用维生素 C 时若多食富含维生素 B_2 的食物(如猪肝、牛肝、羊肝、牛奶、乳酪、酸制酵母、蛋黄等),则维生素 C 易被氧化,两者同时失去药物效应,达不到补充维生素的目的。

2. 维生素 B_1

(1)忌饮茶:饮茶可以影响维生素 B_1 的吸收,使其疗效降低。

(2)忌饮酒精饮料:乙醇可以损害胃肠道黏膜,可以影响维生素 B_1 的吸收,忌同时应用。

3. 洋地黄类药物

(1)不宜饮茶、不宜进食核桃仁:洋地黄等药物可与茶、核桃中的鞣酸结合,生成不溶性沉淀物,阻止药物的吸收,使药物丧失药效。

(2)不宜食用含钙食品:过量的食用含钙食品(如牛奶、奶制品、虾皮、海带、黑木耳、芹菜、豆制品等)可增加心肌收缩力,抑制 K^+-Na^+-ATP 酶,从而增强洋地黄的作用和毒性。

(3)不宜过食碱性食物:碱性食物(如胡萝卜、黄瓜、菠菜、茶叶、椰子、栗子等)与洋地黄同时服用,可减少洋地黄的吸收,因此服药期间不宜过食。

(4)不宜食高纤维的水果、蔬菜、谷类:地高辛与含高纤维的食物同食,影响药物的吸收和疗效。

(5)不宜食含钾高的食物:如在服用洋地黄期间过量食入含

钾高的食物(如蘑菇、大豆、菠菜、榨菜、川冬菜等),可降低洋地黄的效力,影响治疗效果。

4. 洋地黄不宜饭前服用　洋地黄类药物(如地高辛、洋地黄苷等)对胃肠道有刺激作用,饭前服宜加重胃肠道反应,因此宜饭后服用。

【药物相克】

1. 慎用或禁用药物　抗癌类药物(如阿霉素、柔红霉素),肾上腺素类药物(如肾上腺素、去甲肾上腺素、间羟胺、多巴胺),三环抗抑郁药(如丙米嗪、吩噻嗪类药物)等长期使用,均可引起心肌损伤,心肌炎患儿应慎用或禁用。

2. 忌用温补类药物　本病急性期忌用温补类药物(如红参、干姜、丁香、菟丝子、淫羊藿、鹿茸、牛鞭子、黄狗肾等),以免助阳生火,致病情加重。

3. 慎用洋地黄类药物　心力衰竭时应用洋地黄制剂须慎重,应从小剂量开始,逐渐加量,以免发生不良反应。

【药物与药物相克】

1. 维生素 B₁

(1)不宜与含乙醇的药物合用:详见"肝硬化"。

(2)不宜与氢氧化铝凝胶合用:详见"肝硬化"。

(3)不宜与碳酸氢钠、巴比妥类合用:详见"肝硬化"。

(4)不宜与阿司匹林合用:详见"肝硬化"。

2. 维生素 C

(1)忌与氢氧化铝凝胶合用:详见"肝硬化"。

(2)慎与氨茶碱合用:详见"肝硬化"。

(3)忌与红霉素合用:详见"肝硬化"。

(4)慎与巴比妥类药物合用:详见"肝硬化"。

(5)慎与阿司匹林合用:详见"肝硬化"。

(6)忌与维生素 K₃ 合用:详见"肝硬化"。

（7）不宜与含苷类成分的中药合用：详见"肝硬化"。

3. 三磷腺苷

（1）不宜与能加重负传导或减慢心率的药物同用：外源性的三磷腺苷静脉滴注能抑制心肌细胞钙内流、促进钾外流,抑制窦房结自律、减慢房室传导,如与前述药物同用,会使心率减慢,甚至出现房室传导阻滞。

（2）忌与双嘧达莫同用：双嘧达莫可加强本药的作用,应注意避免同时使用。

（3）不宜与茶碱同用：茶碱可阻滞本药物的电生理作用,两药不宜同时使用。

（4）不宜与卡马西平合用：卡马西平有增强心脏传导阻滞的危险,应避免合用。

（5）其他：禁止与万古霉素、磺胺嘧啶钠、氨茶碱、碳酸氢钠、氯丙嗪、异丙嗪、毒毛花苷 K、葡萄糖酸钙等药物配伍。

4. 地高辛

（1）不宜与新霉素、对氨基水杨酸合用：新霉素和对氨基水杨酸能干扰地高辛的吸收,在应用地高辛时应尽量避免应用新霉素和对氨基水杨酸。

（2）慎与奎尼丁合用：地高辛与奎尼丁合用时,地高辛血药浓度升高,易致洋地黄中毒,两者必须联合应用时应将地高辛剂量减半。

（3）慎与硝苯地平合用：硝苯地平可以干扰地高辛的药物动力学作用,使地高辛的肾脏清除率降低,血药浓度增高,毒性增大。因此,使用地高辛的患儿在并用硝苯地平时,对患儿必须注意监测,并随时调整地高辛的剂量。

（4）慎与硫酸镁合用：硫酸镁可加快肠道蠕动,两药合用后可使地高辛吸收减少,血药浓度减低,作用减弱。

（5）慎与碱性药物同用：碱性药物有三硅酸镁、碳酸镁、碱式碳酸铋、氢氧化铝凝胶、复方氢氧化铝等,这些药物与地高辛合用时可减少地高辛的吸收。故合用时应注意地高辛的用量。

(6)不宜与活性炭同用:活性炭具有吸附作用,两药同服会影响地高辛的疗效。若先服地高辛2~3小时后再服活性炭则无明显影响。

(7)忌与胺碘酮合用:两药合用可引起血浆地高辛浓度增高,致机体中毒。这可能是因为胺碘酮置换了心肌组织结合的强心苷,或者阻滞地高辛从肾脏排出的缘故。

(8)慎与红霉素等抗生素合用:因为一部分地高辛是由肠道内的细菌代谢的,抗生素引起肠道内菌群变化时,可使地高辛的代谢减少,其血药浓度升高,导致洋地黄中毒。

(9)慎与甲氧氯普胺合用:地高辛主要在十二指肠部位吸收,而甲氧氯普胺可促进胃肠道蠕动,加强胃肠排空,使地高辛在十二指肠吸收部位停留的时间缩短,吸收减少,血药浓度降低,疗效相应降低。

(10)不宜与胍乙啶同用:胍乙啶可增加地高辛对心脏的毒性,两者不宜同时应用。

二、风湿性心脏病

风湿性心脏病(简称风心病)系风湿热后遗症,是因急性风湿热引起心脏炎后,遗留下来并以瓣膜病变为主的心脏病。临床表现主要是病变的瓣膜区出现相应的心脏杂音;心室、心房增大,后期出现心功能不全等。常见症状有心悸,疲倦乏力,呼吸困难,下肢水肿,肝大,压痛,口唇发绀,两颧红等。风湿性心脏病患儿,瓣膜病变的根本解决办法有赖于外科手术治疗;内科治疗主要是控制病情发展和症状,改善心功能,治疗并发症。常用的药物有血管扩张药(如硝普钠、硝酸甘油),强心药(如地高辛、毒毛花苷

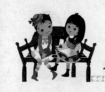

K),利尿药(如呋塞米、氢氯噻嗪、螺内酯等),抗凝药(如华法林等),出现心律失常时选用抗心律失常药物。

【饮食宜进】

(1)宜多食新鲜蔬菜及水果:如白萝卜、芥菜、龙须菜、白菜、油菜、番茄、苹果、枇杷、罗汉果等。

(2)宜给予高热能、高蛋白饮食:如牛奶、蛋类、猪瘦肉、豆制品等。

(3)宜食用植物油:如菜子油、豆油、香油等为宜,以减少脂肪摄入过量,增加心脏负担。

【饮食搭配】

1. 金针菜与鸡蛋 金针菜性凉,味甘,入脾、肺经,有安神、止血、清热、解毒、消炎、利尿、健胃、养血、平肝、催乳、补气血、强筋骨、宽胸膈等功效。金针菜与滋阴润燥、清热安神的鸡蛋搭配食用,具有清热解毒、滋阴润肺、止血消炎的功效。对风湿性心脏病有辅助治疗作用。

2. 白菜与生姜 生姜味辛,微温,入肺、胃、脾经,具有健胃解表、温中散寒、兴奋发汗、止呕解毒等功效,能增强及加速血液循环的作用。生姜有清热解毒的功效,与白菜合用。对风湿性心脏病有辅助治疗作用。

【食疗药膳方】

1. 生鱼冬瓜汤 鲜鱼350克,冬瓜500克,葱白7根,大蒜5瓣,味精适量。将鲜鱼去杂,洗净;冬瓜去皮、瓤,切块。将鱼、冬瓜加葱白、大蒜,加水煮熟,吃鱼喝汤,每日1剂。温阳利水。适用于风湿性心脏病。

2. 猪肉淮山药汤 淮山药20克,猪瘦肉50克,枸杞子10克。将淮山药、猪瘦肉、枸杞子加水煮熟,吃肉喝汤,每日1剂。益气养血。适用于风湿性心脏病。

3. 强心茶 老茶树根30~60克,糯米酒1小杯。将老茶树根洗净,切片,与糯米酒一同放入砂锅内,加水煎汤,去渣。于睡前饮下,每晚1剂。温阳利水、强心益肾。适用于心肾阳虚、水湿泛滥型风湿性心脏病。

4. 山药炖腰花　猪腰 500 克,当归 10 克,党参 20 克,酱油、葱、姜、香油、食盐各适量。把猪腰切开,去网膜、导管,放入山药、当归、党参、炖熟,取出待凉切成腰花,淋上酱油、葱、姜、香油、食盐后食用,每日 1 剂。益气养血。适用于风湿性心脏病。

5. 鸡冠花丁香汤　鸡冠花 10 克,丁香 3 克。水煎代茶饮,每日 1 剂。清热收敛,凉血止血。适用于风湿性心脏病。

6. 双叶汤　梨树叶 20 克,竹叶 6 克。水煎代茶饮,每日 1 剂。清热除烦,解毒镇痛。适用于风湿性心脏病。

【饮食相克】

1. 禁食用苦寒及辛辣食物　风湿性心脏病患儿多属心脾阳气不足,如过食苦寒食品,会损伤人体阳气,加重病情。此外,因辣椒、芥末、生姜、胡椒等食品,能使心跳加快,增加心脏负担。且这类食品能导致大便秘结,因排便困难过于用力,可加重心脏负担,甚至发生不测。

2. 控制食盐的摄入量　由于心功能不全,常使体内潴留大量的钠而发生水肿,如果摄入食盐过多,体内的钠就会增多,无法排出体外,造成严重的水肿,从而增加心脏负担。因此,风湿性心脏病患儿必须控制食盐的摄入量。风湿性心脏病的患儿还应少吃含钠丰富的食品(如香蕉等),以免引发水肿。

3. 油腻厚味食物　如动物脂肪、黄油、奶油等,这类食物富含饱和脂肪酸可引起血液胆固醇上升,故应忌食。

4. 戒除浓茶和咖啡　浓茶、咖啡等兴奋刺激性饮料,可使血压升高,神经系统的兴奋性增强,导致心率加快,甚至诱发心律失常,从而加重心脏负担,使心肌瓣膜功能受到损害。所以,风湿性心脏病患儿应禁刺激性的饮料。

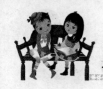

5. 缓进饮料 一次喝大量的水、茶、汤、果子汁、汽水或其他饮料时,会迅速增加血容量,进而增加心脏负担。因此,进食饮料不要太多,需要多喝水时,分成几次喝,每次少喝一点儿,相隔时间长一些。

【药物与饮食相克】

1. 服硝酸甘油慎饮酒精性饮料 因服硝酸甘油期间饮酒精性饮料,可引起血管扩张,易出现低血压。

2. 服洋地黄、地高辛期间不宜多吃含钙食品 过量食用含钙食物(如牛奶、奶制品、海带、黑木耳、芹菜、豆制品等),可增加心肌收缩力,抑制 Na^+-K^+-ATP 酶,从而增强地高辛、洋地黄的作用和毒性。

3. 服华法林不宜过食富含维生素 K 的食物 动物肝脏及绿叶蔬菜、番茄、苜蓿等富含维生素 K 的食物与华法林具有相互拮抗作用。

4. 排钾利尿药

(1)不宜多吃味精:味精的主要成分为谷氨酸钠,服用味精后既可加重钠水潴留,又有协同排钾的作用,增加低钾血症的发生率。故服用排钾利尿药期间应少食或不食味精

(2)忌同时服用酒制品:排钾利尿药可导致体内钾减少,而酒制品(药酒、含醇饮料等)亦可使钾减低,加重体内低钾血症的症状,从而使心肌对洋地黄类强心药敏感性增高,发生不良反应。另外,依他尼酸等与酒所含的乙醇均有抑制中枢、扩张血管的作用,若两者合用,可加重体位性低血压。

(3)服氢氯噻嗪、螺内酯不宜高食盐饮食:因服用氢氯噻嗪、螺内酯期间若食盐过多(如过食腌鱼、腌肉等),不利于本品利尿作用的发挥。

【药物相克】

1. 忌水钠潴留药物 如泼尼松、地塞米松、氢化可的松、醛

固酮等药物可引起水钠潴留,长期使用可致心脏负担加重,乃至死亡。

2. 慎用对心肌有损害的药物　多柔比星、柔红霉素等抗肿瘤药物,肾上腺素、去甲肾上腺素、间羟胺、多巴胺等肾上腺素类药物,丙米嗪、吩噻嗪类药物等三环类抗抑郁药物,长期使用均可引起心肌损害,故应慎用或禁用。

【药物与药物相克】

1. 华法林

(1)不宜与奎尼丁合用:因奎尼丁具有直接抑制凝血因子的合成作用,可使华法林作用减弱。

(2)慎与胺碘酮合用:因胺碘酮可使华法林类抗凝药的作用增强,甚至导致严重出血倾向,故两者合用须慎重,一般华法林类抗凝药的用药剂量应减少 $1/3 \sim 1/2$。

(3)慎与广谱抗菌药合用:因广谱抗菌药能抑制胃肠道内细菌的繁殖,阻碍其参与维生素 K 的生物合成,因而也减少了凝血酶原的合成(因凝血酶原合成时需维生素 K 的参与),所以两者合用华法林抗凝血作用可明显增强,甚至引起出血。如临床需要并用应适当调整华法林的用药剂量。

(4)慎与苯氧丁酸类降血脂药合用:因苯氧丁酸类降血脂药(如氯贝丁酯、非诺贝特、苯扎贝特等)有增强华法林抗凝血的作用,故两者合用应慎重。一般华法林的用量应减少 $1/3 \sim 1/2$,并应经常测定凝血酶原时间,以防出血。

(5)慎与蛋白同化激素合用:由于蛋白同化激素(如苯丙酸诺龙、司坦唑醇等)能增强口服抗凝血药对受体的亲和力,使抗凝血作用增强,故两者合用时应注意出血倾向。

(6)慎与维生素 C 并用:维生素 C 可对抗华法林的抗凝作用,合用时可使凝血酶原时间缩短,因此两者合用时应慎重。

(7)忌与肝药酶诱导药同用:因肝药酶诱导药(如苯巴比妥、

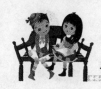

苯妥英钠、甲丙氨酯、螺内酯、灰黄霉素、利福平等)可使华法林代谢加速,抗凝作用减弱。

(8)慎与肝药酶抑制药合用:因肝药酶抑制药(如氯霉素、异烟肼、甲硝唑、西咪替丁等)能使华法林代谢减慢,抗凝作用增强,同时自发性出血等不良反应也增大。

(9)慎与血浆蛋白亲和力较强的药物同用:因与血浆蛋白亲和力较强的药(如保泰松、羟基保泰松、水合氯醛、甲状腺片、甲芬那酸、甲苯磺丁脲、依他尼酸等)能使华法林从血浆蛋白结合部位置换出来,血药浓度增高,抗凝作用增强,故合用易引起出血。

(10)不宜与阿司匹林合用:由于阿司匹林具有抑制血小板聚集的作用,并能引起血浆蛋白结合部位的置换,所以两者合用可使抗凝作用明显增强,更易引起出血等不良反应。

2. 洋地黄类

(1)慎与含钾高的中药及汤剂同用:含钾量高的中药有昆布、墨旱莲、青蒿、益母草、五味子、茵陈、牛膝等,汤剂有人参养荣汤、柴朴汤等。这些药物与洋地黄类药物合用时,能降低洋地黄效力,影响治疗效果。

(2)慎与中药药酒同用:含有乙醇的药酒种类很多,常见的有舒筋活络酒、胡蜂酒、风湿酒、国公酒等。因大量乙醇可降低血钾浓度,增加心肌对洋地黄类药的敏感性,易诱发中毒,所以洋地黄类药物应避免与药酒同时服用。

(3)慎用钙剂及含钙量高的中药:在用洋地黄类药治疗时,不宜同时服用钙剂(如乳酸钙、葡萄糖酸钙)和含钙量多的中药(如石决明、珍珠母、虎骨、牡蛎、石膏、瓦楞子等)及其汤剂(白虎汤、竹叶石膏汤等)。因为,钙离子对心脏的作用与洋地黄类似,能加强心肌收缩力,抑制 Na^+-K^+-ATP 酶,增加洋地黄的作用,同时也使之毒性增强,引起心律失常和传导阻滞。

(4)慎用蟾酥、罗布麻及其制剂:蟾酥、罗布麻具有与洋地黄相似的强心作用,与洋地黄类药物合用,易引起不良反应。

(5)慎用人参:人参的部分分子结构类似洋地黄糖苷,强心作用主要是直接兴奋心肌。人参与地高辛合用,有相互增强作用,易发生地高辛不良反应。故服用地高辛治疗期间应慎用人参,如需联合应用应适当调整用药剂量。

(6)慎用甘草及甘草制剂:甘草的主要成分是甘草酸,经水解后可得甘草次酸,可能出现水肿、低钾血症等,增加心肌对洋地黄类药的敏感性,易诱发中毒。

(7)慎用中药枳实:枳实主要含昔奈福林和 N-甲基酪胺,具有兴奋 α 受体和 β 受体的作用,可增加心肌收缩力,增强洋地黄类药物的作用,同时增加其毒性,引起心律失常,所以应避免洋地黄类药物与枳实同用。

(8)慎用麻黄及其制剂:因麻黄中有麻黄碱,若与洋地黄同时服用,可产生对心脏的不良反应。服用洋地黄药的患儿,应慎用麻黄及含麻黄的中成药制剂。

(9)慎与含鞣酸的中药同用:五倍子、桂皮、狗脊、侧柏等中药含有大量鞣酸,不宜与洋地黄类药联合应用,否则相互作用易产生沉淀并失去活性,从而影响药效。

三、充血性心力衰竭

充血性心力衰竭是指心脏在充足的回心血量前提下不能泵出足够的血液,以满足正常代谢和生长发育的需要。小儿时期心力衰竭以 1 岁以内发病率最高,其中尤以先天性心脏病引起者最多见。心肌炎、心内膜弹力纤维增生症、心糖原累积症等亦为重要病因。其诱发心力衰竭的原因常为支气管肺炎,以婴幼儿支气管肺炎、毛细支气管炎引起的心力衰竭最为常见。儿童时期则以风湿性心脏病和急性肾炎所致的心力衰竭较多见。此外,克山

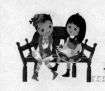

病、重度贫血、甲状腺功能亢进、维生素 B_1 缺乏、电解质紊乱及缺氧等也可引起心力衰竭。临床表现为安静时心率增快,出现呼吸困难,发绀突然加重,肝脏增大,心音明显降低,出现烦躁不安,少尿,下肢水肿等。在治疗包括去除病因,治疗原发疾病,增进心功能,去除过量潴留的钠和水分,以及降低氧的消耗和纠正代谢紊乱等。常用的药物有洋地黄制剂(如地高辛),利尿药(如呋塞米、氢氯噻嗪等),血管扩张药(如酚妥拉明、多巴胺、多巴酚丁胺、卡托普利等)。如为先天性心脏病所引起,须内科治疗及外科手术治疗。

【饮食宜进】

1. 控制水食盐摄入 轻者可给少盐饮食,指每日饮食中钠盐不超过 $0.5 \sim 1$ 克;重者无盐饮食,指在食物烹调时不加食盐或其他含食盐食物。

2. 应食半流质饮食或软食 心功能不全患儿胃肠道充血,消化能力差,应予进食易消化、富有营养的流质或半流质饮食,如牛奶、米汤、藕粉、鸡蛋汤、菜汁、水果汁、面条、馄饨、蒸蛋羹等食物。进食不宜过饱,少食多餐。

3. 补充维生素 充血性心力衰竭患儿一般食欲较差,加上低钠饮食缺乏味道,故膳食应注意富含多种维生素,如鲜嫩蔬菜、绿叶菜汁、山楂、鲜枣、草莓、香蕉、橘子等,必要时应口服补充维生素 B_1 和维生素 C 等。维生素 B_1 缺乏可招致脚气性心脏病,并诱发高排血量型的充血性心力衰竭。叶酸缺乏可引起心脏增大伴充血性心力衰竭。均应给予以补充。

4. 保持各种氨基酸和蛋白质的摄入量 康复期和慢性心力衰竭应保持各种氨基酸和蛋白质的摄入量,以动、植物蛋白质各半为宜。

5. 钾的摄入 钾平衡失调是充血性心力衰竭中最常出现的电解质紊乱之一。临床中最常遇到的为缺钾,主要发生于摄入不足(如营养不良、食欲缺少和吸收不良等);额外丢失(如呕吐、腹泻、吸收不良综合征);肾脏丢失(如肾病、肾上腺皮质功能亢进、代谢性碱中毒、利尿药治疗),以及其他情况(如胃肠外营养、透析等)。缺钾可引起肠麻痹,严重心律失常,呼吸麻痹等,最易诱发洋地黄中毒,造成严重后果。故对长期使用利尿药治疗的患儿应鼓励其多摄食含钾量较高的食物和水果,如香蕉、橘子、枣、干蘑菇、紫菜、荸荠、大枣、香菜、香椿、菠菜、苋菜、香蕉及谷类等。如因肾功能减退,出现高钾血症时,则应选择含钾低的食物。当出现心力衰竭时,常伴有镁的缺乏,可吃含镁较多的食品,如香菇、紫菜、苋菜、海带、木耳、银耳等。膳食中的含钙量要适中,因为高钙可使心肌收缩性增强,可引起期外收缩和室性异位节律。低钙可使心肌收缩性减弱和 Q-T 间期延长。

【饮食搭配】

1. 冬瓜与芦笋 芦笋营养丰富,含有的天冬酰胺能有效地抑制癌肿生长,且有降压降脂作用,若配以甘淡微寒、清热利尿、解毒生津的冬瓜,不仅清凉爽口,而且有良好的保健效果。适用于心力衰竭患儿食用。

2. 荠菜与瘦肉 两者搭配,营养丰富,有补心脾、益肾气、降血压、止血凉血的作用。适用于心力衰竭患儿食用。

3. 蘑菇与油菜 蘑菇和油菜富含纤维素,可缩短食物残渣在消化道中的停留时间,减少有害物质及胆固醇的吸收。适用于心力衰竭患儿食用。

4. 茄子与黄酒、蛇肉 茄子、黄酒、蛇肉搭配,有凉血祛风、消肿止痛的功效,对心源性水肿有辅助治疗作用。

【食疗药膳方】

1. 莱菔子粥 莱菔子 15 克,粳米 100 克。莱菔子洗净,除去杂质,装入纱布袋内,扎紧袋口。纱布袋放入锅内,加清水适量,用中火熬成汁,取出纱布袋不用。粳米、汤汁放入锅内,用武火烧沸后,转用文火煮至米烂成粥。每日 2 次,早晚餐食用。利水消肿较好。

2. **白茯苓粥** 白茯苓粉 15 克,粳米 100 克。粳米、茯苓粉放入锅内,加水适量,用武火烧沸后,转用文火炖至米烂成粥。每日早晚餐食用。利尿效果较好。

3. **莱菔子山楂大枣汤** 莱菔子 10 克,山楂 50 克,大枣 100 克。将莱菔子用小纱布袋装好,大枣、山楂去核,洗净,一同放入锅内煮熟即可。每日早晚餐饮用。利尿,补血,消食。

4. **桂圆百合粥** 桂圆肉、百合各 15～30 克,大枣 6 枚,糯米 100 克,白糖适量。将桂圆肉、百合、大枣、糯米共煮为粥,加入白糖调味。早晚食用。适用于心力衰竭有气虚、阴虚、血虚表现,心悸有气虚、阴虚表现,经常气短者。

5. **莲子酸枣粥** 莲子(去心)、酸枣(不去核)各 15～30 克,大枣 6 枚,粳米 100 克,白糖适量。莲子、酸枣、大枣、粳米共煮为粥,加入白糖调味。早晚食用。适用于心力衰竭有气虚、阴虚、血虚表现者。

6. **复方枣茶** 炒酸枣仁、桂圆肉、桑椹各 15 克。炒酸枣仁、桂圆肉、桑椹水煎代茶饮。适用于心力衰竭有气虚、阴虚、血虚表现者。

7. **玉竹粥** 玉竹 15 克,粳米 100 克,冰糖适量。玉竹洗净,煎取浓汁,去渣,加入粳米及适量水,煮为稀粥,加入冰糖,稍煮一二沸即可。早晚食用,5～7 日为 1 个疗程。适用于心力衰竭有气虚、阴虚、血虚表现者。可酌加桂圆肉、茯苓、酸枣仁等,以养心安神。

8. **万年青饮** 万年青 3～6 克(鲜品 9～15 克),大枣 8 枚,水煎代茶饮。适用于一般慢性心力衰竭患儿。万年青有强心利尿、清热解毒作用,但有一定的不良反应,不可过量食用。

9. **人参茯神粥** 人参 3 克,茯神 9 克,陈皮 3 克,炒酸枣仁

15克。水煎代茶饮。适用于心气不足,症见心悸气短、疲乏无力者。

10. 洋参益心膏　西洋参30克,麦冬150克,炒酸枣仁120克,桂圆肉250克,炼蜜适量。将西洋参、麦冬、炒酸枣仁、桂圆肉用水煎3遍,合并滤液,浓缩,加炼蜜收膏。每日早晚用15～30克。适用于心阴不足,症见心悸心烦、失眠多梦、口干咽燥者。

11. 桂圆枣仁芡实汤　桂圆肉、炒酸枣仁、芡实各12克。将桂圆肉、炒酸枣仁、芡实共煮为汤,睡前代茶饮。适用于心力衰竭有气虚、阴虚、血虚表现,心悸有气虚、阴虚表现,经常气短者。

12. 人参养心茶　人参3克,炒酸枣仁15克,茯神9克,陈皮3克。水煎代茶饮;或开水沏,代茶饮。适用于心气不足,症见心悸气短、疲乏无力者。

13. 桂姜人参粥　桂枝6克,干姜6克,人参3克,大枣8枚,粳米100克,红糖适量。桂枝、干姜、人参、大枣加水煎煮,武火煮沸后改文火煎成浓汁,与粳米、红糖共煮成粥。早晚食用。适用于心阳不振,症见心悸气短、神疲乏力、形寒肢冷者。

14. 参附子粥　熟附子6克,人参(或党参15克)3克,黄芪15克,大枣8枚,粳米100克,红糖适量。熟附子煎煮1.5～2小时,加人参(或党参)、黄芪、大枣继续煎40分钟,取汁和大枣、粳米同煮成粥,加红糖稍煮,早晚食用。适用于心阳不振,症见心悸气短、神疲乏力、形寒肢冷者。

15. 玉竹猪心　猪心500克,玉竹20克,罐头荸荠50克,韭黄10克,鸡汤40毫升,食盐2.5克,酱油15毫升,料酒10毫升,葱、姜各6克,水淀粉15克,香油15毫升,植物油50毫升,白糖、胡椒粉、醋各适量。玉竹洗净,切片,加水煎煮滤液3次,合并滤液加热浓缩至20毫升;猪心切薄片,放在碗内用食盐、水淀粉抓匀;韭黄洗净,切成寸段;荸荠切片,葱、姜、蒜分别切成细末。取小调料碗,内放料酒、酱油、白糖、味精、食盐各1.5克,胡椒粉、鸡

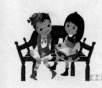

汤、水淀粉、玉竹浓缩汁调匀,调成汁芡。取锅置于火上,倒入植物油烧热,下入猪心滑透,倒在漏勺中控油。锅内留油少许,重新上火烧热,先放蒜末,再放葱、姜末炸出香味,然后放入荸荠片煸透,倒入猪心,继而烹入汁芡,撒入韭黄段,翻炒均匀,淋入醋、香油,离火盛在盘内。养阴血,宁心神。适用于心阴、心血不足的心悸心烦、失眠多梦,以及肺阴不足的干咳、久咳、胃阴不足的烦渴、不思饮食等;又可作为慢性心力衰竭患儿的保健食疗菜肴。

【饮食相克】

1. 忌空腹大量饮酒精饮料 酒精饮料中的乙醇对人体的神经、消化、循环系统都有一定的损害作用,被吸收后,就会刺激中枢神经,引起心跳加快,血液循环量增加,心肌耗氧量增加,从而加重心力衰竭症状。

2. 忌大量饮用咖啡、茶叶等刺激性饮料 咖啡、茶叶等刺激性饮料进入人体后,可引起兴奋,烦躁,呼吸及心跳加快,心律失常等,不利于本病症状的控制。

3. 忌大量饮水 大量饮水,可使有效循环血容量增加,加重心脏负担,从而加重病情。

4. 忌暴饮暴食 过量的饮食,会迅速使胃充盈,横膈肌抬高,压迫心脏,增加心脏负担。心功能不全的患儿往往不能适应这种变化,常导致病情加重,甚至死亡。

5. 忌过食香蕉 因香蕉中含有丰富的钠,过食香蕉会增加钠在体内的潴留,导致水肿,对心功能不全者不利。

【药物与饮食相克】

1. 洋地黄类

(1)忌饮用酒精饮料:洋地黄类药物大多有剧毒且溶于醇类,使用药物前饮用含酒精饮料,其中的乙醇会加强这些药物的不良反应,导致严重后果。

(2)不宜饮茶、不宜进食核桃仁:洋地黄等药物可与茶、核桃中的鞣酸结合,生成不溶性沉淀物,阻止药物的吸收,使药物丧失药效。

(3)不宜食用含钙食物:过量的食用含钙食物(如牛奶、奶制品、虾皮、海带、黑木耳、芹菜、豆制品等),可增加心肌收缩力,抑制 Na^+-K^+-ATP 酶,从而增强洋地黄的作用和不良反应。

(4)不宜食高纤维的水果、蔬菜、谷类:地高辛与含高纤维的食物同食,影响药物的吸收和疗效。

2. 排钾利尿药(呋塞米、氢氯噻嗪、依他尼酸等)

(1)不宜多吃味精:因味精的主要成分为谷氨酸钠,食用味精后既可加重钠水潴留,又有协同排钾的作用,增加低钾血症的发生率。

(2)忌同时服酒制品:排钾利尿药可导致体内钾减少,而酒制品(药酒、含醇饮料等)亦可使钾减低,加重体内低钾血症的症状,从而使心肌对洋地黄类强心药敏感性增高,发生不良反应。另外,依他尼酸等与乙醇均有抑制中枢、扩张血管的作用。若两者合用,可加重直立性低血压。

(3)服氢氯噻嗪、螺内酯不宜高盐饮食:服用氢氯噻嗪、螺内酯期间若食盐过多(如过食腌鱼、腌肉等),不利于药物发挥利尿作用。

3. 保钾利尿药 因保钾利尿药(如螺内酯、氨苯蝶啶、阿米洛利)可引起血钾增高,若与含钾高的食物(如蘑菇、大豆、菠菜、川冬菜等)同用,易致高钾血症。

4. 忌饭前服氯化钾 氯化钾对胃肠道有刺激作用,空腹服用可加重胃肠道反应。饭后胃内食物可起到屏障作用,保护胃肠道黏膜,减少或避免药物的不良刺激。因此,心力衰竭患儿利尿后补充氯化钾时,应在饭后服用。

【药物相克】

1. 忌水钠潴留药 糖皮质激素(如泼尼松、地塞米松、氢化

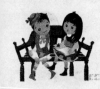
可的松、醛固酮等)药物可引起水钠潴留,长期使用可加重心功能不全而致死亡。

2. 慎用具有升压作用的药物 枳实、陈皮、玉竹、生姜等中药有升压作用,在应用中药治疗本病的药物配伍中应慎用上述药物。肾上腺素、去甲肾上腺素、多巴胺等具有升压作用的西药则属忌用之品。

【药物与药物相克】

1. 洋地黄

(1)慎与含钾高的中药及汤剂同用:详见"风湿性心脏病"。

(2)慎用钙剂及含钙量高的中药:详见"风湿性心脏病"。

(3)慎用甘草及甘草制剂:详见"风湿性心脏病"。

(4)慎用枳实:详见"风湿性心脏病"。

(5)慎用麻黄及其制剂:详见"风湿性心脏病"。

(6)慎与含鞣酸的中药同用:详见"风湿性心脏病"。

(7)不宜与含鞣质的中成药合用:含鞣质的中成药有四季青片、虎杖浸膏片、洋地黄苷类易与鞣质结合产生沉淀,不易被吸收利用,故两者不宜合用。

(8)慎与β受体阻滞药合用:两者合用可使心力衰竭恶化,所以应慎合用。

(9)不宜与两性霉素B合用:两性霉素B可引起低钾血症,两药合用易产生洋地黄中毒

(10)不宜与巴比妥类药物合用:巴比妥类药(如苯巴比妥、戊巴比妥等),可促进洋地黄的代谢,降低洋地黄在血中的浓度,从而降低疗效。

(11)不宜与糖皮质激素合用:由于糖皮质激素(如泼尼松、氢化可的松等)可引起钾丢失,易导致洋地黄中毒和心律失常。

2. 地高辛

(1)慎与硝苯地平合用:硝苯地平可以干扰地高辛的药物动

力学,使地高辛的肾脏清除率降低,血药浓度增高,毒性增大。因此,使用地高辛患儿在并用硝苯地平时,对患儿必须注意监测,并随时调整地高辛的剂量。

(2)慎与硫酸镁合用:硫酸镁可加快肠道蠕动,两药合用后可使地高辛吸收减少,血药浓度减低,作用减弱。

(3)慎与碱性药物同用:如三硅酸镁、碳酸镁、碱式碳酸铋、氢氧化铝凝胶、复方氢氧化铝与地高辛合用时可减少地高辛的吸收。故合用时应注意地高辛的用量。

(4)忌与胺碘酮合用:两药合用可引起血浆地高辛浓度增高,致机体中毒。这可能是因为胺碘酮置换了心肌组织结合的强心苷,或者阻滞地高辛从肾脏排出的缘故。

(5)慎与红霉素等抗生素合用:因为一部分地高辛是由肠道内的细菌代谢的,抗生素引起肠道内菌群变化时,可使地高辛的代谢减少,其血药浓度升高,导致洋地黄中毒。

(6)慎与甲氧氯普胺合用:地高辛主要在十二指肠部位吸收,而甲氧氯普胺可促进胃肠道蠕动,加强胃肠排空,使地高辛在十二指肠吸收部位停留的时间缩短,吸收减少,血药浓度降低,疗效相应降低。

3. 多巴胺

(1)慎与氯丙嗪及氟哌啶醇合用:氯丙嗪和氟哌啶醇可阻断心、肾等脏器血管上的多巴胺受体,从而拮抗多巴胺对这些部位血管的作用。

(2)慎与普萘洛尔合用:普萘洛尔可拮抗多巴胺对心脏的兴奋作用。

(3)忌与麻醉药合用:因合用易因心肌应激性增加而诱发心律失常。

(4)忌与单胺氧化酶抑制药、三环类抗抑郁药及麦角生物碱合用:多巴胺与单胺氧化酶抑制药(如呋喃唑酮、帕吉林、丙卡巴肼、左旋多巴等),三环类抗抑郁药(如丙米嗪、阿米替林等)及麦角生物碱(如麦角胺、麦角新碱)合用,易增强升压作用和外周血管强烈收缩。

(5)忌与苯妥英钠合用:因两者合用可引起严重低血压。

4.多巴酚丁胺

(1)忌与β受体阻滞药合用:β受体阻滞药(如普萘洛尔等)可拮抗本药强心作用。

(2)忌与氟烷、环丙烷合用:两者合用可诱发心律失常。

5.卡托普利

(1)不宜与吲哚美辛合用:两者合用可降低卡托普利的疗效。

(2)不宜与保钾类利尿药合用:卡托普利和依那普利均有减少失钾作用,若与保钾利尿药(螺内酯、氨苯蝶啶等)或含钾盐的药物合用,可使血钾升高。

6.排钾利尿药

(1)不宜与阿司匹林合用:两药均可轻度增加尿酸含量,并用以引发痛风。

(2)不宜与氯化铵合用:两药合用会引起血氨增高,肝功能障碍患儿易致肝性脑病。

7.保钾利尿药 如螺内酯、氨苯蝶啶等有排钠贮钾的作用,与氯化钾合用易致高钾血症,严重者可以引起心率缓慢、传导阻滞等心律失常,尤其是肾功能障碍患儿更应注意。

第四章 泌尿系统疾病

一、急性肾小球肾炎

急性肾小球肾炎是指一组病因不一,临床表现为急性起病,多有前驱症状,以血尿为主,伴有不同程度蛋白尿,可有水肿,高血压,或肾功能不全等特点的肾小球疾病。尽管病因有多种,但绝大多数属于 A 组 β 溶血链球菌急性感染后引起的免疫复合型肾小球肾炎。其他的细菌或病毒也可导致急性肾炎。临床多给以抗感染(如青霉素等),降血压,利尿药(如排钾利尿药氢氯噻嗪、保钾利尿药螺内酯等)治疗。

【饮食宜进】

(1)中医学认为,急性肾小球肾炎属于"水肿""血尿""淋证"等范畴,分为风寒型,宜宜肺利水,宜进食薏苡仁、白扁豆、四季豆、西瓜、玉米须、冬瓜等利尿食物;风热型,宜清热解毒、利湿消肿,宜进食紫苏、冬瓜、赤豆、玉米须等食物;湿热型,宜进食清热利湿食物,如赤豆、淡竹叶、茅根、丝瓜等药食两用食物。

(2)蛋白供给量据病情而定,症状较轻者控制在每日 20～40 克,以减轻肾脏的负担;低蛋白饮食时间不宜过长,防止发生贫血。一旦血中尿素氮、肌酐清除率接近正常,无论有无蛋白尿,蛋白质供给量应逐步增加至每日每千克体重 0.8 克,以利于肾功能修复。选用含必需氨基酸多,而非必需氨基酸少的优质蛋白,如鸡蛋、牛奶、瘦肉和鱼等;不宜选食豆类及其制品。

（3）发病初期，水肿为主要症状，肾脏不能正常地排泄水、钠，限制饮水和严格限盐是消除水肿的好方法。应根据病情、尿量及水肿情况，给予低盐、无盐饮食。低盐、无盐饮食除不加食盐或酱油外，还要避免用含钠高的食物。

（4）少尿或无尿时，应严格控制钾供给量，避免食用含钾高的食物，如香蕉、柑橘、胡萝卜、番茄、鲜蘑菇、香菇、大枣、贝类、豆类和果汁等，以及瘦肉、动物血制品。

（5）治疗以休息、药物和饮食营养治疗相结合。严重者需要卧床休息，故热能消耗降低，活动少使食欲降低，每日供给热能不必过高，按每千克体重25～30千卡，全日以1 600～2 000千卡为宜。

（6）补充足够碳水化合物，可以防止热能不足，也使食物供给少量蛋白质完全用于组织修复和生长发育；宜增添甜点心、粉皮、凉粉等。不需严格限制脂肪总量，但少给含动物油脂多及油煎炸食物。急性肾小球肾炎常伴有高血压，不宜多食动物脂肪，以防血脂升高；宜增加甜点心、含碳水化合物高的主食，饮食以清淡为佳。

（7）供给足够维生素，多用新鲜的绿叶蔬菜及水果。新鲜蔬菜能增进患儿的食欲，除非是在少尿期限制钾时，需限制蔬菜；否则应多给新鲜蔬菜。恢复期可多供给山药、大枣、桂圆、莲子、银耳等有滋补作用食物。维生素A、B族维生素、维生素C、叶酸、铁等，均有利于肾功能恢复及预防贫血，食物中应足量补充；可选醋溜卷心菜、番茄炒鸡蛋、炒胡萝卜丝等。

（8）碱性食物是指在体内代谢后生成偏碱性物质，急性肾小球肾炎时尿液偏酸，食物酸碱性可调节尿液pH值。供给碱性食物，使尿液近中性，有利于治疗。少尿期应限制含钾多的水果和蔬菜，预防高钾血症的发生。酸性食物是指在体内代谢后生成偏酸性物质，以粮食、豆类和富含蛋白质的肉类食物为主，而碱性食物有蔬菜、水果和奶类等食物组成。

【饮食搭配】

1. 黄瓜与鲤鱼　黄瓜可抑制糖类转化为脂肪,并有降低胆固醇的作用。鲤鱼性平,味甘,营养丰富,有健脾开胃、利尿消肿的功效。两者搭配,特别适用于消化不良、水肿。

2. 冬瓜与口蘑　冬瓜有利尿、清热、解毒功效,口蘑有补脾益气、养胃健身、降压防癌的作用。两者同食有利尿、降压的功效。

3. 冬瓜与芦笋　芦笋营养丰富,其含有的天冬酰胺能有效地抑制癌肿生长,且有降血压、降血脂作用,若配以甘淡微寒、清热利尿、解毒生津的冬瓜,不仅清凉爽口,而且有良好的保健效果。适用于高血压、高脂血症、动脉硬化、癌症、糖尿病、水肿及肥胖症患儿食用。

4. 冬瓜与海带　冬瓜能延年益寿、减肥美容,海带祛脂降压、清热利尿。两者搭配,适用于高血压、冠心病、水肿及肥胖症患儿食用。

5. 冬瓜与火腿　冬瓜清热利尿,与火腿搭配,营养更加丰富,既可提供丰富的营养,又不引起肥胖。另外,对小便不利亦有疗效。

【食疗药膳方】

1. 荠菜粥　鲜荠菜 250 克,粳米 60～90 克。将荠菜洗净,切碎,与粳米煮粥食用。适用于急性肾小球肾炎各期之血尿。

2. 鲫鱼汤　鲫鱼 1 条,独头蒜 1 个。将鱼去内脏,装入大蒜,外用纸裹,放入谷糠内烧熟即可食用。每日 1 条,连用 1 周。适用于急性肾小球肾炎水肿者。

3. 冬瓜赤豆羹　冬瓜 1 个,赤豆 125 克。加水煮至烂熟,分3 次食用。适用于急性肾小球肾炎全身水肿者。

4. 蚕豆瘦肉汤　陈年蚕豆(虫蛀更好)250 克,猪瘦肉 50 克。

加水适量,炖汤。每日分 2 次食蚕豆和肉,并喝汤。适用于急性肾小球肾炎水肿者。

5. 翠衣粥　西瓜翠衣 200 克,粳米 100 克,冰糖 30 克。首先将西瓜皮洗净,切丝,用纱布绞出汁液;粳米淘洗干净,放入锅内,加水适量,置武火烧沸,改用文火煮 40 分钟,放入西瓜汁及冰糖溶化即可。

6. 芝麻核桃散　黑芝麻 500 克,核桃仁 50 克。黑芝麻、核桃仁共研细末,每次 20 克,每日 3 次,以温开水送服。服后嚼服大枣 7 枚,药尽为 1 个疗程。

7. 茅根赤豆粥　鲜白茅根 200 克,赤豆 200 克,粳米 100 克。先将鲜白茅根洗净,切碎,放入砂锅内,加清水适量煎汁去渣,再与淘洗干净的粳米、赤豆入锅内,用武火烧开,改用文火熬煮成稀粥。适用于急性肾小球肾炎小便不利、水肿等。

8. 鸭汁粥　鸭汤 1000 毫升,粳米 50 克。粳米洗净,放入盛有鸭汤锅内,用武火烧沸后,改用文火煮成粥即可。每日早晚餐食用。益肺肾,消水肿。适用于肺肾亏损型急性肾小球肾炎水肿等。

9. 西瓜皮饮　西瓜皮 50 克,赤豆 50 克,鲜茅根 50 克。西瓜皮去绿衣,切成片,与赤豆、白茅根共同用水煎汤而成。每日饮 1～2 次,连饮数日。适用于水肿并腰痛较重者。

10. 冬瓜粥　冬瓜 500 克,赤豆 30 克,粳米 60 克。先将冬瓜、赤豆煮成汤后,再放入粳米煮成粥食用,每日 2 次;或冬瓜、赤豆煮汤饮用,煮汤时不宜加盐或极少放入盐。清热解毒,凉血益肾。

11. 葱白灯心丝瓜汤　葱白 3 根,丝瓜 150～200 克,灯心草 50 克。丝瓜洗净,切成小块,与灯心草、葱白加水 1000 毫升煎至 300 毫升,去渣喝汤。葱白能温阳利水;灯心草能解小儿心烦不寐、水肿;丝瓜则能清热解毒。此汤清热解毒,利尿降压。

12. 防风粥 防风 15 克,葱白(连须)2 根,粳米 100 克。先煎防风、葱白取汁去渣。粳米按常法煮粥,待粥将熟时加入药汁,熬成稀粥食用。适用于风寒证型急性肾小球肾炎。

13. 冬瓜皮薏仁汤 冬瓜皮、薏苡仁各 50 克,赤豆 100 克,玉米须(布包)25 克。冬瓜皮、薏苡仁、赤豆、玉米须加水适量,同煮至赤豆熟透,食豆喝汤。适用于急性肾小球肾炎水肿明显,或伴有高血压者。

14. 薏仁姜皮粥 薏苡仁、生姜皮、粳米各 100 克。薏苡仁、生姜皮、粳米加水 1000 毫升煮成粥食用。适用于寒湿肿型或风寒肿型急性肾小球肾炎。

15. 芡实白果粥 芡实、糯米各 30 克,白果 10 枚。芡实、糯米、白果共煮成粥食用,每日 1 次,10 日为 1 个疗程。间歇用 2～4 个疗程(食量少者芡实、糯米可用 15～20 克)。

16. 淮山茯苓鹌鹑汤 鹌鹑 1 只,淮山药 3 克,茯苓 15 克,食盐、胡椒粉各适量。将淮山药、茯苓洗净;鹌鹑宰杀,去毛杂及内脏,洗净;一起放入锅内,加清水适量,用武火煮沸,改用文火煮至鹌鹑熟烂,放入食盐、胡椒粉调味即可。

17. 黄芪蒸鹌鹑 黄芪 10 克,鹌鹑 2 只,生姜 2 片,葱白 1 段,胡椒粉 1 克,食盐适量。将鹌鹑宰杀,去毛杂,由背部剖开,去内脏,斩去爪,冲洗干净。将黄芪洗净,切片,加在鹌鹑腹中,再把鹌鹑放在蒸碗内,注入清汤用湿纸封口,上茏蒸约 30 分钟;取出鹌鹑,揭去纸,滗出汁,加食盐、胡椒粉调味,再将鹌鹑翻在汤碗内,灌入原汁即可。

18. 小白菜薏苡仁粥 小白菜 500 克,薏苡仁 60 克。薏苡仁煮成粥,再加入切好的小白菜,待菜熟即可,不可久煮。每日早晚餐食用,可做成无盐或低盐。适用于急性肾小球肾炎面色苍白、咽痛口干、心烦、尿赤者。

【饮食相克】

1. 限制水的摄入　急性肾炎有尿少、眼睑水肿、全身水肿及高血压，这是水代谢紊乱的表现，限制液体量的摄入对消除水肿，减轻心脏负荷有重要意义。液体应根据水肿的程度及尿量而定，急性期一般以非显性失水加尿量计算（不显性失水婴幼儿每日每千克体重 20～25 毫升）。

2. 限制食盐的摄入　水肿和血容量与盐有极大关系，1 克盐可以带入 110 毫升左右的水，急性肾炎如食入过多盐，因排尿功能障碍，常会使水肿加重，血容量增大，造成心力衰竭，所以必须限制食盐，既给予低盐饮食。据分析，每 100 克常用食物含钠量在 100 毫克以下的有牛肉、猪肉、鸡肉、大白菜、莴笋、冬瓜、西瓜、南瓜、丝瓜、番茄、芋头、荸荠、苋菜、大葱、韭菜、豆类、橘子、苹果、梨等；含钠量在 200 毫克以上的食物有豆腐、蘑菇、紫菜、榨菜、茴香、冬菜、雪里蕻、虾米、酱等。

3. 限制含嘌呤高的食物　为了减轻肾脏负担，应限制刺激肾脏细胞的食物，如菠菜、芹菜、小萝卜、豆类及其制品等。

4. 忌用浓烈调味品　浓烈调味品对肾脏有刺激作用，这类调味品有胡椒、咖喱、芥末、辣椒等。味精也应少用，如味精应用过多会引起口渴而饮水增加。

5. 限制蛋白质　蛋白质摄入量应视肾功能情况而定，如患儿出现少尿、水肿、高血压和氮质潴留时，每日蛋白质量减至20～40 克，以减轻肾脏负担，避免非蛋白氮在体内积存，但这种低蛋白饮食不能长期食用，最多只能用 7～10 日，如长期应用营养价值低的饮食，不仅对大脑皮质的兴奋性及抑制过程不利，还会影响内分泌的代谢及机体内固有蛋白质的消耗。如血中尿素氮正常、肌酐清除率接近正常，蛋白质的供应量每日应达到每千克体重 1 克。

【药物与饮食相克】

1. 利尿药

(1)服排钾利尿药期间不宜多吃味精:味精的主要成分为谷氨酸钠,在服用利尿药期间如果过食味精,既可加重钠水潴留,又可协同排钾,增加低钾血症的发生率,应少用味精。

(2)服氢氯噻嗪不宜高盐饮食:服氢氯噻嗪期间如食用过多盐(如过食咸菜、腌鱼、腌肉等),不利于本药的利尿作用发挥。

(3)服保钾利尿药忌食含钾高的食物:因服保钾利尿药(如螺内酯、氨苯蝶啶等)可引起血钾增高,若与含钾的食物(如蘑菇、大豆、菠菜、榨菜、川冬菜等)同用,易致高钾血症。

2. 糖皮质激素

(1)忌高盐饮食:详见"支气管哮喘"。

(2)忌过食含钙食物:详见"支气管哮喘"。

(3)忌大量食糖:详见"支气管哮喘"。

【药物相克】

1. 忌对肾脏有损害的药物　抗生素主要经肾脏排泄,肾脏发生病变时排泄率降低,药物易在体内积蓄,引起中毒症状,加重肾脏负担,不利于病情的康复。无明显感染体征者,最好不使用抗生素。如需要使用抗生素时,应选择对肾脏无毒或毒性小的抗生素(如青霉素等)。此外,甲苯磺丁脲、丙磺舒、苯乙双胍等对肾脏也有损害,应当慎用。

2. 忌用有肾毒性的中药　药理研究发现,防己、厚朴、马兜铃可引起间质性肾炎和纤维化;甘草可导致水钠潴留,加重水肿;关木通可导致肾衰竭;斑蝥可在体内蓄积中毒,有肾毒性。以上药物在急性肾小球肾炎时,应当禁用或慎用。

3. 忌易引起免疫反应的药物　某些药物应用后,可引起免疫反应,而累及肾小球,这类药物有蛇毒、天花粉、三甲双酮等。

4. 慎用钙通道阻滞药及硫酸镁降压　高血压是急性肾小球

肾炎常见的并发症,钙离子拮抗药能降低全身血压,但对肾小球无保护作用,其中硝苯地平对压力传导和肾小球损伤的有害作用已经被证实。过去曾用硫酸镁降压,现临床验证,其效果并不可靠,如肾功能不佳者,还可引起高镁血症,故应慎用。目前,多主张选用血管紧张素转化酶抑制药(卡托普利等)降低血压。

【药物与药物相克】

1. 卡托普利

(1)不宜与吲哚美辛合用:两者合用可降低卡托普利的疗效。

(2)不宜与保钾类利尿药合用:卡托普利、依那普利均有减少失钾作用,若与保钾类利尿药(螺内酯、氨苯蝶啶等)或含钾盐的药物合用,可使血钾升高。

2. 呋塞米

(1)不宜与苯妥英钠或苯巴比妥合用:两药合用可使呋塞米的利尿作用减弱,尿量减少50%。这是由于苯妥英钠干扰了呋塞米的吸收。

(2)不宜与氯贝丁酯合用:两药合用可出现尿量明显增加,肌肉僵硬、酸痛、腰背疼痛及全身不适。多尿可能是由于氯贝丁酯竞争性取代呋塞米而与血浆蛋白结合,使血浆中游离呋塞米浓度增高所致。肌肉综合征偶见于氯贝丁酯的不良反应,也可能由于利尿后失钾、失钠所致。两药合用后,氯贝丁酯的半衰期从12小时增加至36小时,药物在体内蓄积可能是加重不良反应的原因。

(3)不宜与环孢素合用:呋塞米和氢氯噻嗪克竞争性抑制尿酸的分泌排出,与免疫抑制药环孢素合用,可使肾小管重吸收尿酸增加,血清尿酸浓度增高,从而诱发痛风。

(4)不宜与肌肉松弛药合用:呋塞米和氢氯噻嗪易致低钾血症,而低钾血症可增加肌肉松弛药(如筒箭毒箭)的肌松和麻醉作用。

（5）慎与洋地黄制剂同服：呋塞米、氢氯噻嗪在排钠的同时，也增加钾的排出，易引起低钾血症，而低钾血症可使心肌对洋地黄敏感化，导致洋地黄中毒，出现严重心律失常。必须合用时，应补充氯化钾或摄入含钾丰富的食物，如番茄、橘子等。

（6）忌与氨基糖苷类抗生素合用：呋塞米、依他尼酸钠与氨基糖苷类抗生素（如链霉素、庆大霉素、卡那霉素、新霉素等）对第八对脑神经具有刺激作用，可致耳毒性增加，导致听力减退或暂时性耳聋。

（7）忌与糖皮质激素合用：糖皮质激素可从组织中动员钾，并使其从肾脏中排泄，而呋塞米等可促进钾的排泄，使钾的排泄量显著增加。两药一般不宜合用，如确需合用，应服氯化钾。

3. 氢氯噻嗪

（1）不宜与阿司匹林合用：两药均可轻度增加尿酸含量，并用以引发痛风。

（2）不宜与氯化铵合用：两药合用会引起血氨增高，肝功能障碍患儿易致肝性脑病。

4. 保钾利尿药　保钾利尿药（如螺内酯、氨苯蝶啶等）有排钠贮钾的作用，与氯化钾合用易致高钾血症，严重者可以引起心率缓慢、传导阻滞等心律失常。尤其是肾功能障碍患儿更应注意。

5. 其他　有关"青霉素"详见"支气管肺炎""肺脓肿"。

二、肾病综合征

肾病综合征是一组由多种原因引起的肾小球基膜通透性增加，导致血浆内大量蛋白质从尿中丢失的临床综合征。典型的表现有四大特点：大量蛋白尿，低蛋白血症，高脂血症，高度水肿。

易并发感染,电解质紊乱及低血容量,有些患儿可并发血栓形成,肾衰竭及肾小管功能障碍。临床多应用糖皮质激素(如泼尼松、氢化可的松、地塞米松),细胞毒性药物(如环磷酰胺、苯丁酸氮芥),免疫抑制药(如环孢素)等治疗。

【饮食宜进】

(1)限制患儿的活动量,饮食宜低盐、高蛋白,肉类、蛋类、豆类都含有较多蛋白质,可以增加此类饮食。每日吃盐 1~3 克,水肿严重时要完全忌盐,并稍限饮水量。经治疗尿量增加后,要增加食物中盐分,并给氯化钾、钙片等口服。饮食要注意少盐,对血压还没有降到正常的患儿,这点十分重要。但饭菜无盐又会影响食欲,宜用低盐饮食。在水肿和高血压消失后,才可改进普通饮食,但也要清淡,不可过咸。馒头和苏打饼干中也含有钠,最好不要给患儿吃。可以吃一些新鲜蔬菜和水果,以补充体内维生素。

(2)可以供给各种谷类、蛋类、禽类、鱼类、蔬菜类、水果类食物。此外,可以给玉米须煮水喝,玉米须可以利尿,增加氯化物排出。

(3)对于肾病综合征患儿的蛋白质摄入量也有一定的要求,既不可严格控制蛋白质摄入量,又不可过分强调高蛋白饮食,因为血浆蛋白持续低下可使抵抗力下降,易并发感染,水肿反复,加重病情,而高蛋白饮食可引起肾小球的高滤过,久之则促进肾小球硬化。目前,主张肾功能正常的肾病综合征患儿,每日蛋白质的摄入量以每千克体重 1 克为宜,而且要以优质蛋白为主,如鸡蛋、瘦肉、鲜牛奶。

(4)如果肾脏病患儿没有水肿或高血压的情况不必限盐,可与正常人一样每日进盐 6 克。限制盐的摄入量主要针对水肿和高血压的患儿,因为不限制盐可加重水钠潴留,使水肿难以消退,引起血压升高。一般每日控制盐在 2~3 克。尿少、血钾升高者应限制钾盐摄入量。

（5）由于肾病综合征患儿肾小球基底膜通透性增加，尿中除丢失大量蛋白外，还同时丢失与蛋白质结合的某些元素及激素，致使人体钙、镁、锌、铁等缺乏，应当适当补充。一般可进食含维生素及微量元素丰富的蔬菜、水果、杂粮、海产品等补充。

（6）肾病综合征患儿炒菜不宜用动物油，以减轻高脂血症。无糖尿病患儿，适当增加糖类摄入，供给充足能量，减轻负氮平衡。

【饮食搭配】

1. 冬瓜与猪肾、香菇　冬瓜与猪肾加入香菇炖汤食用，有补肾强腰、利湿降压功效。适用于肾病综合征的辅助治疗。

2. 山药与扁豆、芡实、莲子　将山药、扁豆、芡实、莲子共同炖煮食用，有健脾补肾、驱湿消肿、收摄蛋白质的功效。适用于脾肾两虚之肾病综合征。

3. 花生与猪尾　花生与猪尾共同煮汤食用，有健脾和胃、益肾利水之功效。适用于肾病综合征的辅助治疗。

4. 蒜头与花生　蒜头与花生同煮，调味食用，有健脾祛湿、退肿解毒之功效。适用于肾病综合征有水肿者。

【食疗药膳方】

1. 鲫鱼冬瓜汤　鲫鱼120克，冬瓜皮60～120克。先将鲫鱼去鳞，剖去肠脏，与冬瓜皮炖汤不放盐，喝汤吃鲫鱼。适用于肾病各型水肿及蛋白尿。

2. 枸杞子粥　枸杞子25克，粳米50克。先将粳米煮成粥，然后加入枸杞子，煮熟即可食用。滋补肝肾。特别适用于头晕目涩、耳鸣、腰膝酸软等病症。肾炎患儿服用此粥，具有促使肾细胞再生的功效。

3. 猪肾绿豆粥　新鲜猪肾80克，绿豆50克，粳米80克，食盐、味精各适量。先将绿豆、粳米洗净，加水武火煮沸，改用文火慢慢熬，八成熟之后，再将切成片或条状的猪肾放入锅中同煮，煮后加食盐、味精。补肾养血，清热明目，美容润肤，可使人容光焕发。特别适合面色蜡黄、视力减退、视物模糊的体弱者；也适用于患慢性肾炎、水肿的患者。

4. 桑葚粥　桑葚 30 克，糯米 30 克，冰糖适量。将桑葚与糯米同煮，待煮熟后加入冰糖。补肾养血，明目益智。适用于肾亏虚引起的头晕眼花、失眠多梦、耳鸣腰酸、须发早白等。

5. 蚕豆冬瓜汤　蚕豆 250 克，冬瓜皮 100 克。将蚕豆、冬瓜皮洗净，共入砂锅内，加水煮熟即可。每日分 2 次吃豆喝汤，连用 7 日为 1 个疗程。适用于肾病综合征引起的水肿。

6. 陈皮醋煮花生　带皮花生仁 1 000 克，陈皮 50 克，米醋 150 毫升，食盐、茴香各适量。花生仁洗净，与陈皮放入大砂锅内，加水煮 15 分钟，加米醋、食盐、茴香，改小火煮约 1 小时，花生仁熟烂后放陈皮，将花生仁经过几次烘、晒后，至花生仁干透后备用。每次吃 20～30 粒，每日 2～3 次。适用于肾病综合征水肿、食欲缺乏、腹胀等。

7. 山药大枣蒸鳗鱼　怀山药 50 克，大枣 10 枚，鳗鱼 500 克，淡豆豉 50 克，香油 50 毫升，料酒 20 毫升，葱、姜、食盐各适量。将鳗鱼去内脏，洗净；将山药泡 4 小时，切成丝；葱切段，姜拍松备用。把鳗鱼放入蒸盆，加入食盐、姜、葱、大枣、料酒、香油、拌匀入味，浸渍 30 分钟，蒸盆上蒸笼蒸 15 分钟后出笼即可。每日 1 次，佐餐食用。健脾益胃，滋补气血。适用于脾肾气虚型的肾病综合征，症见头晕目眩，面色萎黄，消瘦乏力等。本方连用能明显增强机体免疫力，改善脾肾气虚型肾病综合征的各种临床症状。

8. 青鸭羹　青头鸭 1 只，草果 1 个，赤豆 250 克，葱、食盐、味精各适量。青头鸭宰杀，去毛、开膛、去内脏，洗净，把赤豆淘洗干净与草果同纳入鸭腹内，置于蒸锅内，加水和葱、食盐、味精蒸熟。空腹吃鸭肉喝汤。健脾，开胃，利尿。适用于脾虚之肾病综合征。

9. 猪肚麦芒汤　猪肚 1 个，大麦芒 120 克，红糖 50 克。将猪肚洗净,大麦芒用纱布包扎紧,连同红糖共放入砂锅内,加水煮汤,去渣。喝汤食猪肚,每日2次。利尿,除胀满。适用于肾病综合征水肿。

10. 黄芪杏仁鲤鱼汤　生黄芪60克,桑白皮、杏仁各15克,生姜3片,鲤鱼1条。将鲤鱼去鳞及内脏,同生黄芪、桑白皮、杏仁、生姜一起煎煮至熟,去药渣,食鱼喝汤。适用于脾虚湿困肾病综合征。

11. 薏仁绿豆粥　生薏苡仁、赤豆各30克,绿豆60克。生薏苡仁、赤豆、绿豆共煮粥食用,每日1次。适用于脾虚兼湿热肾病综合征水肿。

12. 乌鲤鱼汤　乌鲤鱼1条,黑、白丑(炒)各3克。黑、白丑研末。将鲤鱼去鳞及内脏,洗净,纳黑、白丑末于鱼腹中,用线缝合,共炖至熟,鱼汤同食。适用于肾病综合征之水肿明显者。

13. 黄芪炖母鸡　炙黄芪120克,嫩母鸡(约1 000克)1只,食盐适量。将母鸡去毛及内脏,纳黄芪于腹中,文火炖烂,放盐少许,分数次食肉喝汤。益气,利水,消肿。

【饮食相克】

1. 忌长期禁盐　正常人每日摄入的食盐为6克,限盐对水肿者有重要意义。但长期禁盐或使用利尿药过多,或因感染吐泻使盐摄入不足,排出过多,就可以引起低钠综合征。此外,患儿因忌盐饮食无味,出现食欲缺乏,还会影响蛋白质和热能的摄入。因此,限盐饮食应以患儿耐受且不影响食欲为度,低盐饮食的食盐量以每日2~3克为宜。

2. 忌低蛋白饮食　由于大量蛋白从尿中排出,易导致低蛋白血症、水肿、抵抗力下降及血栓形成,因此肾病综合征患儿应给予高蛋白饮食。但高蛋白饮食又可引起肾小球损害,而血浆蛋白水平并不增加,因此必须供给优质蛋白质,如牛奶、鱼、瘦肉、鸡蛋等。每日蛋白质的摄入量为每千克体重1.0~1.2克。

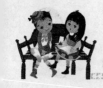

3. 忌过食辛辣肥甘食物 辛辣食物(如辣椒、花椒等)可助火伤津,肥甘食品(如肥肉、油炸食品等)可助湿,湿热内蕴,损伤脾胃,阻滞气化,使水湿内停,水肿加重,不利于病情的恢复。

【药物与饮食相克】

1. 糖皮质激素药物

(1)忌大量食糖:详见"支气管哮喘"。

(2)忌高盐饮食:详见"支气管哮喘"。

(3)忌过食含钙食物:详见"支气管哮喘"。

2. 服环孢素忌过食含钙高的食品 因钙离子与钙调节蛋白结合,可导致蛋白质的构像改变,应用环孢素时,应避免过食含钙高的食物(如牛奶、豆制品、巧克力、骨头汤等)。

【药物相克】

1. 忌不合理使用利尿药 肾病综合征的水肿为低蛋白血症所致,由于血浆蛋白低,血浆胶体渗透压下降,体液外渗而引起水肿。单纯利尿作用不大,当合并肾衰竭时,大剂量使用利尿药,会加重低蛋白血症和低血容量,使肾衰竭更趋恶化。因此,要在补充血浆蛋白后再使用利尿药。

2. 忌滥用白蛋白 大量使用白蛋白有免疫抑制、诱发心力衰竭、延迟缓解和增加肾病综合征复发率等不良反应,且白蛋白进入体内后迅速丢失,价格昂贵,应用白蛋白时应严格掌握适应证,防止滥用。严重的全身水肿,静脉使用利尿药达不到利尿作用者,使用利尿药后出现血容量不足的临床表现,肾间质性水肿引起急性肾衰竭者,为使用白蛋白的适应证。

3. 忌利尿不补钾 用利尿药和糖皮质激素治疗期间,随着尿液的大量排出,钾也大量丢失,如果不能及时补充氯化钾或配用保钾利尿药如螺内酯,易产生低钾血症,出现腹胀、乏力、精神不振、心音低钝等症状。

4. 忌苦寒或甘寒类中药 中医学认为,肾病综合征主要是由于肺、肾、脾三脏功能失调,气化失司所致。治疗应以补气温阳、化气利水为原则。滥用苦寒或甘寒中药(如黄柏、大黄、黄芩)等,可克伐中阳,损伤脾肾,脾不制水,肾不主水,则水液泛滥,病情日趋加重。

【药物与药物相克】

1. 糖皮质激素

(1)忌与吲哚美辛、阿司匹林合用:详见"溃疡性结肠炎"。

(2)忌与两性霉素 B 合用:详见"溃疡性结肠炎"。

(3)忌与利福平合用:详见"溃疡性结肠炎"。

(4)忌与含钙药物同服:详见"溃疡性结肠炎"。

(5)忌与免疫抑制药同时使用:详见"溃疡性结肠炎"。

(6)忌接种疫苗:详见"溃疡性结肠炎"。

(7)忌与酶诱导剂合用:详见"溃疡性结肠炎"。

(8)忌与药用炭合用:详见"溃疡性结肠炎"。

(9)忌与维生素 A 合用:详见"溃疡性结肠炎"。

2. 环磷酰胺

(1)忌与巴比妥合用:巴比妥类药物(苯巴比妥、戊巴比妥等)能干扰环磷酰胺的代谢,合用可增加环磷酰胺的不良反应。

(2)不宜与长春新碱合用:环磷酰胺与长春新碱合用时,应先用长春新碱,反之则降低环磷酰胺的作用。

(3)忌与丹参合用:动物实验证明,复方丹参制剂以不同途径给药均能促使恶性肿瘤的转移,当与环磷酰胺合用时,在抑制肿瘤生长方面未显示明显的增效作用,应避免合用。

3. 环孢素

(1)忌与钙剂同服:钙离子与钙调节蛋白结合,可导致蛋白质构象改变,应用环孢素时,应禁用钙剂(如葡萄糖酸钙、氯化钙等)。

(2)忌与疫苗同用:接种疫苗(如伤寒疫苗、麻疹疫苗、脊髓

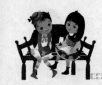

灰质炎疫苗、百日咳-白喉-破伤风疫苗、狂犬疫苗等)可减弱环孢素的免疫抑制活性,应避免同时应用。

(3)不宜与呋塞米、氢氯噻嗪合用:环孢素虽可抑制肾排泄尿酸,但一般不引起痛风。若与利尿药呋塞米、氢氯噻嗪合用,则可竞争性抑制尿酸的分泌排出,使血清尿酸浓度进一步提高,从而诱发痛风。

(4)忌与免疫抑制药合用:环孢素除糖皮质激素外,一般不得与其他免疫抑制药(如硫唑嘌呤、甲氨蝶呤等)同用,以免增强不良反应。

(5)慎与影响肝脏酶活性的药物合用:环孢素主要在肝脏代谢,影响肝脏酶活性的药物均可影响其代谢,如红霉素、多西环素、酮康唑、西咪替丁、硝苯地平等均能影响肝细胞内细胞色素P-450酶的活性,使环孢素代谢速率降低,血药浓度增加,有增加不良反应的危险;而卡马西平、苯妥英钠、苯巴比妥、异烟肼、利福平等均能加速环孢素代谢,使其血药浓度降低,免疫抑制作用减弱。

三、泌尿系感染

泌尿系感染是小儿时期的常见病,主要由大肠埃希菌引起,其次有变形杆菌、产气杆菌、副大肠埃希菌等感染,少数为金黄色葡萄球菌所致,偶由病毒、支原体或真菌引起。感染途径有上行感染:多见于女孩,与尿道短有关;血行感染:多发生在新生儿及小婴儿,常见于上呼吸道感染、脓皮病、肺炎、败血症等病程中;直接感染:邻近器官或组织的化脓性感染,如腹膜炎、阑尾炎等可直接侵犯泌尿道;淋巴感染:肠道与肾、泌尿道之间有淋巴通路,肠道感染时可致泌尿系感染,但较少见。膀胱镜检查显示,输尿管道结石、尿路外伤、顽固性便秘及过度憋尿等均可成为感染诱因。感染可累及尿道、膀胱、肾盂及肾实质，易反复感染及复发，以女孩为多见。根据病原体侵犯的部位，可分为下尿路感染（尿道炎、膀胱炎）及上尿路感染（输尿管、肾盂及肾实质受累）。治疗原则是控制症状，消灭病原菌，消除诱发因素和防止复发。常用的药物有喹诺酮类、磺胺类药物。

【饮食宜进】

（1）急性尿道感染时应卧床休息，体温正常，症状减轻后可下床活动，避免劳累。多饮水，勤排尿，促进细菌及炎性渗出物的排出。多食具有利水、化湿、健脾、补肾的食物，如梨、莲子、百合、蜂蜜、薏苡仁、扁豆等。

（2）宜清淡饮食，如白米粥、绿豆汤、新鲜蔬菜等高维生素、低蛋白、低脂肪、易消化食物。新鲜蔬菜（如大白菜、菠菜、油菜、萝卜、胡萝卜、番茄等）不仅容易消化，而且能补充各种维生素和无机盐。

（3）宜食清热利湿药食相兼食品，如车前草粥、金银花粥、扁豆粥、竹叶粥、凉拌鱼腥草、茯苓饼、绿豆粥等。

【饮食搭配】

1. 凉拌莴苣丝　鲜莴苣 250 克，食盐适量。将鲜莴苣去皮，用冷开水洗净，切丝，用食盐调拌即可。随量食用或佐餐。清热利尿。

2. 苋菜与甘草　将冬苋菜根、甘草洗净，加水煎，代茶饮。

【食疗药膳方】

1. 豆芽白糖饮　绿豆芽 500 克，白糖适量。每次取绿豆芽绞取汁，加白糖调味。每次饮 100～150 毫升，每日 2～3 次。清热凉血，利尿。适用于泌尿系感染。

2. 藕节冬瓜汤　藕节 100 克，带皮冬瓜 200 克。冬瓜切块，与藕节共放锅内加水适量，煎煮 20 分钟取汁即可。每日 1 剂，分 3 次饮汁。清热通淋，利湿止血，清热凉血，利尿通淋。适用于泌

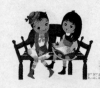

尿系感染。

3. 芹菜煲淡菜 淡菜 15 克,鲜芹菜 60 克。淡菜加少量水先煮熟,然后加入芹菜共煲。佐餐食用。养阴平肝,清热利水。

4. 藕蜜饮 鲜藕汁 100 毫升,白蜜 30 毫升,生地黄汁 60 毫升。将上三汁混合,微火煎煮 10～15 分钟。每次 10 毫升,徐徐咽之,每日 4 次,连用 3 日。养阴清热,凉血止血。适用于泌尿系感染。

5. 海参肉片汤 海参 100 克,猪肉 100 克,味精、食盐各适量。先将海参水发,猪肉切片。猪肉、海参共入锅内,加入食盐、味精,一起煮汤。佐餐食用。养阴清热。适用于泌尿系感染。

6. 玉米粥 玉米、食盐(或白糖)各适量。玉米洗净,煮粥,随口味加适量食盐(或白糖)。作早餐温热食用。清热利尿。适用于尿道炎、小便淋痛。

7. 小米粥 小米 100 克。小米加水煮粥,早晚餐食用,可连用 1～2 个月。补益脾肾,淡渗利水。适用于泌尿系感染。

8. 冬瓜牛肉羹 冬瓜 250 克,水牛肉 500 克,豆豉 50 克,葱白、食盐、醋各适量。将冬瓜去皮,牛肉洗净,分别切碎,加水、豆豉、葱白、食盐共煮熟,醋蘸牛肉食,喝汤。清热解毒,利尿消肿。适用于膀胱炎。

9. 益肾粥 猪肾 1 个,冬葵叶 100 克,粳米 50 克。将猪肾洗净,细切,先煎冬葵叶取汁,后入猪肾及粳米,煮成粥。每日 1 剂,分 2 次温热食用。补益脾肾,利尿通淋。适用于泌尿系感染。

10. 白茅根煲黄鳝 白茅根 30 克,黄鳝 250 克。黄鳝去杂,洗净,切段,与白茅根共煲汤。佐餐食用。凉血清热,利尿。适用于泌尿系感染。

11. 白茅根赤豆粥 鲜白茅根 200 克,赤豆 200 克,粳米 200 克。鲜白茅根加水煎,去渣取汁,入赤豆、粳米一同煮成粥。每日 1 剂,分 3～4 次食用。清热凉血,利尿通淋。适用于泌尿系感染。

12. 白茅根竹蔗粥　竹蔗 20 克,白茅根、粳米各 100 克。将白茅根、竹蔗煎汁,去渣,加入粳米煮成稀粥。每日 1 剂,分 2 次食完。滋阴清热,收敛止血。适用于阴虚火旺引起的尿血。

13. 车前绿豆汤　绿豆 60 克,车前子 30 克。绿豆洗净,车前子用布包起扎好,同置锅内,加适量水,煮至豆熟汤浓即可。喝汤食豆。清热解毒,利尿通淋。适用于泌尿系感染、尿路结石。

14. 通草茶　通草、灯心草各 3 克,青茶叶 6 克,白茅根 30 克。通草、灯心草、青茶叶、白茅根用沸水冲泡,代茶饮。清热利尿,通淋。适用于急性尿路感染、小便淋涩不通等。

15. 黄芪茅根饮　生黄芪 30 克,白茅根 30 克,肉苁蓉 20 克,西瓜皮 60 克,白糖适量。生黄芪、白茅根、肉苁蓉、西瓜皮洗净,放在砂锅中,加水适量煎煮成浓汁,加白糖调味。每日 1 剂,分 2 次饮用。益脾温肾,利尿通淋。适用于泌尿系感染。

16. 枸杞子茯苓茶　枸杞子 50 克,茯苓 100 克,红茶适量。将枸杞子与茯苓共研为粗末备用。每次取粗末 10 克,加红茶适量,用开水冲泡代茶饮。健脾益肾,利尿通淋。适用于泌尿系感染。

17. 石斛玉米须茶　石斛 10 克,芦根 15 克,玉米须 20 克。石斛、芦根、玉米须水煎代茶饮,每日 1 剂,不拘时频饮。养阴清热利尿。适用于泌尿系感染。

18. 黄芪粥　生黄芪 30 克,粳米 100 克,陈皮末 1 克,白糖适量。生黄芪煎取浓汁,入粳米同煮,粥成时加入陈皮末稍煮片刻,用白糖调味即可。每日 1 剂,分 2 次食用。益气化湿。适用于泌尿系感染。

19. 参芪益气猪肾　猪肾 1 个,黄芪 30 克,人参 10 克,车前子(包)10 克,酱油适量。先将猪肾剖去筋膜,洗净入锅,加入参、黄芪、车前子及清水适量,炖至猪肾熟透,待冷,切片装盘,浇上酱

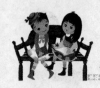
油即可。可随意食之或佐餐食之。益气补肾,健脾利尿。适用于泌尿系感染。

20. 参芪冬瓜汤 党参 15 克,黄芪 20 克,冬瓜 50 克。将党参、黄芪放砂锅内,加水煎煮 15 分钟,去渣取汁,入冬瓜片,继续煎煮至冬瓜熟即可。佐餐食用。健脾益气利尿。适用于泌尿系感染。

21. 银花蒲公英粥 蒲公英 60 克,金银花 30 克,粳米 50～100 克。先煎蒲公英、金银花,去渣取汁,再入粳米煮成稀粥。每日 2～3 次,稍温食用,3～5 日为 1 个疗程。清热解毒。适用于泌尿系感染。

22. 薏苡仁绿豆汤 薏苡仁 30 克,绿豆 30 克,白糖适量。两者洗净放锅中加水同煎,至绿豆烂时加白糖。每日 1 次,分 2 次食完。清热解毒,利尿通淋。适用于泌尿系感染。

【饮食相克】

1. 少吃刺激性强的食物 刺激性强的食物如辣椒、生姜、葱、芥末及咖啡等。

2. 忌腥膻发物 因其可使炎症发热患儿病情加重的作用,并可使尿频、尿急、尿痛症状加重,故应忌食,如公鸡肉、羊肉、雀肉、韭菜、南瓜、香菜、鲫鱼等。

3. 忌易导致肠胀气食物 泌尿系感染常出现小腹胀痛,而腹部胀满往往又加重这个症状,使排尿更加困难,故导致肠胀气食物,忌多食如土豆、牛奶、黄豆及其制品、红薯、蚕豆等。

4. 忌饮水不足 饮水少,尿量减少,细菌及炎症渗出物不能及时排出,不利于恢复。

5. 忌助生湿热食物 本病为湿热太盛之病,凡助生湿热食物都能使病情加剧,如酒类、糖类和含有大量脂肪的食物,都能助生湿热而阻滞气化,故应忌食。

6. 忌酸性食物 尿的酸碱度对细菌的生长及药物的抗菌活

力都有密切的关系。忌食酸性食物的目的,就是要使尿液呈碱性,以提高使用抗生素时的杀菌能力,故须忌食维生素C、醋和糖类食物。

【药物与饮食相克】

1. **呋喃妥因、多黏菌素** 服呋喃妥因、多黏菌素忌食碱性食物。因为呋喃妥因、多黏菌素等抗菌药在酸性环境中抗菌作用较强,若在用药期间食菠菜、胡萝卜、黄瓜、苏打饼干等碱性食物或饮茶叶水,则杀菌力减弱。

2. **抗生素**

(1)不宜食碱性食物:因偏碱性的食物(如菠菜、胡萝卜、黄瓜、苏打饼干等)可减少本药的吸收,故服本药期间应避免食用。

(2)忌用茶水服药:因茶叶中含有鞣酸、咖啡因及茶碱等成分,该成分可降低抗生素的作用。

【药物相克】

1. **慎用有肾毒性的抗生素** 对肾功能不全的肾盂肾炎患儿,不要选用损害肾脏的抗生素。如必须使用,宜酌情减量,这些药物不能及时经肾排出,药物在体内积蓄易产生不良反应。

2. **忌用温热壮阳药** 中医学认为,本病是由于湿热下注,膀胱气化不利形成的。治疗当用苦寒清热、淡渗利湿之品。如果误用温热壮阳药物(如附子、肉桂、干姜)势必助热生火,伤津液,加重湿热,使病情反复。

3. **忌用补肾固涩药** 本病急性期以尿频、尿急为特征,如果误认为这是由肾虚失固引起,而妄用补肾固涩之品(如五味子、金樱子等),则必然导致关门留寇,细菌难以排出,从而加重病情。

【药物与药物相克】

1. **头孢菌素类** 使用头孢菌素类应忌含酒精的制剂,否则患儿可能出现严重的过敏反应,可导致过敏性休克,甚至死亡。

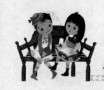

2. 氨基糖苷类

(1)不宜与骨骼肌松弛药合用：因氨基糖苷类、多黏菌素与骨骼肌松弛药(如氯化琥珀胆碱、氯化筒箭毒碱等)合用，可增加对神经肌肉的阻滞作用，从而导致呼吸抑制的危险。

(2)慎与酸化尿液的药物合用：因氨基糖苷类药物在碱性环境中作用较强，故凡是酸化尿液的药物(如氯化铵、维生素 C 等)都会使氨基糖苷类药物抗菌效价降低，临床应慎合用。

(3)不宜与呋塞米、依他尼酸合用：因为氨基糖苷类抗生素(如阿米卡星、庆大霉素等)与强利尿药呋塞米、依他尼酸合用时，不良反应增强，可引起听觉及前庭功能障碍，造成永久性或暂时性耳聋。

(4)庆大霉素不宜与对耳及肾毒性较强的药物合用：因庆大霉素与对肾毒性强的药物(如卡那霉素、链霉素或多黏菌素等)合用，可增加耳聋、眩晕及肾脏损害等不良反应。

3. 呋喃妥因

(1)不宜与苯妥英钠合用：因为苯妥英钠有酶促作用，可使药酶的属性增高，本药与之合用，可使本品药物代谢加快，血药浓度降低，从而使疗效减弱。

(2)不宜与丙磺舒合用：丙磺舒可使本药不良反应增加，故应避免合用。

(3)不宜与利尿合剂同用：因为呋喃妥因在酸性介质中的杀菌力比在碱性中作用强，pH 值 5.5 时比 pH 值 8.0 时杀菌力强 100 倍，而利尿合剂为碱性，两药合用，呋喃妥因杀菌力变弱，肾小管对其的重吸收亦减少，而使呋喃妥因血药浓度降低。如临床上确需合用，两药可间隔 2～3 小时服用。

(4)不宜与萘啶酸片同服：因两者有拮抗作用。

(5)不宜与含有硼砂的中成药同用：因为碱性条件下可使呋喃妥因吸收减少，疗效降低。因此，本药不宜与痧气散、红灵散、行军散、通窍散等含有碱性成分硼砂的中成药合用。

（6）不宜与三硅酸镁并用：因为溶解的呋喃妥因易被吸附于三硅酸镁表面，可使疗效降低。

（7）不宜与碳酸氢钠等碱性药物合用：因合用可使呋喃妥因疗效降低，所以碳酸氢钠可用于呋喃妥因中毒的解救。

四、慢性肾衰竭

慢性肾衰竭是一种临床综合征，是指各种原因造成的慢性进行性肾实质损害。以肾功能减退，代谢产物潴留，水、电解质及酸碱平衡失调为主要临床表现。各种原发性或继发性肾脏疾病都可导致肾功能不全，其中以原发性慢性肾炎引起者最多见，梗阻性肾病次之。在全身系统疾病中，以糖尿病肾病、狼疮肾炎、高血压肾病、多囊肾为常见病因。其发病机制尚未完全明了，临床表现十分复杂，可出现代谢产物潴留，水、电解质、酸碱平衡失调，全身各系统受累，其中胃肠道反应常为首发症状。常用药物有肾灵片，骨化三醇，血管紧张素转化酶抑制药（卡托普利、非那普利），钙阻滞药（氨氯地平），以及中药丹参注射液、大黄、冬虫夏草等。

【饮食宜进】

1. 低盐、低钠食物　当有水肿、高血压和少尿时，要限制食盐及含钠食品的摄入。多食用含钠低的食物，如薏苡仁、粳米、面粉、西葫芦、丝瓜、茄子、黄瓜等。

2. 供给优质蛋白质　慢性肾衰竭患儿正确的饮食原则应该是供给适量蛋白质，最低需要量为每日每千克体重 0.6 克，其中优质蛋白质占 50% 以上，如奶类、蛋类、鱼类及瘦肉类。

3. 保持水的平衡　尿少、水肿、心力衰竭的患儿，应严格限制进水量。

4. 补充维生素　食物中应富含 B 族维生素、维生素 C 和叶

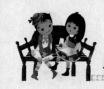

酸。

5. 高钙低磷饮食 肾功能减退时，代谢产生的含磷物质自尿中排泄障碍，患儿一般存在高磷血症，而血中含磷代谢物转向肠道排泄，影响钙的吸收，会形成高磷血症、低钙血症，故宜多食含钙丰富的食物，如绿叶蔬菜、虾皮等。

6. 宜低蛋白，高热能饮食 减少饮食中蛋白质含量能使血中尿素氮水平下降，尿毒症症状减轻。还有利于降低血磷和减轻酸中毒。摄入足量的糖类和脂肪，以供给人体足够的热能，这样就能减少蛋白质为提供热能而分解，故高热能饮食可使低蛋白饮食的氮得到充分的利用，减少体内蛋白质的消耗。可多食用植物油和食糖及甜薯、芋头、土豆、苹果、马蹄粉、淮山药粉、莲藕粉等。

【饮食搭配】

1. 人参与桂圆 人参与桂圆肉共煮汤内服，有养血安神之功效。适用于气血虚弱型慢性肾衰竭。

2. 茵陈与橘皮 两者加水煎煮，去渣取汁内服，有清利湿热，理气健胃之功效。适用于湿浊化热上逆型慢性肾衰竭。

3. 扁豆与山药 两者加适量水共煮粥，具有健脾收涩之功效。适用于脾虚湿盛型慢性肾衰竭。

【食疗药膳方】

1. 赤豆汤 西瓜皮、冬瓜皮、赤豆各 30 克。煮水喝汤，每日 1 次。

2. 黑鱼黑豆汤 黑鱼 1 条，黑豆 100 克。黑鱼洗净，去鳞，加黑豆同煮成汤。吃鱼喝汤。

3. 补髓汤 甲鱼 1 只，猪骨髓 200 克，葱、姜、味精各适量。甲鱼用开水烫死，揭去鳖甲，去内脏和头爪；将猪骨髓洗净，放入碗内。鳖肉放锅内，加葱、姜，武火煮沸，文火将鳖肉煮熟，再放猪骨髓，煮熟加味精调味。佐餐食用。滋阴补肾，填精补髓。

4. 花生大枣汤 花生仁、赤豆各 50 克，薏苡仁 30 克，大枣

10枚,冰糖适量。将花生仁、赤豆、薏苡仁、大枣、冰糖经常煎汤食用。

5. 冰糖燕窝汤 燕窝3克,冰糖30克。燕窝温水泡后择去燕毛,切成细条;锅中加清水250毫升,倒入冰糖屑,文火烧开溶化,以纱布滤去杂质,再倒入锅内,放入燕窝烧至沸后盛碗即可。可间断食用。适用于虚损劳积。

【饮食相克】

1. 忌食有刺激性、含嘌呤高的食物 为减轻肾脏负担,应限制刺激肾脏细胞的食物(如菠菜、芹菜、小萝卜、豆制品、鸡、鱼、鸭、肝、猪头肉等)。因这些食物中含嘌呤量高或含氮量高,在肾功能不全时,其代谢产物不能及时排出,对肾脏不利。

2. 忌食高盐饮食 如有水肿、高血压或少尿,食盐应限制在每日2~3克,如水肿严重,食盐应限制在每日2克以下或无盐饮食。

3. 忌高蛋白质饮食 若肾小球滤过率减退,则蛋白质摄入量应适当限制,但一般不低于50克。

4. 忌高脂肪饮食 肾功能不全患儿往往有不同程度的贫血,动物脂肪可加重动脉硬化,抑制造血功能,故肾功能不全者应少食用。但尿毒症患儿如没有脂肪摄入,机体会变得更加虚弱,故日常生活中可用植物油代替,每日摄入量以60~70克为宜。

5. 忌高磷饮食 动物实验发现,如果给予高磷饮食,可引起动物肾小球纤维化、肾小管扩张、皮质纤维化;限制摄磷,则上述改变可以明显减轻,提示高磷饮食对本病的危害性。低磷饮食可减轻蛋白尿,使血胆固醇、三酰甘油水平下降。因此,肾衰竭患儿的磷摄入量日应低于750毫克。

6. 忌过食含钾多的食物 因肾衰竭时钾的排泄少,酸中毒时钾离子从细胞内移出细胞外,此时血钾较高,若进食含钾多的食物(如香蕉、西瓜等),会使血钾升高,易引起高钾血症,出现肢

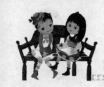
体湿冷、心跳减慢等,甚至引起心脏骤停而死亡。

7. 忌喝鸡汤 因鸡汤内含有一些小分子蛋白质,急性肾炎、尿毒症等肾功能不全患儿的肾脏对蛋白质排泄不及时,会加重病情。

8. 忌用强烈调味品及味精 强烈调味品(如芥末、胡椒、咖喱、辣椒等)对肾脏有刺激作用,应忌食。味精多食后会产生口渴而欲饮水,故在限制饮水时也应少用。

9. 禁食鸡蛋 肾炎患儿肾脏功能和新陈代谢明显下降,尿量减少,体内毒素不能完全排出体外。此时,如果进食鸡蛋,就会增加其代谢产物,甚至发生尿毒症,所以肾炎患儿在急性期应禁食鸡蛋。

【药物与饮食相克】

1. 服肾灵片期间忌过食含钙高食物 因服用肾灵片期间过食含钙食物(如牛奶、奶制品、精白面粉、巧克力、坚果等)会引起高钙血症。

2. 服降压药期间忌饮酒 在服用降压药期间或停药 2 周内,应禁饮酒或含乙醇的饮料,否则会引起低血压反应。

【药物相克】

1. 慎用含钾多的药物 库存血中的红细胞易破坏并释放出钾,青霉素钾盐含钾量较高,保钾利尿药螺内酯、氨苯蝶啶等使钾的排泄减少,中药夏枯草、牛膝等也含钾较多,这些药物使用时应慎重,以免引起高钾血症。

2. 忌用对肾有损伤的药物 肾衰竭时,抗生素主要经肾脏排泄,肾脏发生病变时排泄率降低,药物易在体内蓄积,引起中毒症状,加重肾脏负担,不利于疾病的康复。故无明显感染症状者,一般不用抗生素;需要用时亦应选择对肾脏无不良反应或不良反应小的抗生素(如青霉素等)。重金属类(如汞、砷、镉、铬、铅等)及工业毒物(如氰化物、四氯化碳、甲醇等)进入人体后不能及时经肾脏排泄清除,易在体内蓄积而产生不良反应,损害肾脏,加重病情。甲苯磺丁脲、丙磺舒、苯乙双胍等对肾脏也有损害。

3. 忌有肾毒性的中药 药理研究发现,防己、厚朴、马兜铃可引起肾间质炎症和纤维化;甘草可导致水钠潴留,加重水肿;木通大剂量应用可致肾衰竭;斑蝥可在体内蓄积中毒,有肾毒性作用。因此,肾衰竭的患儿应禁用或慎用。

4. 忌苦寒或甘寒类中药 中医学认为,肾衰竭主要是由于肺、脾、肾三脏器功能失调,气化失司所致。治疗应以补气温阳、化气利水为原则。滥用苦寒或甘寒中药(如黄柏、大黄、黄芩等),可克伐中阳,损伤脾肾,脾不制水,肾不主水,则水液泛滥,病情日趋加重。

【药物与药物相克】

1. 肾灵片 肾灵片慎与其他含钙药物同服。肾灵片长期服用可导致高钙血症,尤其是与其他含钙药物(如碳酸钙等)合用时,可引起严重的高钙血症。

2. 骨化三醇

(1)忌与含镁制剂同服:因在服用骨化三醇时,同时服用含镁制剂(如氧化镁等),可以引起高镁血症。

(2)忌与维生素 D 制剂及其衍生物合用:因骨化三醇是维生素 D_3 的重要代谢产物之一,故服用本药期间不能同时给予维生素 D 制剂(如鱼肝油等)及其衍生物(如二氢速甾醇等)。

3. 贝那普利不宜与保钾利尿药或补钾药合用 贝那普利与保钾利尿药(如螺内酯等)或补钾药(氯化钾)合用,易导致高钾血症。

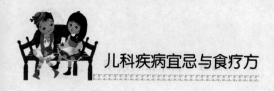

第五章　血液系统疾病

一、营养性贫血

　　小儿营养性贫血是由于体内铁、叶酸、维生素 B_{12} 等造血物质缺乏而引起的疾病。这些造血物质的缺乏可归咎于其摄入量不足，或吸收不良，如长期腹泻、呕吐、肠炎、急性和慢性感染时食欲减退等。此外，长期慢性失血和体内某些代谢障碍也可以成为造血物质缺乏的病因。根据临床特点，本病分为缺铁性贫血、营养性巨幼红细胞贫血和营养性混合性贫血。前者是机体中铁的缺乏，后者是叶酸和维生素 B_{12} 缺乏所造成的，营养性混合性贫血为两者都不足所致。缺铁性贫血是小儿的常见病，主要发生在 6 月至 3 岁的婴幼儿，具有小细胞低色素性、血清铁和运铁蛋白饱和度降低、铁剂治疗效果良好等特点。巨幼红细胞性贫血主要应用维生素 B_{12}、叶酸治疗。

　　【饮食宜进】

　　(1)母乳中含铁虽不能满足婴儿发育需要，但其吸收较好。如不能用母乳喂养时，应选用强化铁配方奶喂养，或及早在食物中加铁。加用强化铁的饮食，足月儿从 4～6 个月开始(不晚于 6 个月)，早产婴儿及低体重儿从 3 个月开始。最简单的方法即在奶方中或辅食中加硫酸亚铁。对母乳喂养儿每日加 1～2 次含铁谷类。尚可交替使用硫酸亚铁滴剂，足月儿纯铁用量不超过每日每千克体重 1 毫克(2.5％硫酸亚铁每日每千克体重 0.2 毫升)，早产儿不超过每日每千克体重2毫克。在家庭使用最多不超过1个月,以免发生铁中毒。

(2)饮食不当是小儿营养缺乏性贫血发生的主要原因,有些轻症患儿仅仅改善饮食即可治愈。但在饮食改善时不宜过急,添加过多过急,会造成消化不良。

(3)注意在饮食中增加紫菜、海带、鱼、大枣及各种新鲜蔬菜和水果等含铁丰富的食物;猪瘦肉、猪肝、鱼等动物脏器中含维生素B_{12}较丰富;而叶酸在蔬菜的绿叶和各种瓜果中的含量都较丰富,因此食物要均衡,不可偏食。

(4)从中医辨证施治的角度供给食物,如气血两虚型宜食鸡肉、鸡蛋黄、鹌鹑肉、猪肉、猪肝、猪肾、牛肉、羊肉、兔肉、鳝鱼、青鱼、鲢鱼、桂圆肉、荔枝、葡萄、樱桃、草莓、黄豆、豆制品、牛奶等;脾胃虚弱型宜食牛肉、牛奶、鸡肉、乌骨鸡、鸡蛋、鹌鹑、鸽肉、兔肉、泥鳅、黄鳝、青鱼、鲫鱼、粳米、黄豆、豆制品、大枣、桂圆、薏苡仁等;肝肾阴虚宜食牛肝、兔肝、乌骨鸡、鸽肉、鹌鹑、甲鱼肉、黑大豆、芝麻、泥鳅、樱桃、灵芝、鳖甲、枸杞子等。

(5)多食新鲜蔬菜及新鲜瓜果(如西瓜、番茄、白菜等),小儿6个月以后必须增加辅食,以补充铁、维生素B_{12}及叶酸,如适当喂些肉汤、蛋黄、鱼汤、菠菜、瘦肉末等食物。

【饮食搭配】

1. 菠菜与猪血 菠菜中含有丰富的维生素C、胡萝卜素,有养血、止血、敛阴、润燥功效;而猪血含有丰富的蛋白质和铁质,具有生血功效。菠菜配猪血,有养血止血、敛阴润燥功效。适用于缺铁性贫血患儿。

2. 菜花与鸡蛋 菜花中富含维生素C,与鸡蛋搭配,能促进止血及皮损愈合,且有健脾开胃、防老抗衰之功效。适用于缺铁性贫血患儿。

3. 苋菜与猪肝 苋菜含有丰富的铁和赖氨酸,能清热解毒、补血止血、通利二便;猪肝富含蛋白质、维生素及矿物质,为补血佳品。两者搭配,为人体提供丰富的营养。适用于缺铁性贫血、肝虚头晕、夜盲、眼花等,也有助于增强机体的免疫力。

4. 番茄与蜂蜜 番茄与生津养颜的蜂蜜搭配,能为机体提供丰富的营养。有滋阴生津、养血补血、利尿降压等功效。对缺铁性贫血有一定的防治效果,并有美容作用。

5. 黄豆与排骨 黄豆与排骨煨成黄豆排骨汤,不仅营养丰富,而且能补血养肝、益肾壮骨、补中益气、利尿消肿。对缺铁性贫血有良好的辅助防治作用。

【食疗药膳方】

1. 淮山药园肉炖甲鱼 淮山药 15 克,桂圆肉 20 克,甲鱼 1只。先用热水烫甲鱼,使其排尿后切开洗净,去肠脏,然后将甲鱼肉与壳一起连同淮山药,桂圆肉放炖盅内,加水适量,隔水炖熟食用。补益脾胃,益气血。适用于贫血、病后体虚者。

2. 动物肝粥 动物肝(猪肝、羊肝、牛肝、鸡肝)100~150 克,粳米 100 克,葱、姜、植物油、食盐各适量。将动物肝洗净,切成小块,与粳米、葱、姜、植物油、食盐加水,煮成稀粥,等肝熟粥稠即可。每日早晨空腹趁热顿食。补肝养血。适用于气血虚弱、小儿营养性贫血等。

3. 荔枝粥 干荔枝肉 30 克,山药 10 克,粳米 200 克。荔枝肉、山药、粳米洗净;山药捣烂。先将荔枝肉和山药放入锅内,加水适量,煮至软烂时加入糯米,煮成粥。分早晚食用,连用 1 个月。

4. 猪肝菠菜汤 猪肝 30 克,菠菜 100 克,食盐适量。猪肝洗净,切成薄片;菠菜洗净,切段。先将适量的水煮沸,加入猪肝和菠菜,煮沸数分钟后,加食盐调味。每日 1 次,喝汤吃猪肝。适用于年长的贫血儿童。

5. 山药花生粥 花生 50 克,山药 30 克,大枣 10 枚,粳米

100克,冰糖适量。将花生、山药捣碎,大枣切开,与粳米同煮成粥,待粥将成时放入冰糖稍煮即可。代早餐食用。

6. 大枣木耳桂圆汤 大枣 15 个,黑木耳 15 克,桂圆肉 50 克,红糖适量。大枣、木耳、桂圆同放锅中,加水适量煎煮 20 分钟,然后放入红糖搅匀。每日 1 剂,佐餐食用。补益气血。适用于面色苍白,倦怠无力,头晕心悸,少气懒言,伴舌质淡胖,苔薄白,脉细弱之贫血患儿。

7. 冻豆腐鸡蛋清 冻豆腐、鸡蛋清,食盐各适量。将冻豆腐以温水暖软,挤出水分,放入装有鸡蛋清的碗内令其渗入后,取出放于锅内煮或煎熟,用食盐调味。可随意食用。

8. 龙莲糯米粥 桂圆肉 7 个、莲子肉(去皮、心)30 粒,血糯米 50 克。将其煮成粥,分 2～3 次食完,可稍加白糖,连用 1 个月。

9. 加味蜜煎大枣 大枣 50 克,花生仁衣 50 克,赤砂糖 50 克。大枣洗净,用温水泡发,与花生仁衣加水适量,用文火煮 1 小时左右,捞出花生仁衣,加入赤砂糖,待糖溶化后收汁即可。每次食大枣 10 枚,每日 2～3 次。

10. 菠菜粥 带根新鲜菠菜 150 克,粳米 100 克。菠菜洗净,切碎,与粳米放入砂锅加水煮至稠状即可食用。适用于缺铁性贫血。

11. 牛筋血藤骨脂汤 牛蹄筋 50 克,鸡血藤 30～50 克,补骨脂 10～12 克。将牛蹄筋、鸡血藤、补骨脂洗净,加水煎煮约 1 小时至牛蹄筋熟烂,取汁饮用。益气生血。适用于小儿营养性贫血。

12. 三七蒸鸡 三七 20 克,母鸡 1 只,料酒、姜、葱、味精、食盐各适量。将鸡去毛杂,剁爪,去内脏,洗净,切成长方形的小块装入盆;取 10 克三七磨粉备用,余下者上笼蒸软,切成薄片;生姜洗净,切成大块,葱切成节。把三七片放入鸡盆中,葱、姜摆在鸡上,注入适量清水,加入料酒、食盐,上锅蒸约 2 小时取出,拣去葱、姜不用,调入味精,把三七粉撒入盆中拌匀。有补血功效。适用于小儿营养性不良贫血、面色萎黄及久病体弱。

13. 阿胶炖猪肉　阿胶 9 克,猪瘦肉 60 克。先将猪肉炖熟,入阿胶烊化,调味喝汤吃猪肉。

【饮食相克】

1. 忌偏食含铁少的食物　生理情况下,人体外源性的铁来自食物,铁与食物蛋白结合变为血红蛋白。如果外源性的铁摄入不足,血红蛋白缺乏,就会影响红细胞内血红蛋白水平,造成缺铁性贫血。人们作为主食的大米、玉米、小麦含铁少,奶类含铁最少,瘦肉、蛋类、动物肝脏、海带、木耳、香菇等含铁丰富,使用时应搭配合理,食谱广泛,不要偏食。

2. 小儿忌长期单纯哺乳　小儿生长期红细胞和肌肉容量均不断增长,铁和维生素 B_{12}、叶酸的需求量也不断增加,生长愈快,这些物质需要量愈多,婴儿在 3～4 个月时体内储存的铁已经用完,必须加以补充。母乳喂养如不及时添加辅食,会造成维生素 B_{12} 及叶酸的缺乏。各种乳类含铁、维生素 B_{12}、叶酸少,如果长期哺乳,不然会导致这些物质缺乏,小儿 6 个月以后必须增加辅食,以补充铁、维生素 B_{12} 及叶酸,如适当喂些肉汤、蛋黄、鱼汤、菠菜、瘦肉末等食物,以防贫血发生。

3. 忌饮浓茶　茶叶中含有鞣酸,可与食物中的铁元素和蛋白质结合,转变成不溶性的物质,不易被消化,因此铁缺乏患儿应少饮茶。

4. 牛奶加热时间过长　牛奶中含叶酸,但如果加热时间过长,会遭到破坏。

5. 忌长期使用铝制品炊具　铁制炊具是无机铁,极易为人体吸收利用。有实验证明,铁制炊具炒菜、煮饭、烧水,对缺铁性贫血患儿来说大有好处,特别是炒菜加醋后更为理想。铝制炊具不含铁质,长期使用可使人体铁摄入减少,造成儿童缺铁性贫血的发生。

6. 忌食用不利于铁吸收的食物　研究表明,酸涩味的水果及咖啡中含有鞣酸,可与铁结合形成鞣酸复合物,影响铁的吸收,牛乳、植物纤维不利于铁的吸收,均应少食用;肉类、氨基酸、枸橼酸、琥珀酸等酸性食物可促进铁的吸收,因为铁在酸性环境中能游离成二价铁,可以加速吸收。

7. 慎用碱性食物　人体内如为碱性环境,不利于铁质的吸收,胃酸缺乏也会影响食物中铁的游离和转化,贫血患儿应尽量少食碱性食物,如馒头、荞麦面、高粱面等。

8. 忌油炸食物　贫血患儿胃肠功能的好坏,直接影响到疾病的恢复,油炸食物一方面大量营养被分解破坏,另一方面也影响消化吸收,造成肠道功能紊乱。

【药物与饮食相克】

1. 忌饭前服用铁剂　铁剂大都对胃肠道有刺激,部分患儿服铁剂后常有呕吐、腹泻等不良反应,饭后服用可减轻消化道不良反应。因此,铁剂药物宜在饭后服用。

2. 铁剂忌与高钙、磷食物同服　缺铁性贫血患儿服用铁剂期间不宜同时进食含钙高的食物(如牛奶、乳制品、豆制品、骨头汤、黑木耳、芹菜、海带、海蜇等)和含磷多的食物(如动物肝脏、花生仁、葵花子、核桃仁、芝麻酱、水产类),因钙、磷与铁易结合生成不溶性复合物,妨碍铁的吸收,降低疗效。所以,铁剂服用时间应与以上食物间隔 $1\sim2$ 小时。

3. 服铁剂不宜饮浓茶　茶中含有鞣酸,可以与铁结合形成鞣酸铁发生沉淀,影响铁的吸收,降低药物疗效。

4. 铁剂不宜与高脂肪食物同服　高脂肪食物(如肥肉、油炸食品等)能抑制胃酸分泌,使胃酸分泌减少,影响高价铁离子转化成二价铁离子,不利于铁剂的吸收。高蛋白饮食能促进铁的吸收。

【药物相克】

1. 忌利水药　若贫血者出现水肿,治疗中应该注意本病的水肿,如为血虚而引起,不要轻易使用大剂量逐水药,如芫花、商陆、葶苈子、大戟、甘遂等。

2. 忌滥用铁注射剂　铁注射剂价格昂贵,又不如口服方便,并常出现一些不良反应(如局部肿痛、面色潮红、头痛、肌肉关节痛、淋巴结炎、荨麻疹),严重者可发生过敏性休克。因此,铁注射剂应慎用,并严格掌握好适应证。

3. 忌使用可引起贫血的药物　引起贫血的药物临床上主要分两大类:一类是直接干扰红细胞代谢引起贫血,如阿司匹林、氨基比林、非那西汀、奎宁、氯霉素、磺胺类药物等;另一类是通过免疫抑制而引起,如左旋多巴、甲芬那酸、氯磺丙脲、磺胺类药物等。

【药物与药物相克】

1. 硫酸亚铁

(1)不宜与碳酸盐、碘化钾、鞣酸蛋白合用:合用时可发生沉淀,降低铁离子的吸收,影响疗效。

(2)忌与别嘌醇同服:硫酸亚铁与别嘌醇同服时可导致肝脏中铁的浓度增高,引起或加重不良反应。

(3)忌与抗生素同服:抗生素能与铁离子结合在消化道形成难溶解的螯合物,使血药浓度大幅度降低,一般不易同服。但如在给药前3小时或给药后2小时服硫酸亚铁,则对其吸收无显著影响。

(4)禁与抑制胃酸分泌的药物同服:抑制胃酸分泌的药物(如西咪替丁、丙谷胺、抗胆碱药等)会降低胃液的酸度,影响铁的吸收。

(5)禁与含钙、铝的制酸药同服:含镁、钙、铝的制酸药(如碳酸氢钠、氢氧化铝等)与硫酸亚铁在胃肠道可形成难溶的复合物或沉淀,降低铁的吸收。

(6)不宜与青霉胺合用:青霉胺可以与铁络合,减少在肠道的吸收。

(7)不宜与二巯丙醇合用:二巯丙醇可以与铁结合,形成有毒的络合物,铁中毒时,忌用二巯丙醇解毒。

(8)不宜与胰酶制剂同服:胰酶含不耐热因子,可抑制铁在肠道的吸收。

(9)不宜与芦丁同服:芦丁分子中含 5-羟基黄酮结构,与硫酸铵亚铁中的铁离子可生成络合物,使两药的吸收降低而影响疗效。

(10)忌与维生素 E 合用:维生素 E 可减弱硫酸亚铁的作用。

(11)不宜与其他对胃肠道有刺激性的药物同服:对胃肠道有刺激的药物(如吲哚美辛、阿司匹林等)与铁剂同服,可加重铁剂引起的胃肠道反应。

(12)禁与乌贝散合用:乌贝散由海螵蛸、贝母等组成,海螵蛸含碳酸钙、磷酸钙、胶质等,呈碱性,有中和胃酸、降低胃液酸度及收敛的作用,妨碍三价铁还原成二价铁而影响吸收,应禁止合用。

(13)忌与含鞣质的中药合用:大量的鞣质能与铁离子生成鞣酸铁发生沉淀,使铁剂生物利用度降低,应忌与含鞣质的中药(如大葱、桑叶、木瓜等)合用。

(14)不宜同服中药煎剂:中药煎剂含鞣质较多,能与铁离子生成鞣酸铁沉淀,降低铁离子的吸收,影响疗效。

(15)不宜与含牛黄的中药合用:硫酸亚铁与牛黄消炎丸、六神丸、牛黄解毒丸、安宫牛黄丸等合用,可生成硫化砷酸盐,使疗效降低。

2. 维生素 B$_{12}$

（1）不宜与维生素 C 同服：有学者认为，维生素 C 可能破坏维生素 B$_{12}$，降低其生物利用度。如两者需要联用时，服药应间隔 2～3 小时。

（2）忌与考来烯胺合用：两者合用，维生素 B$_{12}$ 的吸收减少。

（3）不宜与氯霉素、阿司匹林同用：氯霉素、阿司匹林都有可能减少维生素 B$_{12}$ 的利用，合用可使维生素 B$_{12}$ 疗效降低。

（4）不宜与苯乙双胍合用：苯乙双胍能抑制酶系统，与维生素 B$_{12}$ 合用可使其吸收减少，应避免合用。

二、再生障碍性贫血

再生障碍性贫血是一种全血细胞减少的综合征。约 50% 以上找不到明显的病因，称为原发性再生障碍性贫血。部分患儿由于化学、物理或生物因素对骨髓的毒性作用所引起，称为继发性再生障碍性贫血。最常见的原因是药用工业或生活中接触到化学物质的中毒或过敏，其次是各种形式的电离辐射，较少见的病毒感染和免疫反应等。主要的临床表现为进行性贫血、出血及感染，轻重与血细胞减少的程度及发展的速度有关。伴有疲乏、软弱无力、皮肤黏膜苍白等贫血症状，皮肤、黏膜瘀点及淤斑、牙龈出血、鼻出血，还有口腔、肛门周围、皮肤和上呼吸道等感染症状。一般无淋巴结肿大和脾大，反复感染及长期多次输血亦可使脾脏轻度肿大。常用治疗药物有甲睾酮、丙酸睾酮、司坦唑醇、羟甲烯龙、抗胸腺细胞球蛋白、抗淋巴细胞球蛋白等。

【饮食宜进】

1. 供给高蛋白饮食　各种血液细胞的增殖、分化和再生，都需要依赖蛋白质作为基础，所以再生障碍性贫血的患儿在饮食方面更需要供给生物价值高的动物性蛋白质，含蛋白质丰富的食物有瘦肉、禽蛋、鱼类、乳类、鸡肉及动物肝脏、肾等。

2. 补充造血物质　虽然本病不是因为造血物质缺乏引起，但由于反复出血，造成慢性失血性贫血，从而加重了再生障碍性贫血的贫血程度。因此，食物中应补充铁制、叶酸及维生素 B_{12} 等。

3. 补充含维生素丰富的食物　再生障碍性贫血的患儿不但要补充维生素 B_{12}，还要补充其他的维生素，如维生素 B_1、维生素 B_6、维生素 K 和维生素 C，不仅为改善贫血所需，还有利于预防出血。新鲜蔬菜（如番茄、油菜、菠菜、莴苣）及米、面等都含有较多的维生素 C、维生素 B_1、维生素 B_6 和叶酸，可以经常选食。

4. 饮食调理　强调饮食卫生至关重要，注意饮食宜清淡，加强饮食营养，进食易消化、高蛋白、高维生素、低脂饮食，可适当食用大枣山药粥、甲鱼汤、排骨汤等；有出血倾向者，宜进食无渣半流食。即可食用。

5. 牛奶、苏打饼干与含钙高的食物　由于长期要服激素，容易发生消化性溃疡和骨质疏松，如果每日早餐食用牛奶及苏打饼干，可中和胃酸，对防止发生消化性溃疡有一定好处。为了预防骨质疏松，宜选择含钙高的食物。

【饮食搭配】

1. 赤豆与大枣、大米、红糖、蜂蜜　赤豆、大枣、大米、红糖、蜂蜜一起熬制成粥，适用于久病体虚、营养不良、再生障碍性贫血患儿。

2. 猪肝与遏蓝菜　遏蓝菜含丰富的钙、磷等矿物质，还含有蛋白质、脂肪、多种维生素，具有和中益气、利肝明目等功效。若配以补肝明目、补气养血的猪肝，营养丰富全面，功效相互协同，适于治疗再生障碍性贫血、水肿、面色萎黄等。

【食疗药膳方】

1. 蜜煎大枣　大枣 50 克，花生衣 50 克，赤砂糖 50 克。将大枣用温水泡发,用花生衣包煎,然后一同加水适量,文火煮约 1 小时后捞出花生衣,入赤砂糖,待糖溶化后收汁。每次食大枣 10 克,每日 2～3 次。适用于再生障碍性贫血。

2. **赤豆大枣粥**　赤豆 50 克,红糯米 100 克,大枣 50 克,白糖适量。将赤豆、红糯米入锅煮熟后,加大枣同煮至稠,加白糖调味。每日早晚各温食 1 次,连食 2 周。适用于再生障碍性贫血。

3. **桂圆蒸鸡**　童子鸡 1 只,桂圆肉 30 克,料酒、葱、姜、食盐各适量。将童子鸡去毛、内脏、头、脚爪,入沸水锅中略煮,去血水捞出,与桂圆肉入蒸钵。加料酒、葱、姜、食盐调味,上笼蒸约 1 小时。分次食鸡肉,每隔 3～4 日 1 次,连用 2～4 周。适用于小儿再生障碍性贫血。

4. **龙莲糯米粥**　桂圆肉 7 个,莲子肉(去皮心)30 粒,血糯米 50 克,白糖适量。将桂圆肉、莲子肉、血糯米洗净,加水共煮成粥。分 2～3 次食完,可稍加白糖,连用 1 个月。适用于小儿再生障碍性贫血。

5. **羊骨大枣汤**　羊胫骨(四肢长骨)500 克,大枣 100 克。羊胫骨砸碎,煮 1 小时后加入大枣,同煮至软熟,分 2～3 次食完,15 日为 1 个疗程。适用于再生障碍性贫血。

6. **羊骨汤**　羊胫骨、羊脊骨各 1 根,姜、葱、食盐各适量。羊胫骨、羊脊砸碎,煮汤,用姜、葱、食盐调味食用。

7. **羊骨糯米粥**　羊胫骨 1～2 根,大枣 10 个,糯米 75 克。将羊胫骨敲碎,与大枣、糯米共置锅内煮成粥食用,每日 2 次,30 日为 1 个疗程。适用于小儿再生障碍性贫血。

8. **北黄芪大枣鹌鹑汤**　鹌鹑 1～2 只,北黄芪 10 克,大枣(去核)5 个,生姜 1 片。将鹌鹑去毛、内脏、脚爪,与北黄芪、大枣、生姜同置锅内,加清水适量,武火煮沸后改文火煲 2 小时,调味食用。补气养血,健脾益胃。适用于小儿气虚血少,症见面色苍白无华,懒言少动,头晕时作,食少神疲,易汗出,时心悸,易疲劳,脑力差。

【饮食相克】

1. 忌食粗、长纤维食物 如芹菜、菠菜、韭菜、冬笋、竹笋,以及未煮烂的牛肉、猪肉、羊肉等含有粗、长纤维,在消化过程中容易损伤胃肠道,血小板减少的患儿由于容易出血,应忌食。

2. 忌食烧烤、油炸、油煎食物 烧烤、油炸食物外皮焦硬,如食后与消化道黏膜摩擦易导致消化道出血。另外,这种食物不易消化,有碍脾胃,容易造成消化功能紊乱。

3. 忌食热性食物 热性食物(如羊肉、狗肉、鹿肉、麻雀、公鸡肉、韭菜、荔枝、蚕蛾等)能助阳而动血,会使患儿出血加重,不宜食用。

4. 限制脂肪 食用过多脂肪,能抑制人体的造血功能,因为脂肪过多对贫血患儿的消化和吸收都有影响,故每日脂肪的供给量不应多,并宜用植物代之。

5. 忌碱性食物 人体内如呈碱性环境,则不利于铁质的吸收,胃酸缺乏也会影响食物中铁的游离和转化,故贫血患儿应尽量少食碱性食物。这类食物有馒头、荞麦面、高粱面等。

【药物与饮食相克】

服司坦唑醇、羟甲烯龙忌蛋白摄入不足 司坦唑醇、羟甲烯龙均为蛋白同化剂,服药期间宜高蛋白饮食,适当增加蛋、瘦肉等高蛋白的食品。

【药物相克】

1. 忌服用铁剂 再生障碍性贫血是骨髓的造血功能受到抑制或损害,部分红髓为脂肪髓所代替,致使血液循环中的红细胞、粒细胞、血小板都减少,骨髓既不能造血,又经常出血,所以引起贫血的原因并非因缺失铁剂所致,因此再生障碍性贫血患儿不宜服用铁剂。如果服用铁剂过多而在脏器组织中沉着,反而有害。

2. 忌长期应用糖皮质激素 糖皮质激素仅适用于有严重出

血者,有溶血证据的患儿,对皮肤、口鼻出血的止血作用较好,对颅内或脏器出血无效。一般用药7～10日后未见效果,应停止使用,以免引起或加重感染,使病情加重。

3. 忌滥输血 输血仅适用于贫血较严重且有组织低氧表现者,血红蛋白在6克以上不宜输血。多次盲目输血,可增加血源传染病的传染机会,增加以后输血反应的机会,增加对移植物人类白细胞抗原(HLA)的免疫反应,使骨髓移植成功率降低,并可发生含铁血黄素沉着症,甚至出现血色病等。因此,输血应慎重应用。尽量减少全血应用,如有输血指征,宜成分输血。

4. 禁服用或接触对造血系统有损害的物质和药物 氯霉素、保泰松、苯巴比妥、氨基比林、青霉胺等,对造血系统均有危害,是引发再生障碍性贫血的高度危险性药物。苯属于芳香族碳氢化合物,广泛应用于工业;砷在砒霜中含有,有剧毒,长期接触可引起贫血、毛发脱落、口腔牙龈糜烂;磺胺类药物可致过敏反应、血小板减少和溶血性贫血;氯霉素可影响骨髓细胞成熟和抑制幼稚细胞增殖,损伤造血干细胞和造血微循环结构,使红细胞、粒细胞及血小板生成数量均减少;保泰松可产生骨髓抑制。因此,再生障碍性贫血患儿应严禁接触或使用上述药物。

5. 忌苦寒之品 再生障碍性贫血患儿以虚证为多,除热毒型外,一般忌用苦寒伤胃制品,如石膏、黄连、玄参、夏枯草、知母等。

6. 忌破气之品 本病虚证者多,不要轻易使用强烈的破气活血之品,如三棱、莪术、莱菔子、枳实、沉香等。

【药物与药物相克】

1. 丙酸睾酮不宜与巴比妥类合用 巴比妥类药物可能诱导肝药酶活性,可使丙酸睾酮在体内代谢加快,作用减弱,应避免合用。

2. 甲睾酮不宜与抗生素长期合用 两者合用时,对肝脏的毒性增加,尤其是肾衰竭的患儿,合用可使抗生素的半衰期延长,毒性损害明显增加。

三、溶血性贫血

溶血性贫血的特点是红细胞易于破坏,生存期缩短,生血功能虽然旺盛,但仍不能代偿红细胞的破坏而发生贫血。正常红细胞的生存期为 100～120 日,平均每日有 1‰ 的红细胞衰老破坏,而代之以相当数量的新生红细胞。正常成人骨髓造血的潜在能量很大,一般可以增加到正常的 6～8 倍。儿童红细胞破坏的速度超过正常的 12 倍时,也不出现贫血。但多数慢性溶血的小儿都有不同程度的贫血症状,这是由于小儿的骨髓代偿能力不如成年人,也由于各种溶血性贫血皆可出现短时间骨髓生血功能不全的缘故。溶血性贫血大致可分为:红细胞内在因素,多于遗传有关;红细胞外在因素,多由感染、中毒、免疫引起,有红细胞破坏作用。临床表现取决于溶血过程的缓急和溶血的主要场所。急性溶血表现为头痛、恶心、呕吐、寒战,随后出现高热、面色苍白和黄疸;慢性溶血起病缓慢,症状轻微,有贫血、黄疸、肝脾大等特点。目前,对本病无根治方法,可采用糖皮质激素(如泼尼松)和免疫抑制药(如环孢素、环磷酰胺等)治疗。

【饮食宜进】

1. 高蛋白饮食　红细胞的增殖、分化和再生,需要依赖蛋白质作为基础,含蛋白质丰富的食物有瘦肉、禽蛋、鱼类、乳类、鸡肉及动物肝脏、肾等。所以,溶血性贫血的患儿在饮食方面更需要供给这些生物价值高的动物性蛋白质。

2. 低脂肪饮食　急性溶血期消化器官功能紊乱,如进食含脂肪高的食物可加重消化系统负担,影响消化功能。

3. 高糖类、高维生素饮食　进食含高糖类、高维生素食物,如番茄、油菜、菠菜、莴苣及米、面食等都含有较多的维生素 C、维生素 B$_1$、维生素 B$_6$ 和叶酸,可以经常选食。有利于多种维生素的摄入和吸收,保护肝脏功能。

4. 其他 可以适当食用大枣山药粥,以补气血,改善贫血。

【饮食搭配】

1. 番茄与大枣 大枣有补血功效,而番茄所含的维生素 B$_1$ 对维持神经、血管和消化系统的正常功能有作用。两者搭配,营养丰富,有补虚健胃、益肝养血等功效。适用于溶血性贫血。

2. 洋葱与猪肝 洋葱有解毒化湿、清热利尿等功效;猪肝能补肝明目、补气益血。两者搭配,营养丰富。适用于治疗溶血性贫血、体虚乏力、营养不良等。

3. 猪肝与何首乌 何首乌能补肝肾、益精血、乌须发;猪肝含有丰富的蛋白质及维生素与矿物质,具有补肝、养血、明目等作用。猪肝与何首乌搭配食用,补肝、养血、明目、益肾等作用更强,常食亦有健脑作用。适用于溶血性贫血。

【食疗药膳方】

1. 花生枣米粥 花生仁 30 粒,大枣 10 枚,粳米、白糖各适量。花生仁剥去红衣,加水煮成六成熟,入大枣煮烂,取出大枣皮、核,与花生均碾成泥调入粥中,入白糖略煮即可食用。

2. 枸杞子银耳羹 银耳 20 克,枸杞子 25 克,冰糖 100 克,鸡蛋 2 个。将银耳泡发,摘除蒂头;枸杞子洗净,沥水;鸡蛋取蛋清。砂锅加水,沸后投蛋清、冰糖搅匀,再沸时加入枸杞子和银耳,炖片刻。

3. 枸杞子蒸母鸡 枸杞子 20 克,母鸡 1 只,葱段、生姜、清汤、食盐、料酒、胡椒粉、味精各适量。将枸杞子装入鸡腹内,置器内,加葱段、生姜、清汤、食盐、料酒、胡椒粉,加盖蒸 2 小时取出,加味精调味,喝汤食鸡肉。

4. 清炖乌龟 乌龟 1～2 只,植物油、食盐各适量。乌龟宰杀,洗净,去内脏、头、爪、龟甲、龟肉放炖盅内,加清水,隔水炖熟,加植物油、食盐调味后食用。

5. 麦冬芝麻糖　麦冬 100 克,黑芝麻、蜂蜜、冰糖各 300 克。将黑芝麻淘净,用锅炒,倒出冷却,研碎。麦冬去心,洗净,加水 200 毫升,浸 1 小时。将麦冬及其浸液、芝麻、蜂蜜、冰糖同倒入瓷盆内,加盖,武火隔水蒸 3 小时离火。

【饮食相克】

1. 忌摄入大量钠盐食物　溶血性贫血分为细胞内在因素和外在因素,前者是由于红细胞本身遗传缺陷,使红细胞膜及形态发生改变。当钠盐摄入增加时,三磷腺苷酶的作用加强,以加速钠的排出和钾的吸收,同时红细胞需要高糖酵解率,以补偿三磷腺苷的丧失。由于红细胞膜及形态发生改变,变形性差,在脾脏内不易通过直径比它小得多的脾窦微循环,被阻滞在脾内,因而加重代谢缺陷,致使贫血加重。

2. 忌食蚕豆或接触蚕豆花粉　红细胞中葡萄糖-6-磷酸脱氢酶减少或缺乏的患儿,如吃了蚕豆或接触蚕豆花粉,均可引起急性溶血性贫血。

【药物与饮食相克】

1. 糖皮质激素药物

(1)忌过食含钙食物:详见"支气管哮喘"。

(2)忌大量食糖:详见"支气管哮喘"

(3)忌高盐饮食:详见"支气管哮喘"

2. 服环孢素忌过食含钙高的食品　因钙离子与钙调节蛋白结合,可导致蛋白质的构象改变,应用环孢素时,应避免过食含钙高的食物(如牛奶、豆制品、巧克力、骨头汤等)。

【药物相克】

1. 对红细胞有直接毒性作用的化学品及药物

(1)无机物质:铅、砷化氢、铜盐、纯氧。

（2）有机化合物：苯及甲苯、硝基苯及二硝基甲苯、萘、苯肼及乙酰苯肼、皂素及卵磷脂。

（3）药物：砜类、非那西丁及乙酰苯胺、间苯二酚。

（4）生物毒素：蛇毒、某些蜜蜂和蜘蛛分泌的毒素及毒蕈、蓖麻子。

2. 对患 6-磷酸葡萄糖脱氢酶缺乏症或不稳定血红蛋白病的患儿能引起溶血的药物

（1）抗疟药：伯氨喹、扑疟喹啉、氯喹、奎宁。

（2）砜类药：达普松、索尔福克松。

（3）磺胺类药：磺胺、磺乙酰胺、磺胺二甲氧哒嗪等。

（4）呋喃类药：呋喃妥因、呋喃西林、呋喃唑酮。

（5）镇痛药：阿司匹林、安替匹林、非那西丁、乙酰苯胺、氨基比林。

（6）其他：水溶性维生素 K、萘（樟脑丸）、丙磺舒、二巯丙醇、亚甲蓝、对氨水杨酸、异烟肼、新砷凡那明、亚硝酸戊酯、链霉素、奎尼丁、维生素 C、苯妥英钠及氯霉素。

3. 通过免疫机制引起溶血的药物

（1）外源性抗原类：抗生素有青霉素及半合成青霉素、头孢菌素类；奎宁、奎尼丁、异烟肼、利福平、对氨水杨酸、水杨酸偶氮磺胺吡啶、非那西丁、氨基比林、甲芬那酸、氯丙嗪、氯磺丙脲、胰岛素等。

（2）导致自身免疫类：甲基多巴可刺激机体产生抗体，通过免疫机制造成溶血发生，应忌用。

4. 忌服铁剂　本病是由于红细胞破坏过速，超过造血补偿能力的一种贫血，非缺铁所致。如果服用铁剂治疗，则可引起含铁血黄素沉着，导致心脏扩大等不良反应。

【药物与药物相克】

1. 糖皮质激素忌与吲哚美辛、阿司匹林合用　详见"溃疡性结肠炎"。

2. 糖皮质激素忌与含钙药物同服　详见"溃疡性结肠炎"。

3. 糖皮质激素忌与免疫抑制药同时使用　详见"溃疡性结肠炎"。

4. 糖皮质激素忌接种疫苗　详见"溃疡性结肠炎"。

5. 糖皮质激素忌与酶诱导药合用　详见"溃疡性结肠炎"。

6. 糖皮质激素忌与活性炭合用　详见"溃疡性结肠炎"。

7. 糖皮质激素忌与维生素 A 合用　详见"溃疡性结肠炎"。

四、血小板减少性紫癜

特发性血小板减少性紫癜主要是与自体免疫有关的一种常见出血性疾病。其病因除自体免疫因素外，还有脾脏作用、毛细血管脆性增高、血小板因子缺乏等。本病有急性和慢性两大类型。

1. 急性型血小板减少性紫癜　较少见，儿童居多，常于春季或初夏发病；病前 1～3 周多有上呼吸道感染病史。主要表现为：急性期出现畏寒、发热；出血部位广泛，皮肤黏膜出血广泛且严重；脾脏大；预后良好，大多数半年内可治愈或自愈，仅少数病例转达变为慢性型；血小板 $< 50 \times 10^9$/升。

2. 慢性型血小板减少性紫癜　较多见，多发生于女童。主要表现为：起病缓慢，病程长；出血轻，一般为皮肤、鼻、齿龈出血；可以轻度脾大；少部分可痊愈，大部分反复发作而迁延数年；血小板多在 50×10^9/升以上。可给予激素、免疫性抑制药长春新碱、环磷酰胺、硫唑嘌呤，输入血小板悬液及大剂量静脉输注丙种球蛋白治疗；还可给予维生素 C、酚磺乙胺改善毛细血管内皮通透性，协助止血。

【饮食宜进】

（1）急性发作时应卧床休息，防止创伤；宜食富含维生素 C

和维生素 P 的食物,如番茄、苹果、梨、西瓜、橘子、杏等水果。

(2)饮食以无刺激、少膳食纤维、易消化软食为宜。饮食宜软而细,如面条、米饭、米粥、牛奶、绿豆汤、莲子粥;蔬菜中的笋瓜、茄子、冬瓜等;不去外衣的生花生仁、菜汤等。如有消化道出血,应给予半流质或流质饮食,宜凉不宜热。

(3)脾虚可稍多进肉、蛋、禽等滋补品,动物的肝脏、肾脏、豆腐、土豆等食物可以适量供给。

【饮食搭配】

1. 兔肉与枸杞子　兔肉性具有养血止血、益气息风、安神等功效,与枸杞子合用,适用于出血性紫癜患儿。

2. 大枣与蹄筋　由于大枣含有丰富的铁和维生素 C,有显著的补血作用。蹄筋含胶原蛋白,为高蛋白食物。两者同食,适用于血小板减少性紫癜患儿。

【食疗药膳方】

1. 二鲜饮　鲜白茅根(切碎)150 克,鲜藕(切片)200 克。水煎取汁,代茶频饮,每日 1 剂,用至热退斑消。

2. 五鲜汁　鲜生地黄、鲜茅根、鲜藕节、鲜西瓜皮、鲜梨各 30 克。加多量煎汤取汁,代茶频饮,每日 1 剂。滋阴清热,凉血止血。

3. 荸荠萝卜饮　荸荠、白萝卜各 100 克。荸荠、白萝卜加水煎煮至熟,每日 1 剂,分 2～3 次,喝汤食荸荠。滋阴清热,凉血止血。

4. 大枣粥　大枣 15 克,粳米 100 克。大枣、粳米加水煮成粥,每日早晚各食 1 剂。久服可奏良效。益气摄血,养血消瘀。

5. 羊骨汤　羊胫骨(敲碎)2 根,大枣 20 枚,花生仁(连皮)50 克。加水煎煮至熟烂,喝汤食花生仁,每日 1 剂,连用 15 日为 1 个疗程。益气摄血,养血消瘀。

6. 茄子煲　紫茄子 250 克,大蒜 50 个。紫茄子、大蒜共入砂煲煮至烂熟,调味后即可(忌胡椒、花椒、桂皮、茴香等调味品)。每日1剂,顿食。

7. 豆枣冰糖羹　白扁豆100克,大枣20枚,冰糖50克。白扁豆、大枣、冰糖加水,文火炖成羹汤即可,每日早晚各食1剂。

8. 花生龟枣煲　花生仁(连衣)50克,大枣10枚,乌龟肉120克。花生仁、大枣、乌龟肉共入砂煲,文火炖至烂熟,每日1剂,顿食。

9. 核桃芝麻羹　核桃肉1000克,驴皮胶210克,黑芝麻500克,黄酒、冰糖适量。把黑芝麻炒熟,捣碎,加入核桃肉。驴皮胶用温水烊化,加入黄酒、冰糖,隔水蒸1小时,加芝麻核桃蒸2小时。每次1/2小碗,每日2次。健脾益气,滋补肝肾。适用于血小板减少性紫癜。

10. 小蓟红米粥　小蓟15克,红糯米50克。小蓟煎汤取汁,用药汁煮红糯米,粥熟加红糖。一次吃完。解毒消痈,凉血止血;适用于血小板减少性紫癜。

11. 健脾养血汤　桂圆肉15克,淮山药30克,花生仁30粒,大枣(去核)11枚,食盐适量。把桂圆肉、淮山药、花生仁、大枣同入锅中,加水煮到花生仁熟透,加食盐调味。连汤一起吃,每日1次。补脾益胃、养血止血。适用于血小板减少性紫癜。

12. 藕柏饮　生藕节500克,侧柏叶100克。生藕节、侧柏叶共捣烂如泥,绞榨取汁,调入温开水,每日1剂,分3～4次饮。

13. 地榆胶衣蜜饮　地榆50克,阿胶10克,花生衣、蜂蜜各30克。将地榆切片,焙炒成炭,与花生衣一同放入砂锅,加清水适量,浸泡片刻,水煎取汁,纳入蜂蜜、阿胶烊化饮,每日1剂。清热凉血。适用于血小板减少性紫癜,皮肤出现淤点或淤斑,斑色鲜红,伴鼻出血,或牙龈出血、吐血、尿血、便血,或伴有心烦、口渴、小便短黄、大便秘结,或有发热,或见腹痛等。

14. 阿胶葛根藕粉羹　阿胶15克,葛根粉30克,藕粉60克。

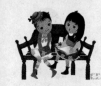
将阿胶敲碎,放入锅中,加水适量,煮沸烊化,加葛根粉,拌和均匀,继续煨煮至沸,调入用冷水拌匀的藕粉,边加热边搅拌至形成羹状即可,每日1剂。可养阴清热,适用于血小板减少性紫癜,紫癜较多,颜色鲜红,散在分布,病程较长,时发时止,常有流鼻血、牙龈出血,或伴有午后潮热、手足心热、心烦不宁、口干口渴、心慌盗汗、头晕耳鸣、神疲乏力等。

15. 连衣花生阿胶大枣饮 连衣花生米 30 克,大枣 15 枚,阿胶 10 克。将连衣花生米择净,与大枣同入砂锅,加水适量,大火煮沸,改用小文煨煮 1 小时。阿胶洗净,入另锅,加水煮沸,待阿胶完全烊化,调入煨煮连衣花生的砂锅中,拌匀,煨煮至花生米熟烂即可,每日1剂。健脾益气、养血摄血。适用于血小板减少性紫癜反复发作,久病不愈,淤斑颜色淡紫,常流鼻血、牙龈出血、面色苍白、口唇色淡、神疲乏力、食欲缺乏等。

16. 侧柏地黄粥 侧柏叶 15 克,生地黄 50 克,粳米 100 克,冰糖适量。侧柏叶、生地黄水煎,去渣留汁,入粳米煮粥将成时,加冰糖稍煮即可。滋阴清热,凉血止血。每日1剂,分 2 次食用。

17. 逍遥粥 柴胡 10 克,白芍 10 克,川芎 10 克,粳米 10 克,冰糖适量。柴胡、白芍、川芎以水煎煮,去渣留汁,入粳米煮粥,粥将成时加入冰糖稍煮即可。疏肝解郁,活血化瘀。每日1剂,分 2 次食用。

18. 参芪仙姜粥 黄芪 15 克,炮姜 6 克,党参 12 克,仙鹤草 9 克,粳米、红糖适量。前 4 味水煎取液,入粳米及红糖煮成粥。温阳益气止血。每日1剂,适量服食。

【饮食相克】

1. 忌食粗、长纤维食物 如芹菜、菠菜、韭菜、冬笋、竹笋,未煮烂的牛肉、猪肉、羊肉等。血小板减少的患儿由于容易出血,粗、长纤维食物在消化过程中容易损伤胃肠道,导致出血,须忌食。

2. 忌食烧烤、油炸、油煎食物 此类食物外皮焦硬,食入后与消化道黏膜摩擦易导致消化道出血,另外,这种食物不易消化,有碍脾胃,容易造成消化功能紊乱。

3. 忌食热性食物 热性食物能助阳而动血,会使血小板减少患儿的出血加重,不宜食用。如羊肉、狗肉、鹿肉、麻雀、公鸡肉、韭菜、荔枝、蚕蛾等。

4. 忌用鱼、虾、蟹之食物 本病的发生与免疫因素、脾脏对血小板破坏,以及毛细血管的缺陷等因素有关。食入这些食物易造成免疫损害,致使毛细血管通透性和脆性增高,导致皮肤、黏膜出血,而加重紫癜。

5. 忌暴饮暴食 暴饮暴食可以加重消化道负担,使大量食物集聚于消化道而至内脏出血。

6. 忌含酒精饮料 酒精可使血管扩张、血液循环增加,增加消化道出血的机会。

7. 忌辛辣食物 辛辣食物可助火生热,火热之邪破血妄行,可加重出血。

8. 忌食葵花子 葵花子所含的亚油酸能增加前列腺素 E 的合成而抑制血小板的附着,影响血液凝固,出血性疾病忌食。

9. 不宜食用柚子 柚子所含的柚皮苷和橙皮苷成分有降低血管内血细胞凝聚和增强毛细血管通透性的作用,出血性疾病不宜食用。

【药物与饮食相克】

1. 服糖皮质激素药物忌大量食糖 详见"支气管哮喘"。

2. 服糖皮质激素药物忌高盐饮食 详见"支气管哮喘"。

3. 服糖皮质激素药物忌过食含钙食物 详见"支气管哮喘"。

【药物相克】

1. 忌服具有抑制血小板作用的药物 如阿司匹林、双嘧达

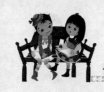

莫等。

2. 忌食用引起血小板减少的药物 本病可以由药物引起，故血小板减少的患儿忌服用奎尼丁、奎宁等，这些药物可以致血小板减少。

3. 忌使用抗凝药物 抗凝药物(如双香豆素、环香豆素、华法林、醋硝香豆素、肝素等)用于血小板减少症，可加重出血，必须禁用。

4. 忌热性药物 热性药物有助阳动血之弊，会导致血小板减少的患儿出血加重。这类药物有肉桂、桂枝、细辛、附子、茴香、丁香等。

5. 忌破气药物 血小板减少症多属脾气虚弱者，不宜使用破气活血药，如三棱、莪术、莱菔子、枳实、沉香等。

【药物与药物相克】

1. 糖皮质激素

(1)忌与吲哚美辛、阿司匹林合用：详见"溃疡性结肠炎"。

(2)忌与两性霉素 B 合用：详见"溃疡性结肠炎"。

(3)忌与利福平合用：详见"溃疡性结肠炎"。

(4)忌与含钙制剂同服：详见"溃疡性结肠炎"。

(5)忌与免疫抑制药同时使用：详见"溃疡性结肠炎"。

(6)忌接种疫苗：详见"溃疡性结肠炎"。

(7)忌与酶诱导药合用：详见"溃疡性结肠炎"。

(8)忌与活性炭合用：详见"溃疡性结肠炎"。

(9)忌与维生素 A 合用：详见"溃疡性结肠炎"。

(10)氢化可的松不宜与普萘洛尔合用：详见"溃疡性结肠炎"。

(11)氢化可的松不宜与万古霉素、链霉素合用：详见"溃疡性结肠炎"。

(12)氢化可的松不宜与氨茶碱合用：详见"溃疡性结肠炎"。

2. 环磷酰胺

（1）忌与氯霉素合用：氯霉素可阻止环磷酰胺在体内变成有效产物，可对抗环磷酰胺的免疫抑制作用。

（2）忌与巴比妥合用：巴比妥类药物（苯巴比妥、戊巴比妥等）能干扰环磷酰胺的代谢，合用可增加环磷酰胺的不良反应。

（3）不宜与长春新碱合用：环磷酰胺与长春新碱合用时，应先用长春新碱，反之则降低环磷酰胺的作用。

（4）忌与丹参合用：动物实验证明，复方丹参制剂以不同途径给药均能促使恶性肿瘤的转移，当与环磷酰胺合用时，在抑制肿瘤生长方面未显示明显的增效作用，应避免合用。

（5）其他：与氯喹合用：可增加环磷酰胺不良反应；与氯化琥珀胆碱同用，可延长其神经肌肉阻滞作用；与柔红霉素及多柔比星同用，可增加心脏毒性；与减毒活疫苗合用，可出现致死性全身疾病的危险。

五、白血病

白血病是造血系统的恶性肿瘤，在骨髓和其他造血组织中，有广泛的白血病细胞异常增生及向全身各组织浸润、破坏，在周围血液中出现幼稚白细胞。其发病率约占肿瘤总发病率的5%，是青少年和儿童中最常见的恶性肿瘤。据调查，我国10岁以下小儿的白血病发病率为3/10万～5/10万，男性高于女性。任何年龄都可发病，新生儿也不例外，但以学龄前期和学龄期多见，小儿白血病中90%以上为急性白血病，慢性白血病仅占3%～5%。目前，白血病的治疗方法有化疗（甲氨蝶呤、巯基嘌呤、柔红霉素、多柔比星，环磷酰胺，长春新碱等），中西医结合治疗，骨髓移植，生物调节剂治疗及基因治疗等。

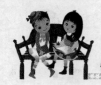

【饮食宜进】

（1）白血病患儿由于机体代谢亢进，需给予高热能、高蛋白、富含维生素、矿物质而易消化的饮食，以补充体内热能及各种营养物质的消耗。尤其是进行化疗期间患儿常有食欲缺乏、腹胀、腹泻、恶心、呕吐等消化道反应，应注意菜肴的色、香、味、型，以引起患儿的食欲。

（2）白血病是血细胞发生了病理改变所致，这类患儿机体内蛋白质的消耗量远远大于正常人，只有补充量多质优的蛋白质，才能维持各组织器官的功能。蛋白质另一功能是构成抗体，具有保护机体免受细菌和病毒的侵害，提高机体抵抗力的作用。所以，白血病患儿应摄入高蛋白饮食，特别是多选用一些质量好、消化与吸收率高的动物性蛋白和豆类蛋白质，如禽蛋、乳类、鱼虾、瘦肉、动物血、动物内脏、豆腐、豆腐脑、豆腐干、腐竹、豆浆等，以补充身体对蛋白质的需要。动物肝脏含有丰富的蛋白质，多种维生素和重要的矿物质等，每100克肝脏含蛋白质21.3克，比瘦肉高35％，比鸡蛋高30％。微量元素铁、硒和铜等在动物肝脏中含量也较丰富。此外，肝脏还含有较多的核酸，在预防癌症中起着潜在的作用。白血病患儿日常饮食中经常吃些动物肝脏，是有极大益处的。

（3）临床资料证明，恶性肿瘤患儿中有70％～90％的人体内有不同程度的维生素缺乏。国外医学研究证明，多吃富含维生素C的蔬菜与水果，能阻止癌细胞生成扩散。摄入大量维生素C，还能增强机体的局部基质抵抗力和全身免疫功能，从而达到控制和治疗癌症的目的。含维生素C丰富的食物有油菜、雪里蕻、番茄、小白菜、韭菜、荠菜、山楂、柑橘、鲜枣、猕猴、沙棘及柠檬等。维生素A可刺激机体免疫系统，调动机体抗癌的积极性、抵抗致病物侵入机体。含维生素A丰富的食物有胡萝卜、南瓜、蛋黄、动物肝脏、鱼肝油、柿子椒及菠菜等。

(4)白血病的主要表现之一是贫血,所以在药物治疗的同时,鼓励患儿经常食用一些富含铁的食物,如动物肝脏、血及甲鱼、豌豆、黑豆、大枣、红糖、黑木耳、芝麻酱、蛋黄及绿色蔬菜等。近年来,有人试用鹅血治疗恶性肿瘤,取得了一定疗效。白血病患儿宜常食鹅血,鹅血的食用方法颇多,可根据自己的口味调配食用。

(5)白血病患儿,尤其在化疗过程中,消化系统往往会出现诸多不良反应(如恶心、呕吐、腹胀、腹泻等),此时可采取少食多餐的进食方法,或在三餐之外,增加一些体积小、热能高、营养丰富的食品,如糕点、巧克力、面包、鹌鹑蛋、鱼松、酸牛奶、猕猴桃、鲜蔬菜汁、果汁等。

(6)患儿如有食欲不佳、消化不良时,可供给半流质或软饭,如米粥、肝末粥、皮蛋粥、蒸蛋羹、酸奶、豆腐脑等,同时可佐以山楂、萝卜等消导性食物。

【饮食搭配】

1. 蒲葵子与大枣 蒲葵有凉血止血等功效;大枣能和百药,助十二经脉,具有养胃健脾、补益气血、调和营卫、健身安躯、润心肺、补五脏、生津液、通九窍、和解药毒、保护肝脏、增强肌力、凉血止血等功效。大枣中含有丰富的维生素 C 及芦丁,有降低血清中胆固醇的含量、抗变态反应、延缓衰老、抑制肿瘤细胞生长的作用。两者搭配,对白血病有一定的辅助治疗效果。

2. 芦笋与百合 芦笋营养丰富,是理想的保健食品,能有效地抑制癌细胞的生长、繁殖,并能降压、降脂,若再配以能润肺止咳、清热解毒的百合,则能清心去热、镇静安神。

3. 海带与黑木耳 海带素有"海中蔬菜"之称,含有的褐藻酸钠盐有预防白血病的作用;黑木耳清热解毒、补中生津。两者搭配,营养更加丰富,适用于白血病患儿。

【食疗方】

1. 荠菜粥 鲜嫩荠菜100~200克,粳米100克,白糖20克,

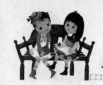

食盐、植物油各适量。将荠菜洗净，切碎，压轧取汁(或用白净布绞汁)；粳米淘洗净。将粳米放入锅内，加水适量，先用武火烧沸，转为文火熬煮到米熟，下入白糖、植物油、食盐、菜汁，继续用文火熬煮到米烂成粥即可。早晚餐食用，每日 1～2 次。清热解毒，凉血止血。适用于白血病发热、出血症。

2. 凉拌丝瓜　鲜嫩丝瓜 1～2 条，香油、酱油、食盐、味精各适量。将丝瓜刮皮，洗净，沥干，剖两半，切成 3 厘米段或 0.6 厘米厚的片，加食盐拌匀，放 1 小时后将盐沥去，放入大碗内，加香油、酱油、味精，略拌和即可食用。清热化痰，凉血止血。适用于白血病发热出血、痰核结块等。

3. 口蘑烩豆腐　口蘑 15 克，豆腐 1 小块，火腿末、豌豆各 10 克，食盐、味精、香油各适量。口蘑泡开，洗净，泡口菇水澄清待用；豆腐切长条形，用开水烫后捞出沥水。锅内放鲜汤及泡口蘑水烧开，放入口蘑、豆腐、火腿末、豌豆，加食盐，炖煮约 10 分钟，勾芡，调入味精，淋香油。佐餐食用。补气健脾益胃。适用于白血病患儿。

4. 蒜苗炒河蚌肉　蒜苗、河蚌肉各 250 克，蒜蓉、黄酒、食盐、植物油、姜末、白糖、味精各适量。蒜苗洗净，切成 2～3 厘米长的段；河蚌肉用刀背拍松，沸水中略烫后切成片，加黄酒、食盐拌匀待用。植物油烧熟，降温片刻爆香蒜蓉、姜末，下蒜苗煸炒至半熟，入蚌肉，调入食盐、白糖，沸煮约 4 分钟，加味精即可。佐餐食用。清热解毒，抗癌利尿。适用于白血病的辅助治疗。

5. 灵芝蹄筋汤　灵芝草、黄精、鸡血藤各 15 克，黄芪 18 克，牛蹄筋 100 克，生姜 6 克，食盐适量。将灵芝草、黄精、鸡血藤、黄芪及蹄筋一起加水炖煮至熟烂，去药渣后吃蹄筋喝汤。适用于白血病患儿。

6. 黑木耳丝瓜汤　黑木耳 100 克，丝瓜 250 克，猪瘦肉 250 克，水淀粉、姜、葱、食盐、味精各适量。黑木耳用温水发透，去蒂，撕成瓣状;丝瓜去皮,切片;猪瘦肉洗净,切薄片,用水淀粉上好浆;姜切片;葱切段。黑木耳放入炖锅内,放入姜、葱、水适量,置武火上烧沸,放入猪瘦肉、食盐、味精、丝瓜煮熟即可。每日 1 次,吃丝瓜、黑木耳、猪肉 100 克,喝汤。止血抗癌。适用于白血病患儿。

7. 荸荠瘦肉煲鲜藕　荸荠 300 克,猪瘦肉 300 克,鲜藕 500 克,料酒、姜、葱、食盐、味精各适量。荸荠洗净,去皮,一切两半;猪瘦肉洗净,切 3 厘米见方的块;鲜藕刮去皮,切 2 厘米厚的块;姜拍破;葱切段。荸荠、鲜藕、猪瘦肉、姜、葱、料酒同放炖锅内,加水适量,置武火上烧沸,再用文火炖 40 分钟,放入食盐、味精即可。每日 1 次,吃藕、瘦肉、荸荠 100 克,喝汤。凉血,止血,抗癌。适用于白血病患儿。

8. 鸡冠花蛋花汤　白鸡冠花 30 克,鸡蛋 2 个。先用清水800 毫升煮鸡冠花至剩 400 毫升时,去药渣后打入鸡蛋再煮熟。吃蛋喝汤,每日 1 次,连用 3~4 次。适用于白血病患儿。

9. 百合干地黄粥　百合 30 克,干地黄 50 克,粳米 25 克,蜂蜜适量。将百合洗净;干地黄加水浸泡 30 分钟,煎汁去渣;粳米洗净。将地黄汁、百合、粳米同放锅内,加水煮成粥,加蜂蜜调味食用。养阴清热,凉血安神。适用于白血病属于阴虚血热者,症见神疲乏力,午后潮热,五心烦热,心烦失眠等。

10. 冬瓜薏苡仁汤　冬瓜 300 克,薏苡仁 30 克,白糖适量。冬瓜、薏苡仁同煮 1 小时。取汤,加白糖调味后喝汤,每日或隔日1 次。健脾利湿,解毒清热。适用于白血病及其他肿瘤的辅助治疗。

11. 归芪羊肉羹　羊肉 500 克,黄芪、党参、当归、生姜各 25克,食盐适量。将羊肉洗净,切片;当归、党参、黄芪布包,加水适量,一同煎煮。小火煨至羊肉将烂时,放入生姜片及食盐,待羊肉熟烂时去药渣即可。分顿随量喝汤为主,也可食羊肉。适用于慢

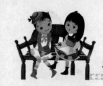

性白血病患儿。

12. 马兰瘦肉汤　鲜马兰 120 克,鲜白茅根 120 克,莲子 15 克,大枣 12 枚,猪瘦肉 100 克,生姜 6 克,食盐适量。猪瘦肉切丝备用,马兰、白茅根洗净,同煮 30 分钟后,加入泡发的去心莲子、去核大枣和肉丝,再煮 1 小时,一次或分次吃莲子、大枣、瘦肉并喝汤。适用于白血病患儿。

13. 猪皮芪枣羹　猪皮 500 克,大枣 250 克,黄芪 18 克,生姜 6 克,冰糖适量。将猪皮洗净,去毛,切块,加水适量,与黄芪、生姜一同炖煮成黏稠的汤,再加去核的大枣煮熟,加冰糖溶化即可。分顿适量佐餐食用。适用于慢性白血病。

【饮食相克】

(1)忌食辛热香燥之食物,如葱、姜、辣椒、白酒,少食虾、蟹、羊肉、狗肉、扁豆、白薯及煎炸、生冷难消化食物。食物要避生湿积痰、黏腻重浊。不要食桃仁、山慈姑,以免出血。

(2)热毒炽盛型,严格禁忌温热性食品,防止以热助热,加重病情。辣椒、大葱、洋葱、大蒜、蒜薹、芥末、胡椒、花椒等大辛大补之品,应当忌食。桂圆、椰子、杨梅、荔枝、杏、桃、樱桃、石榴、栗子、韭菜、香菜、榨菜、南瓜、刀豆、熟花生等温性果蔬,以及牛羊肉、狗肉等温热油腻食物,也应当尽量少食或不食。严禁饮用咖啡。

(3)湿热蕴毒型,应禁忌大温大热之品,以免再伤胃肠,助湿生热。温性水果、蔬菜也应尽量少食或不食。还应禁食或少食牛肉、羊肉、奶酪、龙虾、对虾、螃蟹、油炸食品等食物,以免油腻碍胃生湿。不宜饮咖啡,忌酒精饮料。

(4)痰堵内结型,禁忌温辛燥热类食物,如辣椒、大葱、大蒜、蒜薹、洋葱、芥末、花椒、胡椒、韭菜等大热食物。一些温热类的水果,如桂圆、菠萝、桃、橘子、荔枝、石榴、栗子、椰子等宜少食。服药期间不要喝咖啡、酒精饮料。

（5）阴虚内热型，禁忌温辛燥热类食物，以免助热，更伤阴津，加重病情。对辣椒、大葱、大蒜、蒜薹、洋葱、芥末、花椒、胡椒、韭菜等应当忌口。桂圆、菠萝、桃、橘子、荔枝、石榴、栗子、南瓜、刀豆、香菜等温性果蔬及牛肉、羊肉宜少食。

（6）气阴两虚型，应禁忌大寒大热之食物，如生黄瓜、生梨、生荸荠、生菱角、柿子、海蜇、海螺、蟹等海产品。严禁各种饮料、茶、咖啡等。

【药物与饮食相克】

1. 服甲氨蝶呤忌酒精和含酒的中药　甲氨蝶呤口服吸收完全，但大剂量的应用又具有肝毒性，当与酒同服时可干扰胆碱合成，使肝毒性增加，转氨酶升高。因此，用药期间禁饮酒或中药药酒。

2. 服丙卡巴肼忌食用酪胺酸丰富的食物　本药属于单胺化酶制剂，若在服用期间使用酪胺酸丰富的食物（如奶酪、香蕉、啤酒等），易诱发高血压。

【药物相克】

1. 忌接触致白血病的化学毒物　多种化学物质可致白血病，苯的致病作用已经证实。长期接触高浓度苯的人群，白血病的发病率远高于正常人。新装修的房屋有些苯含量超标，可以诱发白血病。乙双吗啉是亚乙胺的衍生物，具有极强的致染色体畸形作用，应尽量避免接触。

2. 忌用可引起白血病的药物　大剂量、长期服用氯霉素、保泰松、抗癌药中的烷化剂等药物，可诱发白血病。氯霉素、保泰松易致骨髓抑制，肝肾功能损害。氮芥、环磷酰胺等抗肿瘤药对正常细胞亦有破坏作用，可诱发白血病，应慎用。

【药物与药物相克】

1. 甲氨蝶呤

（1）氟尿嘧啶、硫唑嘌呤、阿糖胞苷：甲氨蝶呤如需与氟尿嘧

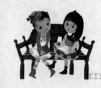

啶、硫唑嘌呤、阿糖胞苷合用,应先用甲氨蝶呤,否则甲氨蝶呤疗效减弱。

(2)丙磺舒:丙磺舒可提高甲氨蝶呤的药物浓度,合用时如不减量,则甲氨蝶呤的不良反应增强。

(3)不宜与水杨酸类、对氨水杨酸合用:水杨酸类(如阿司匹林)、对氨水杨酸能取代甲氨蝶呤与血浆蛋白结合,从而使不良反应增加。

(4)不宜与抗凝药合用:用抗凝药物时,甲氨蝶呤可使血小板减少,从而增加抗凝作用。

2. 巯基嘌呤

(1)别嘌醇:与巯基嘌呤合用可减轻和预防高尿酸症,但应将巯基嘌呤剂量减为正常剂量的 1/3 或 1/4。因别嘌醇可干扰巯基嘌呤的代谢而提高毒性。

(2)华法林:巯基嘌呤与华林令同用可拮抗其抗凝效果。

(3)禁与减毒活疫苗合用:与其合用应注意出现全身性甚至是致死性疾病的危险。

3. 柔红霉素　柔红霉素与肝素在化学上存在配伍禁忌,两者禁混合使用。

4. 多柔比星

(1)不宜与巴比妥类合用:两者合用可增加多柔比星在肝脏内的代谢,降低疗效。

(2)不宜与链霉素合用:两者合用可延长多柔比星的半衰期。同时应用时,应减量。

(3)其他:多柔比星与柔红霉素、长春新碱和放线菌素 D 有交叉耐药性;多柔比星与硫唑嘌呤或巯嘌呤合用,可增加肝毒性;用多柔比星期间慎用活病毒疫苗接种。

5. 丙卡巴肼

(1)拟肾上腺素及三环类抗抑郁药:丙卡巴肼为一弱单胺氧

化酶抑制药,因此同用拟肾上腺药物类(如麻黄素、异丙嗪等)和三环类抗抑郁药(如丙米嗪、阿米替林等)可导致高血压。

(2)中枢抑制药:丙卡巴肼能增强镇静效应,应避免同时应用巴比妥类(如苯巴比妥)、麻醉类、抗组胺类药(如异丙嗪等)及抗精神病药(如氯丙嗪等),以免产生中枢过度抑制,或引起高血压危象。

6. 环磷酰胺

(1)氯霉素:氯霉素能阻止环磷酰胺在体内转变成有效产物,可对抗其抗肿瘤作用。

(2)巴比妥类:巴比妥类药物(如苯巴比妥、戊巴比妥等)能干扰环磷酰胺的代谢,合用可增强环磷酰胺的不良反应。

(3)别嘌醇、氯喹:两药可增强环磷酰胺的骨髓毒性,一般不宜合用。

(4)长春新碱:环磷酰胺与长春新碱合用时,应先应用长春新碱,否则会降低环磷酰胺的作用。

7. 长春新碱 谷氨酸、辅酶 A 两药均可拮抗长春新碱的抗肿瘤作用故不宜同用。

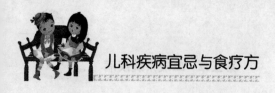

第六章　神经系统疾病

一、癫　痫

癫痫是大脑的电脉冲失去平衡所造成的一种疾病。形成的原因可能是出生前后或出生时因肿瘤、感染或幼儿期发热,使脑部受损所致。部分患儿可有遗传倾向,亦可病因不明。缺乏某些维生素可能会导致癫痫发作。癫痫发作的程度和次数按患儿的病情而有很大差别,可能是短时间记忆缺失和注意力无法集中,即失神性发作(从前称为小发作),也可能是一日数次的惊厥。精神紧张、疲劳、发热都可能引致癫痫发作。所有癫痫均以药物治疗,常用的有卡马西平、苯妥英钠、苯巴比妥、戊巴比妥、扑米酮、丙戊酸钠、甲喹酮、氯硝西泮、硝西泮等。

【饮食宜进】

1. 补充含维生素 B_6 和维生素 D 的食物　研究显示,在某些常见的患儿中缺乏维生素 B_6 和维生素 D 可促使癫痫发作。

2. 定时进食　在少数患儿中,营养不足和血糖偏低与癫痫发作有关。因此,患儿应定时进食,并注意均衡营养以保持正常的血糖水平。有人认为,食入混合色拉和食生的水果可减低发病的次数和程度。

3. 补充维生素　维生素 B_6 存在于肉、全谷类和豆类;维生素 D 则存在于多油鱼如海鱼等,一些动物制品(如蛋黄)中亦含有丰富的维生素 D,尤其是乳酪和添加营养素的牛奶。有些植物中也含有较丰富的维生素 D,如豆类食物中的豆腐、黄豆粉;蕈类食物等。

4. 补充微量元素 镁大量存在于全麦面粉、小米、无花果、肉、鱼、坚果和豆类中;锌存在于肉、家畜内脏、麦芽、坚果、蟹、牡蛎和小扁豆中;钙主要存在于牛奶和乳制品中,食后可预防惊厥。根据初步的证据显示,先天性的癫痫可能与母亲妊娠时饮食中缺乏锰有关,但这种说法仍引起很多争论。锰的主要来源有米饭、全麦面包、麦芽、荞麦、利马豆、坚果、沙丁鱼、黑莓、无花果和凤梨。

5. 酸性食物 酸性食物能抑制癫痫的发作,因此原发性癫痫患儿宜多吃酸性食物,如花生、核桃、猪肉、牛肉、羊肉、鸡、鸭、鹅、鱼、虾、蛋类等。

6. 豆芽 癫痫患儿如能多吃豆芽,可减少癫痫发作次数,减轻发作时症状。在正常的大脑细胞中存在着一定数量的磷酸酶,但癫痫患儿的大脑中严重缺乏这种酶,而豆芽中富含硝基磷酸酶物质。因此,宜多吃豆芽。

【饮食搭配】

1. 百合与桂圆 桂圆性有开胃益脾、养血安神、补虚增智的作用,若配以滋肺、清心、泻火的百合,可作为强身健体的滋补佳品,能补中益气、滋阴养血、宁心安神。适用于癫痫患儿食用。

2. 猪心与柏子仁 柏子仁含有较多的不饱和脂肪酸及少量的挥发油、皂苷、蛋白质、钙、磷、铁、多种维生素等,具有养心安神、润肠通便等功效。柏子仁与猪心同食,具有养心安神、补血润肠等作用。适用于癫痫患儿食用。

【食疗药膳方】

1. 胡椒萝卜 白胡椒 3 克,白萝卜 250 克。白萝卜切块,与白胡椒同煮成汤,喝汤吃萝卜。白胡椒碱具有抑制癫痫发作作用。

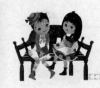

2. 胡椒小米羹 小米 100 克，白胡椒粉 2 克，食盐适量。小米熬成粥，加入白胡椒粉、食盐调味食用。

3. 天麻陈皮粥 天麻、陈皮各 10 克，粳米 100 克，白糖适量。天麻切片、与陈皮与米同煮粥，熟后加入白糖调匀。每日 1 剂，分 2 次食完。

4. 枸杞子炖羊脑 枸杞子 30 克，羊脑 1 副，植物油、食盐各适量。枸杞子、羊脑放炖盅内，加水适量，隔火炖，加植物油和食盐调味。佐餐食用

5. 天麻竹沥粥 天麻 6 克，鲜竹沥 30 克，地龙粉 2 克，粳米 100 克。先煮粳米，粥将成后加入天麻、鲜竹沥、地龙粉。每日分 2 次食用。

6. 生晒参橘皮汤 生晒参、橘皮各 10 克，白糖适量。生晒参、橘皮先煎，去渣取汁，加入白糖，代茶饮。

7. 橘皮木耳猪心 猪心 1 个，木耳 10 克，生姜 10 克，橘皮 10 克，白矾 1 克，大枣 10 克。将猪心洗净，切片，与木耳、生姜、橘皮、白矾、大枣共煎煮至猪心熟。喝汤吃猪心。适用于突然跌仆、神志不清或短暂的神志不清、神志恍惚、抽搐、吐涎，或伴有尖叫、大小便失禁的癫痫。

8. 淮山枸杞子煲猪瘦肉 淮山药 30 克，枸杞子 15 克，猪瘦肉 100 克，植物油、食盐各适量。淮山药、枸杞子、猪瘦肉同放煲内，加清水适量，煲熟后加植物油、食盐调味，分次取食。

【饮食相克】

1. 忌大量饮水 间脑是人体水液的调节中枢，大量的液体进入体内，会加重间脑负担，刺激间脑引起癫痫发作。

2. 忌高盐饮食 如果人体在短时间内摄入过量的食盐，严重的钠离子可导致神经元过度放电，诱发癫痫发作。

3. 忌吃过碱食物 据资料表明，过碱食物如海带、蔬菜（如苋菜）等能诱发癫痫。

4. **忌浓茶、咖啡及刺激性食物**　这些食物对中枢神经系统均有兴奋作用,过食可诱发癫痫。

5. **忌温热肥腻食物**　中医学认为,癫痫与痰、热等有关,因此不宜吃鹅肉、羊肉及油煎肥腻的食物,以免积痰生热而引动内风,使病情发作。

6. **忌过饥过饱**　过度饥饿和过饱可导致低血糖或脑缺血,易引起神经元异常放电,引起癫痫发作。

【药物与饮食相克】

1. **服苯妥英钠忌食味精**　患儿服苯妥英钠期间不宜同食味精。因味精的主要成分为谷氨酸钠,苯妥英钠可促使谷氨酸钠加速吸收,可能产生低钾血症等中毒表现。因此,服苯妥英钠期间不宜吃加入味精的食物和含谷氨酸钠的食品。

2. **服抗癫痫药忌饮浓茶、咖啡**　浓茶、咖啡对中枢神经系统有兴奋作用,可拮抗苯巴比妥、苯妥英钠、氯硝西泮等抗癫痫药的药效,服药期间不宜饮用。

3. **服抗癫痫药忌酒精饮料**　酒精饮料在服抗癫痫药(如苯巴比妥、苯妥英钠、氯硝西泮等)期间饮用,会发生不良反应,不利于癫痫的治疗。

【药物相克】

1. **忌使用糖皮质激素**　糖皮质激素(如泼尼松、地塞米松等)能诱发精神症状,而且能引起钠水潴留,癫痫患儿一般不宜使用,但婴儿痉挛症患儿可以使用。

2. **忌用泻下药、镇静安神的中药**　癫痫属于中医学的"痫证"范畴,与脾肾寒虚、风痰上扰有关。发作时治疗可以豁痰开窍、息风定痫为法,平时以补脾肾为主。如妄用泻下药,可加重肾脾虚衰,妄用镇静安神药可"闭门留寇",从而加重病情。

3. **忌轻易停药**　原发性癫痫是慢性病,需长期服药以取得疗效。但这些药物有一定的不良反应,如头晕、嗜睡、抑郁、药疹、

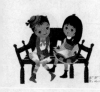

白细胞减少等。家长往往考虑药物的不良反应而随意停药,但停药后往往导致已控制的癫痫发作再发,甚至会出现癫痫持续状态危及生命。因此,要坚持服药,症状控制后应在医生的指导下逐渐减量,或停药。也可以加服中药减轻药物的不良反应,以免病情加重。

【药物与药物相克】

1. 丙戊酸钠

(1)丙戊酸钠与阿司匹林、双嘧达莫、华法林等同用,有抑制血小板聚集、增加自发性出血的可能。

(2)丙戊酸钠可抑制苯妥英钠、苯巴比妥、卡马西平、扑米酮、氯硝西泮的代谢而致排泄减少,血清药物浓度升高,中枢抑制,引起不良反应。如需合用应调整剂量。

(3)丙戊酸钠与中枢抑制药、单胺氧化酶抑制药同用,可增强对中枢的抑制。

2. 卡马西平

(1)因苯巴比妥、苯妥英钠可使本药代谢加速,血药浓度降低,疗效降低,不宜同用。

(2)单胺氧化酶抑制药(如丙米嗪、阿米替林、异烟肼等)可使卡马西平和硝西泮血药浓度升高,使之易出现不良反应,不宜同用。

(3)因红霉素、西咪替丁、洋地黄均可以抑制卡马西平的代谢,合用易导致卡马西平中毒。

3. 苯巴比妥

(1)忌与叶酸合用:因大量的叶酸可拮抗苯巴比妥、苯妥英钠和扑米酮的抗癫痫作用,并可使敏感儿童癫痫发作次数增多,故不宜合用。

(2)慎与催眠药配伍:苯巴比妥与地西泮催眠药(如氯丙嗪、奋乃静、地西泮、氯氮䓬、戊巴比妥、甲丙氨酯、溴化钾、溴化钠、溴化胺、格鲁米特、司可巴比妥、扑米酮、丙戊酸钠、甲喹酮等)配伍，可使镇静催眠作用加强，故应减量慎用。

(3)慎与单胺氧化酶抑制药及药酶抑制药合用：单胺氧化酶抑制药(如呋喃唑酮、帕吉林、异烟肼等)和药酶抑制药(如西咪替丁)均可使苯巴比妥代谢减慢，作用增强，故合用时应适当减量。

(4)苯巴比妥慎与牛黄合用：中药牛黄具有清心开窍，豁痰定惊的作用，但苯巴比妥与牛黄合用可以产生拮抗作用，因此注意不要联用。

(5)抗癫痫药不宜与含氰苷的中药合用：因含氰苷成分的中药(如枇杷仁、桃仁、苦杏仁等)与具有地西泮镇静作用的抗癫痫药(如苯巴比妥等)药物联合应用，可能会损伤肝功能，抑制呼吸，甚至会导致中枢性呼吸衰竭。

(6)不宜与灰黄霉素合用：因苯巴比妥具有促进胆汁分泌的作用，使肠道蠕动加快，灰黄霉素在肠道吸收部位滞留时间缩短，从而降低了灰黄霉素的吸收和疗效。

(7)不宜与氢氧化铝合用：苯巴比妥与复方氢氧化铝合用可以妨碍或延缓抗酸药物复方氢氧化铝在肠道的重吸收，使作用减弱。

(8)不宜洋地黄合用：苯巴比妥是一种较强的酶促药物，可以增强洋地黄的代谢速度，从而降低其疗效。

(9)不宜与碳酸氢钠合用：碳酸氢钠可以碱化尿液，可减少弱酸性药物苯巴比妥的重吸收，促进排泄。因此，碳酸氢钠可用于解救苯巴比妥中毒。

(10)不宜与哌甲酯合用：哌甲酯可拮抗苯巴比妥对中枢神经的抑制作用，并可抑制肝微粒体酶对苯巴比妥的代谢。但如服用苯巴比妥剂量过大，引起中毒时可用哌甲酯解救。

(11)不宜活性炭合用：因活性炭的吸附作用会影响苯巴比妥的吸收，使疗效降低。如需合用，应在服苯巴比妥2～3小时后再服活性炭。

（12）不宜与苯妥英钠合用：苯巴比妥可以经过肝微粒体酶系统，加速苯妥英钠的代谢，使药物浓度和效力显著降低。如果两药长期合用，还可因两药都具有酶诱导作用，使体内维生素 D 的代谢加速，而引起维生素 D 缺乏。两药应尽量避免和用。

（13）不宜与氢氯噻嗪合用：苯巴比妥与氢氯噻嗪合用，相互作用能增强直立性低血压的发生。

4. 丙戊酸钠慎与氯硝地西泮、乙琥胺合用 合用可使后两药血药浓度升高，易引起不良反应。

5. 氯硝地西泮慎与巴比妥类或扑米酮合用 合用易引起嗜睡、行为紊乱等不良反应。

6. 苯妥英钠

（1）苯妥英钠慎与氯丙嗪、保泰松、氯氮䓬合用：后者数药具有酶抑制作用，可抑制苯妥英钠的代谢，使血药浓度增加，致苯妥英钠的作用及不良反应均增加。

（2）苯妥英钠慎与对氨基水杨酸合用：氨基水杨酸可减少苯妥英钠的代谢，两者合用可使苯妥英钠血药浓度增加，作用增强，同时不良反应也增加。

（3）苯妥英钠不宜与卡马西平合用：卡马西平为肝药酶诱导药，苯妥英钠也是弱的肝药酶诱导剂，两药合用可因肝微粒体羟化酶活性升高，而使苯妥英钠的代谢加快，血药浓度降低，作用减弱。

（4）苯妥英钠慎与西咪替丁合用：两者合用可使苯妥英钠总清除率降低，血药浓度增加，作用和不良反应均增加。合用时要适当减少苯妥英钠的用量，以防发生药物不良反应。

二、急性感染性多发性神经根炎

急性感染性多发性神经根炎是以周围神经和神经根的脱髓鞘、小血管周围淋巴细胞及巨噬细胞的炎性反应为病理特点的自身免疫病,主要指脊神经根和脊神经的对称性损害,有时损害可累及脑神经、脊膜、脊髓和脑。病因可能与病毒感染和自身免疫有关。其病理改变是周围神经的节段性脱髓鞘或轴突变性。主要临床表现为多数患儿可追溯到病前 1～4 周有胃肠道或呼吸道感染症状,或有疫苗接种史,肢体对称性下运动神经元性瘫痪(瘫痪为松弛性、对称性,自下而上),感觉异常(蚁走、针刺、麻木感),肢体的自主神经功能障碍(出汗、皮肤潮红、手足肿胀等)和脑脊液中蛋白细胞分离现象。常用药物有免疫球蛋白、维生素 B_{12}、三磷腺苷、地塞米松、甘露醇等。

【饮食宜进】

1. 高蛋白和高热能饮食　每日宜摄入 2 500～3 500 千卡热能。蛋白质每日摄入 100～150 克,以补充肠道蛋白质丢失和机体的需要。宜选择质软、易消化、富含营养的食物,进食应采用逐渐加量的方法。如增加过快,反而可能加重胃肠道负担。

2. 宜进食细软食物,少食多餐　吞咽困难者,应给予浓缩的富含优质蛋白、脂类、无机盐及各种维生素成分的流质饮食,以避免食物对病变部位的局部刺激。制作饮食时,可把鸡肉、猪瘦肉、蔬菜剁碎,放粥内熬烂食用。

3. 多吃新鲜蔬菜、水果　如芹菜、荠菜、西瓜、枸杞子、山药、苹果、大枣等。

【饮食搭配】

1. 薏苡仁与丝瓜　丝瓜性凉,味甘,无毒,果实、叶、花、根、茎及瓜络均可药用,入肝、胃经。丝瓜有清热化痰、凉血解毒、通络行脉、生津止咳、解暑除烦、通便杀虫等功效。将薏苡仁(150克)、丝瓜(100克)洗净后入锅,同煮至薏苡仁酥烂,食用时加食盐调味,空腹食用。具有清热利湿、解表祛风之功效。适用于湿热痹阻型急性感染性多发性神经根炎患儿。

2. 木瓜与蜂蜜 木瓜性温,味酸,有平肝和胃、活血散寒、祛湿舒筋的作用,是强筋壮骨的理想食物。适用于四肢麻木、腰膝无力、风湿疼痛、脚气、水肿、跌打扭伤、筋肉痉挛等。将木瓜加入蜂蜜煮汤食用,具有祛风利湿、舒筋止痛之功效。

【食疗药膳方】

1. 泥鳅炖豆腐 泥鳅 500 克,豆腐 250 克,海带、食盐各适量。泥鳅去鳃、内脏,与海带放锅中,加食盐和水适量,清炖至五成熟,加入豆腐再炖熟烂即可。吃鱼和豆腐,喝汤。清热利湿,调和脾胃。

2. 秋梨白藕汁 秋梨、白藕各适量。秋梨去皮、核,切碎;白藕去节,切碎。秋梨、白藕以洁净的纱布绞挤取汁,不拘量,代茶频饮。清热生津,凉血润燥。

3. 鲜地麦冬粥 鲜生地黄 50 克,麦冬 30 克,粳米 300 克。加水适量,煎煮 1 小时,去渣取汁,加入淘净的粳米煮烂成粥。每日 1 剂,分 3 次食用。

4. 竹茅饮 淡竹叶、白茅根、麦冬各 10 克。将淡竹叶、白茅根、麦冬放在保温杯内,以沸水冲泡,盖严浸泡 30 分钟,代茶频饮。

【饮食相克】

1. 忌含酒精成分食物 酒精的主要成分是乙醇,乙醇进入人体后,通过血液循环至神经系统,刺激神经细胞,导致运动神经受损,不能很好地支配肌肉的活动,使本病加重。

2. 肥腻食物 中医学认为,该病为痹证,主要是因为气血痹阻不通所致,而肥腻食物容易影响脾胃的运化而生湿,湿为阴邪,又进一步加重痹阻不通的气血。所以,痹证患儿忌食高脂肪食物,如动物内脏、凤尾鱼、鲫鱼子、蟹黄、蛋、猪油、奶油、油条等。炒菜、烧汤亦要少放油。

3. 忌营养不足 中医学认为,邪之所凑,其气必虚,本病多由于内虚和寒湿、湿热之邪侵犯关节而致。若不注意营养,就会使抵抗力下降,外邪乘虚而入,诱发或加重病情。因此,本病患儿应增加营养,尤其要增加饮食中的蛋白质和多种维生素的摄入。

4. 忌低钾饮食 糖皮质激素能促使排钾,故在应用激素期间要经常查电解质,以免导致低钾血症,加重病情。饮食方面应多吃含钾食物。

【药物与饮食相克】

1. 服维生素 B_{12} 忌含酒精的饮料 因酒精能损害胃黏膜,干扰肠黏膜转运功能,减少维生素 B_{12} 的吸收。

2. 地塞米松

(1)忌高盐饮食:因为地塞米松具有保钠排钾作用,故高盐饮食易引起水肿。

(2)忌大量食糖:由于地塞米松能促进糖原异生,并能减慢葡萄糖分解,有利于中间代谢产物如丙酮酸和乳酸等在肝脏和肾脏再合成葡萄糖,增加血糖的来源,亦减少机体组织对葡萄糖的利用,故致血糖升高。因此,服用地塞米松要限制糖的摄取。

【药物相克】

1. 禁用麻醉类镇痛药 患儿往往有肢体或全身性肌肉酸痛、压痛或牵拉痛,但如服用麻醉类镇痛药,可阻断各种神经冲动的传导,抑制触觉、运动觉和痛觉,浓度大时还可抑制运动神经的功能,加重病情。

2. 忌用热性温补之品 因为本病由湿热之邪所引起,故患病期间禁止使用具有温里补阳作用的药物,如红参、附子、干姜、吴茱萸、丁香、细辛、荜茇、高良参、鹿茸、补骨脂、菟丝子、巴戟天、淫羊藿、牛鞭、仙茅、黄狗肾、锁阳、蛤蚧、肉苁蓉等；中成药，如十全大补丸、右归丸、金匮肾气丸等。

【药物与药物相克】

1. 糖皮质激素

(1)忌与吲哚美辛、阿司匹林合用：详见"溃疡性结肠炎"。

(2)忌与两性霉素 B 合用：详见"溃疡性结肠炎"。

(3)忌与利福平合用：详见"溃疡性结肠炎"。

(4)忌与含钙药物同服：详见"溃疡性结肠炎"。

(5)忌与免疫抑制药同时使用：详见"溃疡性结肠炎"。

(6)忌接种疫苗：详见"溃疡性结肠炎"。

(7)忌与酶诱导药合用：详见"溃疡性结肠炎"。

(8)忌与活性炭合用：详见"溃疡性结肠炎"。

(9)忌与维生素 A 合用：详见"溃疡性结肠炎"。

(10)不宜与普萘洛尔合用：详见"溃疡性结肠炎"。

(11)氢化可的松不宜与万古霉素、链霉素合用：详见"溃疡性结肠炎"。

(12)氢化可的松不宜与氨茶碱合用：详见"溃疡性结肠炎"。

2. 维生素 B_{12}

(1)不宜与维生素 C 合用：详见"肝硬化"。

(2)不宜与考来烯胺合用：详见"肝硬化"。

(3)不宜与阿司匹林合用：详见"肝硬化"。

(4)不宜与苯乙双胍合用：详见"肝硬化"。

(5)不宜与抗惊厥药同用：抗惊厥药物(苯巴比妥、苯妥英钠等)可减少维生素 B_{12} 从肠道吸收，影响功效，故维生素 B_{12} 不宜与抗惊厥药同时应用。

三、重症肌无力

重症肌无力是指神经-肌肉接头传递障碍所致的自身免疫性疾病。其病因与自身免疫失调有关。病理表现为受累骨骼肌的散在、局灶性坏死,肌纤维间和小血管周围有淋巴细胞浸润,肌纤维变细,突触前神经终末变细。主要症状为受累肌肉呈病态疲劳,连续收缩后发生严重无力,甚至瘫痪,经短期休息后可好转。症状呈晨轻暮重周期性变化,疲劳后加重,休息后减轻。有眼睑下垂、复视、斜视、进食呛咳、语言不清、四肢无力、易跌倒、上楼困难等。治疗主要药物有抗胆碱酯酶药物(如新斯的明、安贝氯铵、吡斯的明),免疫抑制药(如泼尼松、环磷酰胺、硫唑嘌呤等)。

【饮食宜进】

1. 食易消化的食物　患儿宜进食易消化、富有营养的流质或半流质饮食,如牛奶、米汤、藕粉、鸡蛋汤、菜汁、水果汁、面条、馄饨、蒸蛋羹等。

2. 富含维生素的食物　重症肌无力的患儿宜增加谷类、豆类及新鲜水果、蔬菜的摄入。谷类、豆类及新鲜水果、蔬菜(如番茄、小白菜、黄瓜、甘蓝、菊花、芹菜、荠菜、西瓜、木耳、山药、苹果、大枣等)。这类食物含有丰富的维生素 E、维生素 C、B 族维生素及微量元素锌、锡、铜等,有利于病情的恢复。

3. 足够的碳水化合物　重症肌无力患儿新陈代谢明显增加,营养消耗增多,肝内糖原储备降低,不利于病情的恢复,故重症肌无力的患儿应摄入足够的碳水化合物。但进食糖类的量也不是"多多益善",因为食用过多的碳水化合物会在肝脏内合成中性脂肪,导致脂肪肝。

【饮食搭配】

1. 枸杞子与猪脑　枸杞子含有天然多糖、维生素 B_1、维生素

B_2、维生素 E、胡萝卜素等;有滋补肝、肾、肺及清肝祛火等作用。与猪脑同炖,有止渴健脾、凉血解毒等功效。

2. 核桃仁与猪肾 核桃仁能补血益精、温肺润肠、补气养血、健脑益智、壮肾补脑强筋健骨等。将核桃仁与猪肾同煮加食盐调味食用,对重症肌无力的患儿有益。

【食疗药膳方】

1. 牛骨髓粥 牛骨髓油 15 克,黑芝麻 15 克,糯米 60 克,桂花卤 6 克,白糖 60 克。将糯米、黑芝麻洗净,放入锅内,加清水 600 毫升,熬煮成粥,加入牛骨髓油、白糖稍煮,撒上桂花卤即可。每次 1 小碗,每日 1 次。壮骨强髓。适用于肌无力患儿。

2. 煮肝散 紫菀、桔梗、苍术、白芍 30 克,羊肝 250 克,葱、姜、食盐、醋、料酒各适量。紫菀、桔梗、苍术、白芍研末。把羊肝切成碎片,加入适量清水、葱、姜、食盐、醋、料酒煮熟即可。每次服药末 8 克,食羊肝喝汤,每日 3 次。养肝舒筋。适用于重症肌无力。

【饮食相克】

1. 忌营养不足 患儿由于发热、厌食,使各种营养物质消耗多而摄入少,导致机体抵抗力下降。此时,如不加强营养物质的补充,就会使抵抗力进一步减弱,反复出现上呼吸道感染,致病情反复不愈或加重。

2. 忌辛辣肥腻之品 中医学认为,本病主要是由于风寒湿热之邪侵袭所致,辛辣厚味之品(辣椒、肥肉等)可助湿生热,不利于身体康复。

【药物与饮食相克】

服泼尼松忌大量食糖与高盐饮食 由于泼尼松能促进糖原异生,并能减慢葡萄糖分解,有利于中间代谢产物如丙酮酸和乳酸等在肝脏和肾脏再合成葡萄糖,增加血糖的来源,亦减少机体组织对葡萄糖的利用,故致血糖升高,因此服用泼尼松要限制糖的摄取；泼尼松具有保钠排钾作用,故高盐饮食易引起水肿。

【药物相克】

1. 忌服抗胆碱酯酶药过量　由于抗胆碱酯酶药作用较强,如过量用药,易引起过多的乙酰胆碱蓄积,产生过度去极化性神经肌肉接头阻断,从而引起肌无力危象,即"胆碱能危象"。

2. 忌突然停服抗胆碱酯酶药物　本病与乙酸胆碱受体减少有关,抗胆碱酯酶药(如新斯的明、吡斯的明等)能与乙酰胆碱竞争性地与胆碱酯酶结合,促进乙酰胆碱的释放,但若患儿突然停服抗胆碱酯酶药,则可致乙酰胆碱骤然大量减少,从而引起肌无力危象。

3. 忌骤停糖皮质激素　糖皮质激素(泼尼松等)在持续大剂量应用2～3个月,应逐渐减量。如泼尼松每个月减少剂量应小于5毫克,如减量过快或骤停有复发或发生肌无力危象的可能。

4. 忌用加重神经-肌肉传递障碍的药物　此类药物包括麻醉药(如乙醚、氯仿),肌肉松弛药(如氯化琥珀胆碱等),镇痛药(如哌替啶、吗啡),镇静药(如巴比妥类),安定药(如氯氮䓬、氯丙嗪),降低肌肉应激力药物(如奎宁、奎尼丁、普鲁卡因胺、利多卡因等),以及某些抗生素。这些药物可以加重神经-肌肉传递障碍,使病情加重,并且可影响抗胆碱酯酶药(如新斯的明)的疗效。故上述药物应慎用或禁用。

【药物与药物相克】

1. 新斯的明、安贝氨铵慎与颠茄类药合用　因颠茄类药(如阿托品)可掩盖新斯的明、安贝氨铵过量引起的中毒症状,使人丧失警觉,故两者应尽量避免合用。

2. 抗胆碱酯酶药忌与氯丙嗪合用　有报道,抗胆碱酯酶药(如新斯的明、吡斯的明等)与氯丙嗪合用时,可出现体温极度升高、无汗、皮肤黏膜干燥、昏睡,甚至死亡,故应禁忌合用。

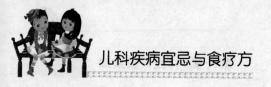
第七章 营养性疾病

一、小儿厌食症

小儿厌食症是指小儿食欲减退及食欲消失的一种病症。厌食可见于消化系统疾病和全身性疾病过程中或病后,也可见于无疾病时。有些小儿有不良的饮食习惯,平时常吃零食,特别是糖类食品,或者是进餐前吃东西,有些家长给孩子喝的水过多,以致胃液稀释,不能充分消化食物,导致消化不良而产生厌食。目前研究发现,微量元素缺乏,特别是与锌缺乏也会导致厌食。养成良好的饮食习惯,采取定时定量进食,采用食物与药物同时治疗,对纠正厌食有很大帮助。

【饮食宜进】

(1)讲究摄食心理卫生,创造良好的进餐环境。小儿厌食对家长来说是一件大事,往往有些家长在小儿进餐时,因小儿进食慢或贪玩不好好吃饭,出现焦躁不安的情绪,甚至呵斥孩子,这样不但不利于孩子的进食,长期这样反而使孩子建立起一种恶性的条件反射,感觉吃饭时要受训斥。久而久之,就给孩子带来一种精神上的抵制,这样不仅不利于小儿厌食的改善,还会加重病情。孩子在进餐时要多鼓励,给他们讲述食物的营养及吃该种食物的好处。有些孩子吃饭时看电视、到处跑,这样不利于建立起一个良好的进食习惯,更不利于食物的消化和吸收。

(2)一日三餐合理搭配食物,讲究色、香、味、形促进食欲。小儿的食物不可千篇一律,从营养的角度合理搭配,用食物的外观吸引孩子,可以使食物的外观经常发生变化,色泽要鲜艳,易引起孩子的进食兴趣,合理调整食物的味道,要注意孩子胃口的改变,才能及时对食物进行调整。

(3)适量补充微量元素和富含微量元素的新鲜水果。

(4)给予易消化、保证营养需求的食物,注意平衡膳食。

(5)烹调食物宜切细、煮烂,以利消化。

(6)益气健脾,助食物运化,可给予山楂、新鲜萝卜、扁豆、党参、鸡内金、白术、薏苡仁等药食相兼食物。

(7)滋养胃阴,促进食欲,可用鲜麦冬、梨、荸荠、藕煮水喝,也可给予酸梅、藕加少许糖煮后饮汁,食藕;还可以用山楂与绿豆芽共炒佐餐。

(8)健脾开胃,可给以粟米、山药、莲子、茯苓、橘皮、炒麦芽、炒谷芽、砂仁、鸡内金、八宝粥等药食相兼物品。

(9)补充富含锌的食物:硬壳食物(栗子、核桃等)含锌丰富,可用于从食物中补充。

【饮食搭配】

1. 番茄与山楂 番茄有健脾消食的功效,配以有同样功效的山楂,能消食导滞,适用于厌食患儿。

2. 山药与扁豆 山药中含有多种活性成分,可促进白细胞的吞噬功能,还含有消化酶,能促进蛋白质和淀粉的分解;扁豆含有植物血凝素,能提高白细胞和巨噬细胞的吞噬功能。两者搭配,可增强机体的免疫功能,能补益脾胃。适用于脾胃阴气不足、乏力倦怠、食欲缺乏等患儿食用。

3. 萝卜与猪肉 萝卜具有生津开胃、化痰顺气等功效;猪肉健脾胃、润肌肤。两者配食,适用于治疗胃满腹胀、食积不消等。

4. 白菜与虾米 白菜富含维生素C,具有解热除烦、消食通便之功效;虾米味道鲜美,而且含丰富的蛋白质和维生素A、维生

素 B_1、维生素 B_2 等。两者搭配,可清热解毒、滋阴清肺、健肠开胃,亦可辅助治疗小儿厌食症。

5. 白菜与辣椒 两者搭配可促进胃肠蠕动,帮助消化。

6. 扁豆与荔枝 扁豆能健脾和中、清暑化湿;荔枝补脾益肝、益智养神。两者搭配,有健脾胃、益肝肾的功效。适用于治疗贫血体虚、食欲缺乏、消化不良等病症。

【食疗药膳方】

1. 姜橘椒鱼羹 鲫鱼 250 克,生姜片 30 克,橘皮 10 克,胡椒末 3 克,食盐适量。鲫鱼去鳞、鳃及内脏,鱼腹内塞入生姜片、橘皮、胡椒末,加水适量用文火煨熟,加食盐调味,空腹食用。适用于胃寒腹痛,食欲缺乏,口淡无味,消化不良,虚弱乏力等。

2. 白萝卜炖猪排骨 白萝卜 500 克,猪排骨 250 克,食盐、葱各适量。将排骨剁成 3 厘米大小,白萝卜切成片。先将排骨炖至肉脱骨时,再加入萝卜、葱炖熟后撇去汤面浮油,加入食盐即可。佐餐食用。白萝卜宽中下气,消食化痰;排骨补虚弱,强筋骨。排骨与萝卜炖食具有消食健胃,理气化痰功效。适用于脾失健运夹食、夹痰厌食症。

3. 冬瓜皮炖鲫鱼 冬瓜皮 100 克,鲫鱼 1 条。鲫鱼去鳞、鳃及内脏,与冬瓜皮共炖烂食用,隔日 1 次,连用 3～5 次。适用于小儿厌食症。

4. 鸡内金粥 鸡内金 6 个,干橘皮 3 克,砂仁 2 克,粳米 50 克,白糖适量。鸡内金、干橘皮、砂仁研成细末备用。粳米入锅加适量的清水煮粥,在粳米快熟时将上述药末入锅一起熬煮至烂熟,然后调入白糖即可。每日食 3 次,连用 5～7 日。消食化滞,理气和胃。

5. 小儿消食粥 山楂片 10 克,高粱米 50 克,奶粉、白糖各适量。将山楂片和高粱米一起入锅用文火炒焦。将炒焦的山楂片和高粱米一起碾成粗粉。将此粗粉置于砂锅内加适量的清水熬煮至烂熟,再调入适量的奶粉和白糖即可。不满 1 岁的小儿可饮消食粥每次 10 克;2～3 岁的小儿每次 20 克;4 岁的小儿每次 30～40 克。均每日 3 次。开胃消食,补气健脾,化滞消积,活血化瘀,收敛止痢。

6. 冰糖乌梅汤 乌梅、冰糖各 60 克。将乌梅洗净,浸泡 20 分钟,去核,切丁,入锅加适量的清水煮至半熟,然后加入冰糖,熬煮至冰糖完全溶化,待其冷却后装瓶备用。每次 1/2 勺,每日 3 次。具有生津止渴、消炎止痢的功效。

7. 消食导滞饼 炒二丑 40 克,炒莱菔子、焦山楂、焦麦芽、焦神曲、鸡内金各 60 克,面粉 500 克,芝麻、白糖适量。炒二丑、炒莱菔子、焦山楂、焦麦芽、焦神曲、鸡内金共研细末,加芝麻、白糖、面粉,混匀后烙成焦饼 20 个。1～3 岁小儿每次 1 个,4～6 岁 2 个,7～10 岁 3 个,佐餐食用。每日早晚各 1 次。适用于食滞停积型小儿厌食症,症见不思饮食,食而不化,腹部胀满,嗳腐吞酸,恶心呕吐,大便溏泻或干结,小便黄浊或如米泔水样,烦躁爱哭,舌苔白而厚腻。

8. 莲栀梨汁粥 莲子 15 克,山栀子 6 克,陈皮 6 克,鸡内金 10 克,梨 2 个,粳米 50 克,赤砂糖 15 克。将鸡内金研成细粉;梨捣烂,挤汁。先把莲子、山栀子、陈皮入砂锅煎取浓汁,去渣后入大米、鸡内金、砂糖、梨汁煮粥。代早餐食用,连用 5～7 日。适用于滞热内生型小儿厌食症,症见食欲缺乏,面颊发红(午后尤甚),手足心热,口渴喜饮,尿黄便干,腹部胀满,舌苔黄腻。

9. 扁豆枣肉糕 白扁豆、薏苡仁、山药、芡实、莲子各 100 克,大枣肉 200 克,糯米粉 500 克,白糖 150 克。白扁豆、薏苡仁、山药、芡实、莲子、大枣肉焙干,研为细末,加糯米粉、白糖,混匀后蒸发糕或做成饼。每次 30～50 克,空腹当点心食。适用于脾胃虚弱型小儿厌食症,症见食欲缺乏,面色萎黄,形体消瘦,好卧懒动,大便溏泻,舌少苔或无苔。

10. 银耳瘦肉羹 银耳 40 克,猪瘦肉 100 克,大枣 10 枚,食盐适量。银耳泡发,瘦肉切片,与大枣同炖至烂熟,加食盐调味。佐餐随意食用。银耳含有丰富的胶质和多种维生素等,能养阴益胃;猪瘦肉、大枣能补脾益气,滋阴解腻。共奏健脾益气,养阴生津之功效。适用于脾胃气阴不足型小儿厌食症。

11. 蘑菇黄芪鸡 鲜蘑菇 150 克,黄芪 30 克,鸡 650 克,生姜 3 片,植物油、食盐适量。将鸡去毛内杂及内脏,斩件,下油起锅炒香。将黄芪、鸡、生姜放入锅内,加清水适量,武火煮沸,文火煲 2 小时,汤成去黄芪,放入鲜蘑菇煮熟,加食盐调味佐膳。适用于小儿厌食症。

【饮食相克】

1. 忌不洁食物 不洁食物往往带有虫卵或细菌,食后可引起其他疾病。不要食用未煮熟食物,食后易致消化不良。

2. 忌高糖食物 高糖食物(如巧克力、糖果、葡萄糖、麦芽糖、蜂蜜、水果罐头等)食后会使血糖水平增高,食欲下降,饮食无味,食不下咽,久而久之就会逐渐消瘦,出现营养不良。

3. 忌不易消化食物 厌食的小儿往往消化功能下降,食用葵花子、花生、蚕豆、炒瓜子、橘子、未煮烂的肉类,油炸食品等可导致消化不良,出现腹胀,更加重厌食。

4. 忌高脂食品 高脂及油炸食品,如肥肉、奶油、油炸排骨等会增加胃肠道负担,加重消化不良,应忌食。

5. 忌生冷食物 饮料、雪糕、冰镇饮料等会造成胃纳呆滞,加重消化不良,应忌食。

【药物与饮食相克】

1. 胃蛋白酶

(1)不宜与动物肝脏同时应用:肝脏中所含的铜元素与微蛋白酶中的酶蛋白质、氨基酸分子结构上的酸性基团结合,形成不溶性沉淀物,降低药物的疗效。

（2）含乙醇饮料：乙醇的量超过胃蛋白酶20％时，可以引起胃蛋白酶的凝固而降低疗效。

2. 乳酶生不宜与蜂蜜同用　蜂蜜味甘甜，可壅遏气机，影响脾胃的消化和吸收，降低药物的疗效，故服用乳酶生时不宜食用。

3. 多酶片

（1）不宜与含鞣酸多的食物同用：多酶片包含淀粉酶、胰酶和胃蛋白酶，这些酶都属于蛋白质，若与含鞣酸的食品（如茶、咖啡、柿子、苹果、核桃仁等）相遇，则结合成鞣酸蛋白，而失去酶的活力，药效也就降低。除多酶片外，其他酶特别是口服制剂，都不宜与含鞣酸的食物同用。

（2）不宜与酸性食物同服：多酶片在碱性环境中作用较强，如在服药期间过食酸性食物（酸菜、咸肉、山楂、杨梅、果汁等）会降低疗效。

【药物相克】

1. 忌用影响消化功能药物　有些抗生素（如红霉素、罗红霉素、阿奇霉素等）药物，应用后可以出现恶心、呕吐、腹痛等症状，影响小儿的食欲，长时间食欲不佳，会加重营养不良，应慎用。

2. 忌用抑制肠道蠕动药物　东莨菪碱、山莨菪碱、颠茄合剂都可以抑制肠道蠕动，可使食物在胃肠道滞留时间过长，影响食欲，应用时应慎重

【药物与药物相克】

1. 多酶片　胰酶片在中性或弱碱性环境中活性较强，遇酸可使其失去活力。服胰酶片时应忌服中药山楂片、山楂丸等酸性药物。同时也应忌食醋。

2. 多潘立酮　多潘立酮能阻断外周多巴胺与其受体结合，而使胃平滑肌收缩，促进胃的排空，而这一作用可被抗胆碱酯酶药物（如新斯的明）所抑制，故忌合用。

二、营养不良

营养不良主要是由于偏食、喂养不当、消化吸收不良、饮食需要量增加等原因引起的,3岁以内婴幼儿多见。小儿处于生长发育的阶段,对营养素尤其是蛋白质的需要量相对较多,喂养不当是导致营养不良的重要原因,如母乳不足,没有及时添加其他含蛋白质的食品;奶粉配制过稀;突然停奶而未及时添加辅食,长期以淀粉类食品(粥、米粉、奶糕)喂养等。较大的小儿可以因不良的饮食习惯(如偏食、挑食、吃零食过多、不吃早餐等)引起。有些小儿可因迁延性腹泻、过敏性肠炎、吸收不良综合征等致营养不良。某些传染病的恢复期、成长发育快速阶段等均可因需要量增多,而造成营养相对缺乏;糖尿病、发热性疾病、甲状腺功能亢进、恶性肿瘤均可使营养素的消耗增多,而导致营养不足。在治疗原发病的同时要给予调理脾胃功能,健胃助消化,常用的药物有胃蛋白酶、生态菌类药物及胃肠动力药物(多潘立酮)等。

【饮食宜进】

(1)根据小儿的病情轻重程度及其消化代谢功能的情况予以补充,调整饮食,祛除喂养不当因素。要供给足量的蛋白质和能量,也要顾及各类营养素的平衡。

(2)供应的食物不能操之过急,应循序渐进,特别是中度营养不良患儿,引起消化代谢功能都降低,食物突然增多或品种变换过快,都会引起消化功能紊乱,加重病情,要逐步增加摄入量和改换新食物,使其慢慢适应,从少量简单食物,以流质到半流质开始,根据其消化功能的适应和恢复情况逐渐增加食物品种。

(3)补充足够的维生素,特别是维生素A和维生素C,同时也要注意水和矿物质的补充,特别是有发热和脱水的小儿,最好口服含有适量钾和低钠的溶液,但饮食中盐分不宜过多。

（4）山楂及其制品、麦芽、鸡内金等健脾助消化食物,可以烘干、炒黄、研粉,加糖制成点心食用。

（5）猪肉、牛肉、鸡、鸭、猪肝、鸡蛋、鹌鹑蛋、山药、大枣、粳米、薏苡仁、芡实等益气养胃食品可以炖汤或煮粥食用。

（6）富含维生素和微量元素的新鲜水果、蔬菜,可以做成菜泥、果酱食用,鱼、虾等炖汤食用。

【饮食搭配】

1. 莼菜与鲫鱼　莼菜富含蛋白质及多种维生素和矿物质,与鲫鱼搭配食用,可为机体提供丰富的营养,并能和胃调中、补虚利火、消炎解毒。适用于营养不良患儿。

2. 山药与扁豆　山药中含有多种活性成分,可促进白细胞的吞噬功能,还含有消化酶,能促进蛋白质和淀粉的分解;扁豆含有植物血凝素,能提高白细胞和巨噬细胞的吞噬功效。两者搭配,可增强机体的免疫功能,能补益脾胃。适用于脾胃阴气不足、乏力倦怠、食欲缺乏等患儿。

3. 赤豆与大枣、大米、红糖、蜂蜜　赤豆、大枣、大米、红糖、蜂蜜一起熬制成粥,对久病体虚、营养不良有一定的辅助治疗作用。

4. 芥菜与鸭肉　芥菜具有宣肺化痰、温中理气的功效;鸭肉可滋补阴液、利尿消肿。两者同食,荤素搭配,营养全面,具有滋阴宣肺的作用,可辅助治疗营养不良及虚性水肿病症。

5. 菠菜与鸡蛋　鸡蛋与菠菜均营养丰富,能为人体提供丰富的蛋白质、矿物质、维生素等成分。两者搭配,适用于营养不良患儿。

6. 白菜与猪肉　白菜富含多种维生素、钙和纤维素;猪肉可滋阴润燥。两者搭配适用于营养不良患儿。

7. 白菜与猪肝　两者搭配,含有丰富的维生素 A、维生素 C和铁、锌等,能增强人体免疫功能,可补气益血、解热除烦、补肝明

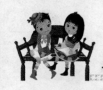

目。适用于营养不良的辅助治疗。

8. 猪肉与夏枯草 夏枯草含有丰富的维生素 B_2、维生素 B_6、维生素 C 及胡萝卜素。若与滋阴润燥、补中益气的猪肉搭配食用,能为机体提供全面丰富的营养,且有散结、滋阴之功效。适用于营养不良患儿。

9. 猪肉与人参果 人参果含有丰富的磷、钙、铁及多种维生素(如维生素 B_1、维生素 B_2、维生素 C 及胡萝卜素等),还含有蛋白质、糖类、脂肪等营养成分,能健脾益胃、生津止渴、益气补血。若与补中益气的猪肉搭配食用,可为机体提供丰富的营养成分,具有健脾益胃、滋阴润燥等功效。适用于营养不良患儿。

10. 羊肉与鸡蛋 羊肉与鸡蛋搭配食用,不但滋补营养,而且能够促进血液的新陈代谢,延缓衰老。适用于营养不良患儿。

11. 山药与羊肉 山药含有多种生物活性成分,能促进白细胞的吞噬功能。山药含有消化酶,能促进蛋白质和淀粉的分解,对身体虚弱、食欲缺乏、消化不良等有一定的辅助治疗作用。山药具有健脾补肺、固肾益精等功效。若与温阳益气的羊肉搭配食用,更具有健脾胃之功效。

【食疗药膳方】

1. 虾皮蛋羹 虾皮 20 克,鸡蛋 1 个。虾皮,择去杂质,冲洗干净。鸡蛋磕入碗内,搅打成泡,然后放入虾皮搅拌均匀,将鸡蛋液碗放入蒸锅中蒸熟。佐餐食用。补气益肾,和胃健脾。虾皮含钙丰富,是小儿骨骼生长必不可少的食物;鸡蛋含有丰富的维生素 D,蛋黄中含钙较多。经常食用,是补充钙和维生素 D 的理想菜肴。

2. 香菇粥 香菇 5 克,粳米 50 克。将香菇用冷水泡发好,洗净、切碎;粳米,淘洗干净。锅置火上,放入清水、香菇、粳米,先用武火烧沸,改为文火煮至粥熟即可。养血和中,健脾益气。适用于小儿营养不良。

3. 姜橘椒鱼汤　活鲫鱼 1 条,生姜 20～30 克,生姜、橘皮各 5～10 克,胡椒 2～3 克,葱末 2～3 克,食盐 3～5 克。鲫鱼去鳃、鳞、内脏,洗净;生姜切成薄片。将生姜、橘皮、胡椒一同用纱布包扎好,放入鲫鱼肚内,加水适量,用文火炖熟,最后取出药袋,加入葱末、食盐稍煮即可。分 2～3 次,空腹时温热食用。温中暖胃,补虚散寒。适用于小儿营养不良。

4. 鸡肝粥　鸡肝 1 个,粳米 60 克。将鸡肝洗净,切碎;粳米淘洗干净。锅上火,放入适量清水,下入粳米、鸡肝,用武火烧沸,改用文火煮至粥熟即可,分次食用。养血明目,补肾和胃。适用于小儿营养不良。

5. 羊奶粥　粳米 50 克,羊奶、白糖各适量。将粳米淘洗干净,放入锅内,加适量清水,用文火煮粥,待粥煮至半熟时,去米汤加羊奶、白糖同煮成粥。早晚餐热食,空腹食用较佳。补血润燥,和胃健脾。适用于幼儿营养不良,发育缓慢,肢体羸瘦,气血不足,面色萎黄,小儿疳积等代谢不良性疾病。

6. 茯苓糕　白茯苓、白莲肉、大麦粉、胡桃肉、黑芝麻各 50 克,白糖 100 克。胡桃肉、白莲肉、黑芝麻分别炒微焦,大麦粉炒焦,共研细末,加白糖共拌和调匀,上蒸笼蒸后即成糕糊。取出切成小块,候冷却,收藏。干燥后随时可食用,每日 10～15 克。适用于小儿营养不良。

7. 内金橘皮砂仁粥　鸡内金、干橘皮各 5 克,砂仁 2 克,粳米 30～50 克,白糖适量。鸡内金、干橘皮、砂仁共研细末,粳米煮成粥,熟时加入药末,加白糖食用。运脾消食,化积理气。适用于小儿营养不良。

8. 槟榔猪肚枣术粥　猪肚 1 只,白术 10 克,大枣 10 枚,生姜 5 片,槟榔 10 克,粳米 30～50 克,食盐适量。猪肚洗净,切成小块,同白术、大枣、生姜、槟榔共入锅中,水煎去渣取汁,与粳米煮成粥即可。每日 1 剂,连用 3～5 日;猪肚可拣出,加食盐调味食

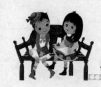

之。适用于小儿营养不良。

9. 百合蒸鳗鱼 百合 100 克,鳗鱼肉 250 克,黄酒、味精、食盐、葱末、姜末各适量。将鲜百合撕去内膜,用食盐擦透,洗净,切块,放入碗内。鳗鱼肉,切成小块,放少许食盐,用黄酒浸渍 10 分钟后,放在百合上面,撒上姜末、葱末、味精,上笼蒸熟即可。润肺清心,补虚扶羸。百合有润肺止咳、清心安神的作用;鳗鱼有补虚羸、益气血等作用。两者搭配,适用于小儿营养不良。

【饮食相克】

1. 高糖食物 如巧克力、葡萄糖、麦芽糖、糖块、甜饮料、果酱等食物,可以助湿生痰,使脾胃运化功能失调,造成小儿纳谷不香,饮食无味,应忌食。

2. 高营养食物 现在有些家长怕孩子营养不足,给予小儿大量的高营养食物,小儿脾胃协调功能较差,可导致小儿的脾胃功能失调,从而造成营养不良。

3. 高脂肪食物 小儿在营养不良时消化功能较差,进食过多脂肪食物会加重消化不良。因此,肥肉、牛奶(全脂)、蛋黄、猪肝及动物内脏等食物,也不宜多食。如果小儿有贫血,更应注意限制饮食中的脂肪量,以免脂肪抑制造血功能。

4. 不易消化食物 蜜饯、葵花子、花生、蚕豆、西瓜、松子,以及未煮烂的肉和油豆腐等,因其最容易伤害脾胃而导致消化不良,应忌食。

5. 油炸食物 进食太油腻食物后,食物在胃内能长时间停留,增加胃的负担,加重消化不良,影响营养的吸收,应忌食。

6. 含长纤维的食物 如芹菜、韭菜、蒜苗、菠菜等可以增加胃肠道的消化负担,可加重腹泻,故应忌食。如果需要食用,应切细或做成菜泥食用,才易于消化。

7. 冷饮 冰淇淋、雪糕、冰镇汽水、各种冰镇饮料是营养不良孩子的喜好食品,因为患营养不良的患儿,机体湿热严重,喜食冷饮。这类饮料会造成胃纳呆滞,出现消化不良,应禁忌多食。

8. 不洁食物　营养不良的患儿一部分是由肠道寄生虫引起,黄瓜、白菜、菠菜等必须煮熟,带皮的水果(如苹果、梨等)要洗净,去皮后食用。

【药物与食物相克】

1. 胃蛋白酶

(1)忌过食碱性食物:在酸性环境中 pH 值>1.5~2.0 时,活性最强,在 pH 值>5.0 时全部失效。过食碱性食物(如菠菜、胡萝卜、黄瓜、苏打饼干)会降低该药的疗效。

(2)忌茶水:营养不良时往往胃酸及消化液分泌不足,须服用胃蛋白酶以助消化,茶水中的鞣酸可以与蛋白质发生化学反应,会使其活性减弱,以致消失,从而影响疗效。

(3)不宜与动物肝脏同时应用:肝脏中所含的铜元素与微蛋白酶中的酶蛋白质、氨基酸分子结构上的酸性基团结合,形成不溶性沉淀物,降低药物的疗效。

2. 乳酶生不宜与蜂蜜同用　蜂蜜味甘甜,可壅遏气机,影响脾胃的消化和吸收,降低药物的疗效,故服用乳酶生时不宜食用。

3. 多酶片

(1)不宜与含鞣酸多的食物同用:多酶片包含淀粉酶、胰酶和胃蛋白酶,这些酶都属于蛋白质,若与含鞣酸的食物(如茶、咖啡、柿子、苹果、核桃仁等)相遇,则结合成鞣酸蛋白,从而失去酶的活力,药效也就降低。除多酶片外,其他的酶特别是口服制剂,都不宜与含鞣酸的食物同用。

(2)不宜与酸性食物同服:多酶片在碱性环境中作用较强,如在服药期间过食酸性食物(醋、酸菜、咸肉、山楂、杨梅、果汁等)会降低疗效。

【药物相克】

1. 忌用影响消化功能药物　有些抗生素(如红霉素、罗红霉

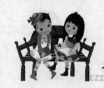

素、阿奇霉素等)应用后可以出现恶心、呕吐、腹痛等症状,影响了小儿的食欲。长时间食欲不佳,会加重营养不良,应慎用。

2. 忌用抑制肠道蠕动药物 东莨菪碱、山莨菪碱、颠茄合剂都可以抑制肠道蠕动,可使食物在胃肠道滞留时间过长,影响食欲,应用时应慎重。

【药物与药物相克】

1. 胃蛋白酶

(1)忌与鞣酸、鞣酸蛋白、没食子酸、重金属类药物合用:胃蛋白酶与鞣酸、鞣酸蛋白、没食子酸、重金属类药物合用会发生沉淀而降低疗效。

(2)忌与次碳酸铋、碱式硝酸铋、活性炭片、利福平、硫酸亚铁合用:胃蛋白酶与碱式碳酸铋、碱式硝酸铋、活性炭片、利福平、硫酸亚铁合用会影响蛋白酶的疗效。

(3)忌与硫糖铝合用:胃蛋白酶与硫糖铝的药理作用相拮抗,合用可相互降低疗效。

(4)忌与胰酶片、淀粉酶片合用: 胰酶片在 pH 值为 6.8~7.5 时活性最强,淀粉酶片在 pH 值为 6.8 时作用最强,而胃蛋白酶在 pH 值 >1.5~2.0 时活性最强,因此服用胰酶片及淀粉酶片应配碳酸氢钠,提高 pH 值,以提高疗效,和胃蛋白酶同服将降低疗效。

(5)忌与颠茄合剂合用:颠茄合剂可以抑制消化道腺体的分泌,并可中和胃酸,破坏胃蛋白酶的活性。

2. 乳酶生及其他微生态菌

(1)抗生素:乳酶生及其他微生态菌(如金双歧、源首、妈咪爱等)是活性的乳酸杆菌或肠道的正常寄生菌群,能被抗菌药物抑制或灭活,如红霉素、氯霉素、小檗碱、呋喃唑酮及磺胺类、头孢菌素等合用,会影响乳酸杆菌的生长和繁殖,降低疗效。如必须合用,应间隔 2~4 小时服药。

（2）吸附药：与碳酸铋、硝酸铋、鞣酸蛋白、鞣酸、活性炭、白陶土等吸附药合用，可以使这些菌群被吸附剂吸附，将妨碍正常菌群的生长和繁殖，降低其药物疗效，同时也影响吸附剂的吸附能力。

（3）多酶片：胰酶片在肠道遇酸则降低疗效，而乳酶生在肠道可以使糖分解生成乳酸，使肠道内的酸度提高，不利于胰酶发挥作用。

3. 胰酶片忌与酸性药物合用 胰酶片在中性或弱碱性环境中活性较强，遇酸可使其失去活力。服胰酶片时应忌服中药山楂片、山楂丸等酸性药物，同时也应忌食醋。

4. 多潘立酮忌与抗胆碱酯酶药物合用 多潘立酮能阻断外周多巴胺与其受体结合，而使胃平滑肌收缩，促进胃的排空，而这一作用可被抗胆碱酯酶药物（如新斯的明）所抑制。

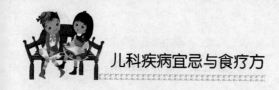

第八章　内分泌系统疾病

一、甲状腺功能亢进

甲状腺功能亢进是指甲状腺功能增强,分泌甲状腺激素增多所致的一组常见的内分泌疾病。根据不同病因可分为弥漫性毒性甲状腺肿、结节性毒性甲状腺肿、甲状腺肿瘤引致甲状腺功能亢进,促甲状腺素增高型甲状腺功能亢进、医源性甲状腺功能亢进和暂时性甲状腺功能亢进。其中以弥漫性毒性甲状腺肿最为常见,是一种伴甲状腺激素分泌增多的器官特异性自身免疫病。临床上以高代谢症候群、神经心血管等系统兴奋性亢进、甲状腺肿大为特征,弥漫性甲状腺肿者大多伴不同程度的突眼症及较少见的颈前黏液性水肿或指端粗厚等。常用的抗甲状腺药物有硫脲类(如甲硫氧嘧啶、丙硫氧嘧啶),咪唑类(如甲巯咪唑、卡比马唑),亦可选用放射性[131]I治疗。

【饮食宜进】

1. 脂肪　适量增加脂肪的摄入量,以满足过量的甲状腺素分泌所引起的机体高代谢率对能量需求的增加。

2. 糖类　供给足够的糖类,以纠正过度消耗。每日热能应供给 $3\,000\sim3\,500$ 千卡,比正常人增加 $50\%\sim75\%$。

3. 蛋白质　蛋白质供给每日每千克体重 1.5 克,但应限制动物性蛋白质的摄入。

4. 维生素　应供给丰富的多种维生素,因高代谢消耗热能而消耗大量的酶,致多种水溶性维生素缺乏,尤其是 B 族维生素。维生素 D 是保证肠道对钙、磷吸收的主要维生素,应保证供给,同时尚应补充维生素 A 和维生素 C。

5. 增加餐次　为补充体内消耗,除了一日三餐主食外,于上下午两餐之间宜各增加 1 次点心。

【饮食搭配】

1. 鲫鱼与豆腐　鲫鱼能补虚羸、益五脏、消水肿、解热毒;豆腐中含有较高的钙、镁,能宽中益气、生津润燥、清热解毒、健脾和胃、消胀满、下大肠浊气诸功效。两者同食,适用于心肾阴虚型甲状腺功能亢进者。

2. 冬瓜与薏苡仁　冬瓜有利尿消肿、解暑止渴、清热化痰之功效。冬瓜、薏苡仁共煮成粥,适用于痰湿壅结兼有胸闷、纳呆、颈项肿大之甲状腺功能亢进者。

【食疗药膳方】

1. 凉拌白绿三丝　海带 200 克,白萝卜 200 克,粉丝 100 克,食盐适量。海带、白萝卜切成细丝,将海带丝、粉丝煮熟,与白萝卜丝一起加食盐拌匀食用。理气化痰散结。

2. 紫菜萝卜汤　紫菜 5 克,白萝卜 250 克,鲜橘皮 1 片。白萝卜切片,橘皮切丝,两者同煮 20 分钟,加紫菜调味食用。疏肝理气,解郁化痰。

3. 香油三丝　水发海带 100 克,绿豆芽 120 克,香干 100 克,芝麻酱 30 克,香油、白糖、味精、酱油各适量。将水发海带洗净,蒸熟,切成细丝;香干切成细丝;绿豆芽洗净,入沸水中余断生,沥干水分。海带丝、香干丝、绿豆芽共同盛盘内,加入白糖、味精、芝麻酱、香油、酱油调拌均匀即可。佐餐食用。清热消痰利水。

4. 抑亢粥　玄参 15 克,牡蛎 20 克,贝母 15 克,粳米 100 克。将玄参、牡蛎、贝母一同放入砂锅中煎汤取汁去渣,再放入粳米,煮成稀粥。每日 1 剂,早晚餐食用。清肝养阴。

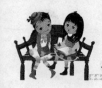
5. 干烧冬笋 冬笋 300 克,枸杞子 10 克,麦冬 10 克,鲜菊花 5 克,生栀子 2 克,植物油、调料各适量。冬笋切成菱形块,入油锅低温炸成金黄色,捞出入另一锅加清汤及调料和枸杞子、麦冬、鲜菊花、生栀子,旺火烧开后移至文火,熬至卤汁干即可装盘。佐餐食用。清肝泻火,消痰育阴。

6. 淡菜红花汤 淡菜 100 克,红花 10 克。淡菜泡发,煮熟,再加红花共煮 20 分钟即可。佐餐食用。化痰软坚,活血化瘀。

7. 郁金丹参海藻糖浆 郁金 90 克,丹参、海藻各 150 克,红糖适量。郁金、丹参、海藻加水 1000 毫升,煎煮浓缩至 300 毫升,加红糖适量,置凉处。每日 2 次,每次饮 15 毫升。活血化瘀,理气消坚。

8. 红花橘皮紫菜汤 红花 10 克,橘皮 50 克,紫菜 10 克。红花、橘皮、紫菜加水共煮 15 分钟即可。佐餐食用。行气活血,化痰软坚。

9. 五味粥 大麦 150 克,酸枣仁 10 克,五味子 10 克,麦冬 10 克,嫩莲子 20 克,桂圆肉 20 克,红糖适量。将酸枣仁、五味子捣碎,与麦冬同煮,浓煎取汁;莲子去心,入水中煮烂。大麦煮粥,将熟时调入药液,放入莲子、桂圆肉稍煮,加红糖调味。每日 1 剂,早晚餐食用。滋养心阴,宁心安神。

【饮食相克】

1. 含碘高食物 甲状腺功能亢进患儿不是缺碘所致,故忌多吃海鱼、紫菜、海带等含碘量高的食物。含碘食物虽可使症状略减轻,但碘是合成甲状腺激素的主要原料,对甲状腺激素合成的抑制是暂时性的,如果长期大量摄入,则可诱发甲状腺功能亢进,或使病情迁延难愈,也使已肿大的甲状腺僵硬难消。

2. 含酒精的饮料 甲状腺功能亢进患儿绝大部分心动过速,故忌饮各种含酒精的饮料。

3. 强烈刺激性食物 中医学认为,甲状腺功能亢进的病机是阴液不足,阳气亢盛,治疗当以滋阴潜阳为主。辣椒、大蒜等性味燥热,易助火伤阴,于病情不利,故应忌服。

4. 忌肥腻食物　甲状腺功能亢进患儿虽食欲亢进,但消化功能差,营养吸收不良,以致消瘦无力,故应忌食羊肉、母鸡、狗肉及油腻、煎炒、熏烤之品,以免生痰动火,产生痰热。

5. 忌过食致甲状腺肿的食物　大豆、豌豆、芦笋、卷心菜、菠菜等绿色蔬菜中含有致甲状腺肿的物质,过量食用可使病情加重。

【药物与饮食相克】

因含碘食物会影响甲状腺对^{131}I的摄取,故服药期间及服药前2~4周应避免食用含碘丰富的食物,如海带、紫菜、海鱼等。

【药物相克】

1. 忌食碘药物　本病不是缺碘所致,故各类补碘药物(如碘化钾等)不宜应用。

2. 忌用药酒　本病不宜服用药酒,因药酒可引起心慌、气短、面色潮红等不良反应。

3. 忌补气助阳之品　中医学认为,甲状腺功能亢进的病机是阴液不足,阳气亢盛,治疗当以滋阴潜阳为主。本病患儿不宜使用补气助阳之品,如红参、人参、黄芪、附子、肉桂、鹿茸等,以免补气助火,使内热更盛。

4. 慎用致甲状腺肿的药物　对氨基水杨酸、保泰松、酚妥拉明、维生素B_{12}及碘酰脲类、巴比妥类、磺胺类药物等,都有抑制甲状腺功能和引起甲状腺肿大的作用,应用时须注意。

【药物与药物相克】

1. 抗甲状腺药物慎与抗凝血药合用　抗甲状腺药物可使口服抗凝血药的抗凝作用降低。

2. 应用丙硫氧嘧啶前避免服用碘剂　丙硫氧嘧啶能干扰甲状腺对碘的吸收,故在应用放射碘前后应停用丙硫氧嘧啶。

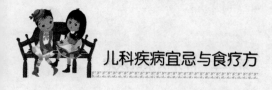
二、甲状腺功能减退

甲状腺功能减退是指由多种原因引起的甲状腺激素合成、分泌或生物效应不足所致的一种内分泌疾病。根据起病年龄可分为呆小病(克汀病)、幼年型甲状腺功能减退、成年型甲状腺功能减退三型。病情严重时各型均可表现为黏液性水肿。甲状腺功能减退可由甲状腺本身病变引起,也可继发于垂体或下丘脑病变。常用治疗药物有甲状腺片、左甲状腺素钠、左旋三碘甲状腺酪氨酸钠、碘赛罗宁等。

【饮食宜进】

(1)发育前儿童期智力较低或侏儒者及先天不足者,应当补足量碘化物,多食含碘丰富食物(如海带、紫菜、海参、海蛤、海蜇等)。

(2)患儿宜进食易消化、富有营养的流质或半流质饮食,如牛奶、米汤、藕粉、鸡蛋汤、菜汁、水果汁、面条、馄饨、蒸蛋羹等,尤其注意高蛋白质和丰富维生素和无机盐的摄入。

(3)有贫血症状者宜多吃含铁质丰富的食物,如芝麻、木耳、猪肝、芹菜等。

【饮食搭配】

1. 赤豆与大枣 赤豆与大枣煎汤,适用于黏液性水肿、毛发稀疏、少气无力、智力低下之甲状腺功能减退者。

2. 海带与红糖 海带以红糖腌拌,常食,适用于地方性或单纯性甲状腺肿并甲状腺功能减退症者。

【食疗药膳方】

1. 紫菜萝卜汤 萝卜250克,紫菜50克,陈皮10克。切碎,每日煮汤饮用。化痰软坚,消瘿散结。

2. 牡蛎海带汤 牡蛎肉100克,海带50克,食盐适量。牡蛎肉、海带加水和食盐共煮，每日分 2 次食用。牡蛎肉补虚壮阳，海带补碘。适用于甲状腺功能减退患儿。

3. 醋泡海带　醋 1 000 毫升，海带 120 克，香橼皮 9 克。将海带、香橼皮浸泡于醋中，7 日后即可。吃海带，每日 6～9 克，连用 10～15 日。理气解郁，消瘿。适用于单纯性甲状腺肿所致的肝郁气滞，心情不畅，胁痛腹胀，或小腹胀痛等。

4. 大枣茶　大枣泥、党参、红糖各适量。大枣泥、党参、红糖开水冲泡，代茶饮。补中益气，养血生津。

5. 归参饨鸡　当归 20 克，太子参 30 克，小公鸡 1 只，生姜末、料酒、食盐、香油、葱、味精各适量。鸡宰杀，去毛、内脏、血，洗净。将当归、太子参放入鸡腹内，置大砂锅中，加入料酒、食盐、生姜末、葱、清水，先用旺火烧沸，后改用文火，炖至肉烂熟，起锅时加味精、香油。吃鸡肉喝汤。适用于肾阳虚衰型甲状腺功能减退。

6. 补血蜜膏　冬虫夏草 30 克，当归 50 克，胎盘粉 30 克，牛骨髓 30 克，生山药 250 克，蜂蜜 250 克。将冬虫夏草、当归、胎盘粉、牛骨髓、生山药、蜂蜜共同捣匀，入有盖盘中，隔水蒸 30 分钟。每次食 2 匙，每日 2 次。补血生精。适用于甲状腺功能减退症以贫血为主症者。

7. 当归生姜羊肉汤　当归、生姜各 100 克，羊瘦肉 1 000 克，八角、肉桂各 10 克，食盐适量。当归、生姜、羊瘦肉、八角、肉桂加水适量，文火焖至肉烂熟，去药渣，加食盐调味。吃肉喝汤。补血壮阳。适用于甲状腺功能减退症，症见头晕眼花，心动过缓，肢体畏寒，脉微无力者。

8. 参附升压汤　红参 10 克，制附子 6 克，干姜 10 克，补骨脂 9 克，淫羊藿 10 克，当归 9 克，桂枝 6 克，猪腰骨 500 克。红参、制附子、干姜、补骨脂、淫羊藿、当归以布包好，与猪腰骨（先斩块）一起，加水炖至肉烂味出，吃肉喝汤。补气壮阳，益精生髓。适用于

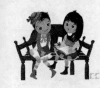
甲状腺功能减退,症见血压偏低,头晕眼花,耳鸣腿软,夜尿频多,脉细无力者。

9. 枸杞子茶　枸杞子、西洋参各适量。枸杞子、西洋参开水冲泡,代茶饮。补肾温阳,补中益气。可调节甲状腺功能减退患儿的免疫功能。

【饮食相克】

1. 忌摄碘过少或过多　碘是合成甲状腺激素的原料,海带、白萝卜、紫菜等食物中含碘较高。当膳食中长期缺碘时,就会引起甲状腺激素合成不足,在单纯性地方性甲状腺肿的基础上发生甲状腺功能减低。相反,如果长期摄入碘化物(有机碘或无机碘)过多,亦可导致甲状腺功能减低,尤其是原有甲状腺炎的患儿更易患病。

2. 忌多食含硫氰类化合物的食物　黄豆、卷心菜、萝卜等食物中所含的硫氰化合物可抑制甲状腺细胞内的过氧化物酶,使进入甲状腺内的碘离子不能氧化成活性碘,从而阻断甲状腺激素的合成。如果过食这些食物,就会引起甲状腺肿和甲状腺功能减低。

【药物与饮食相克】

1. 甲状腺素忌与含钙磷低的食物同服　甲状腺素可促进钙磷的排泄,易致骨质疏松。因此,服药期间宜多食牛奶、乳制品、黑木耳等含钙多的食物及花生米、葵花子、核桃仁、水产品等含磷丰富的食物,以预防骨质疏松。

2. 服甲状腺素期间忌食绿色蔬菜　因这些蔬菜(大豆、豌豆、芦笋、卷心菜、菠菜等)中含有致甲状腺肿的物质,可使甲状腺素本来不足的患儿病情加重。

【药物相克】

1. 忌服用抗甲状腺药物过量　常用的抗甲状腺药物有甲硫氧嘧啶、丙硫氧嘧啶、甲巯咪唑、卡比马唑等,其主要药理作用是阻抑甲状腺内过氰化酶,抑制碘离子转化为新生态碘或活性碘,从而妨碍甲状腺激素的合成。如果这类药物过量,可导致甲状腺功能减低发生。

2. 忌继续放射性碘治疗 放射性碘治疗适用于甲状腺功能亢进患儿,而甲状腺功能减低是其主要的并发症,其原因可能与碘治疗剂量过大,破坏甲状腺组织过多,或电离辐射使细胞核受伤,不能分裂再生,或与自身免疫有关。因此,一旦出现甲状腺激素分泌不足症候群(如体温低、怕冷、食欲减退、反应迟钝、动作缓慢、心率减慢等症状),应立刻停止放射性碘治疗。

3. 忌使用抑制甲状腺素合成的药物 过氯酸钾、硫氰酸盐、间苯二酚、对氨基水杨酸钠、保泰松、碳酸锂及磺胺类药物等能阻碍碘化物进入甲状腺,抑制甲状腺素合成,应慎用。

【药物与药物相克】

1. 甲状腺素不宜与降血脂药考来烯胺合用 因考来烯胺为阴离子型交换树脂,经静电吸附可形成复合物,妨碍吸收,降低本药疗效。如需合用,两者服药时间应间隔 4 小时以上。

2. 甲状腺素不宜与丙咪嗪合用 因两药合用可能引起心律失常。

3. 甲状腺素慎与苯妥英钠、阿司匹林合用 因合用可使甲状腺素的作用增强,不良反应也加重,故两者合用应慎重。

4. 甲状腺素慎与双香豆素合用 因甲状腺素可与抗凝血药双香豆素竞争与血浆蛋白结合,从而使后者在血浆中游离增加,抗凝作用及其毒性反应均增强,故合用时必须减量。

5. 甲状腺素慎与强心苷及口服降血糖药合用 因甲状腺素可使后者(如地高辛、氯磺丙脲、格列本脲等)的作用增强,且不良反应增加,故合用须特别注意。

6. 甲状腺素忌与胰岛素合用 因为甲状腺激素类药物(如碘赛罗宁、甲状腺素等)可抑制胰腺分泌胰岛素,使用胰岛素后可

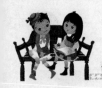

加速甲状腺素的代谢，从而使病情加重。

三、糖 尿 病

　　糖尿病是由多种病因引起，以长期血糖增高为特征的代谢性疾病。血糖增高是因胰岛素分泌绝对或相对不足，以及靶组织细胞对胰岛素敏感性降低，引起糖类、蛋白质、脂肪、水和电解质等一系列代谢紊乱。临床以高糖血症为共同标志，久病可引起心、肾、脑、视网膜、周围神经等损害。病情严重或应激时可发生急性代谢紊乱，如酮症酸中毒等。糖尿病可分为1型糖尿病、2糖尿病、妊娠期糖尿病和其他特殊类型糖尿病，小儿主要为1型糖尿病。其病因和发病机制尚未明了，目前认为与遗传因素、环境因素及免疫机制有关。典型表现为多饮、多食、多尿及乏力、消瘦。儿童糖尿病临床表现不典型，有些患儿出现酮症酸中毒或糖尿病昏迷后才被发现。儿童糖尿病主要以注射胰岛素治疗；大龄儿童糖尿病常用口服降血糖药物有磺脲类（如格列本脲、甲苯磺丁脲、氯磺丙脲、格列齐特、格列吡嗪、格列喹酮），双胍类（如苯乙双胍、二甲双胍），α-糖苷酶抑制药（如阿卡波糖）等。

　　【饮食宜进】

　　1. 高纤维饮食　膳食纤维有降低血糖、促进胃肠道蠕动、防止便秘等作用，有利于糖尿病的控制。患儿在日常饮食中宜多选用粗粮、干豆和蔬菜，如荞麦、燕麦、菠菜、芹菜、豆芽菜等。

　　2. 少量多餐　糖尿病患儿应养成少量多餐的饮食习惯，以避免餐后血糖过高而增加胰岛负担。一般每日至少要保持3餐，可按早餐1/5，午餐及晚餐各2/5份额的方法进食。对于病情尚不稳定的患儿，每日5～6餐常常有利糖尿病的控制。

　　3. 比例适宜的糖类　对糖尿病患儿来说，不是主食越少越好。近年来研究资料表明，在合理控制总热能的基础上，给糖尿病患儿以糖类占总热能的50%～60%比较适宜。

4. 适量的脂肪及蛋白质　糖尿病患儿饮食中脂肪提供的热能不宜超过总热能的30%或每千克体重1克,而且应以富含不饱和脂肪酸的植物油为主,对富含饱和脂肪酸的动物油应加以限制。动物蛋白质多为优质蛋白质,在饮食中应保持一定的比例。

5. 富含硒的食物　日本学者在动物实验中首次发现,微量元素硒等有明显促进细胞摄取糖的能力,具有与胰岛素相同的调节糖代谢的生理活性。所以,糖尿病患儿宜常食富含硒的食物,如鱼、香菇、芝麻、大蒜、芥菜等,这些食物对降低血糖及改善糖尿病症状很有裨益。

6. 富含钙的食物　人体胰腺B细胞在钙作用下分泌胰岛素,严重缺钙及维生素D缺乏,可促使糖尿病患儿病情加重。况且糖尿病患儿一般钙的排出量增多,体内缺钙现象更趋严重。因此,糖尿病患儿宜多食富含钙的食物,如虾皮、发菜、海带、乳类、豆类及其制品、骨头汤、黑木耳、瓜子、芝麻酱、核桃仁、山楂、大枣、柑、橘及新鲜蔬菜等。

7. 富含维生素 B_6 和维生素 C 的食物　大部分糖尿病患儿体内维生素 B_6 水平较低,连续补充一定剂量的维生素 B_6,可使神经系统并发症的疼痛减轻,麻木感减少。而补充足量的维生素 C 可抑制蛋白质的糖异生,对糖尿病患儿尤应注意补充足量的维生素 C,有助于减缓糖尿病并发症的进程,对减轻糖尿病视网膜病变、肾病等有益。富含维生素 B_6 的食物有鱼、白菜、豆类、酵母、米糠等;富含维生素 C 的食物有大白菜、芹菜、荠菜、甘蓝、青椒、鲜枣、刺梨、猕猴桃等。

8. 其他

(1)南瓜:南瓜含丰富的果胶、粗纤维等,糖尿病患儿应适量食用。

(2)苦瓜:苦瓜所含的苦瓜总皂苷具有降血糖作用。2 型糖尿病患儿服用苦瓜总皂苷浓缩剂后,多饮、多食、多尿症状确有减轻,体力有所恢复,大便通畅且无不良反应。

(3)洋葱:洋葱有温中、下气、消炎之功效,洋葱能降低血糖浓度,防止血小板聚集,降低血液胆固醇,对预防糖尿病微血管病变有益。

(4)白萝卜:白萝卜含有钙、磷、铁、锰、B族维生素、维生素C等,有消积滞、化痰、下气宽中、解毒、降血糖、抗癌等功效。食用鲜白萝卜,降血糖效果更显著。

(5)黄鳝:黄鳝有补五脏、疗虚损功效。近年来研究发现,黄鳝体内含有黄鳝素A与黄鳝素B,有显著的降血糖与调节血糖浓度的生理功能。

(6)菠菜根:菠菜根含菠菜皂苷A、菠菜皂苷B等成分,有养血、止血、滋阴、润燥的功效,对高血压、糖尿病和夜盲症等有一定的辅助治疗作用。

(7)昆布、猴头菌:昆布、猴头菌分别含有昆布多糖和猴头菌多糖,对小鼠正常血糖和实验性高糖血症均有肯定的降低效应,尤以猴头菌多糖作用明显,很低剂量(每千克体重6毫克)仍有明显作用,且口服有效,药力持久而无不良反应。

(8)胡萝卜:胡萝卜含有胡萝卜素、维生素 B_1、维生素 B_2 及钙、磷、铁、镁等。人体摄入后,有降血压、强心、降血糖、消炎和抗过敏作用。

(9)蘑菇:蘑菇含钙、磷、铁、锰、铜、锌、氟、碘及多种氨基酸、维生素,有安神、降血压、降血糖、开胃消食、化痰理气、抗癌的功效,形体消瘦的糖尿病患儿宜多食用。

(10)芹菜:芹菜含有钙、磷、铁、胡萝卜素和维生素A、维生素C等,有消肿、解毒、降血压、祛风、降血糖等功效。

(11)冬瓜:冬瓜含钙、磷、铁和多种维生素,可辅助治疗水肿、糖尿病等。

（12）豌豆：豌豆含钙、磷、铁、胡萝卜素、维生素 B_1、维生素 B_2、维生素 C、烟酸等，可辅助治疗糖尿病、高血压等。

（13）蕹菜：蕹菜含胰岛素成分，常吃既可降血糖又能增进食饮，还能清胃肠热，润肠通便，故糖尿病患儿宜常食用。

（14）豆腐渣：豆腐渣中主要含食物纤维素，热能含量特别少，是糖尿病患儿较为理想的食物。因为吃了豆腐渣后，葡萄糖就会被吸附在纤维素上不便吸收，而使血糖增加缓慢，即使患儿的胰岛素稍有不足，也不至于马上引起血糖升高，而且纤维素还具有抑制胰岛素分泌的作用。这样就可以使胰岛素充分发挥作用，提高对血中葡萄糖的分解功能。因此，糖尿病患儿宜多吃豆腐渣。

（15）番石榴：番石榴有效成分可能是黄酮类化合物，对正常胰岛素型患儿有效，对低胰岛素分泌患儿无效。提示其作用并非直接改善了胰岛素 B 细胞的分泌功能，而可能是提高了组织细胞对糖的利用，并有降血压及降血脂作用。

（16）银耳：银耳孢子多糖对正常及四氧嘧啶诱发的小鼠高血糖均能明显降低，这可能是由于其减弱四氧嘧啶对胰岛 B 细胞的损伤所致。研究表明，银耳多糖和木耳多糖对四氧嘧啶糖尿病小鼠高糖血症均有明显的防治作用，还能减少糖尿病小鼠的饮水量。

（17）魔芋：魔芋既可作食品应用，又可降血糖，改善症状和控制病情。

【饮食搭配】

1. 南瓜与猪肉　南瓜有降血糖作用，猪肉滋补效果，两者搭配，对糖尿病患儿有益。

2. 南瓜与绿豆　南瓜富含维生素、纤维素，有补中益气及降糖作用。绿豆能清热解毒、生津止渴。两者搭配，营养丰富，有良好的保健效果。

3. **南瓜与莲子**　南瓜与莲子搭配,适用于糖尿病、高血压、高脂血症、肥胖症及便秘患儿食用。

4. **蘑菇与猪肉**　蘑菇富含宜于机体吸收的蛋白质、氨基酸及多种维生素和微量元素。猪肉亦营养丰富。两者搭配,有补脾益气、润燥化痰等功效。适用于热咳痰多、胸闷、吐泻及糖尿病患儿食用。

5. **山药与扁豆**　山药中含有多种活性成分,可促进白细胞的吞噬功能,还含有消化酶,能促进蛋白质和淀粉的分解。扁豆含有植物血凝素,能提高白细胞和巨噬细胞的吞噬功能。两者搭配,可增强机体的免疫功能,能补益脾胃。适用于糖尿病、脾胃阴气不足、乏力倦怠、食欲缺乏等患儿食用。

6. **苦瓜与小米**　苦瓜能解暑止渴,与小米同食,可清热解暑。适用于糖尿病患儿食用。

7. **南瓜与大枣**　南瓜几乎不含脂肪,但其他营养成分丰富,与大枣搭配,可补中益气、收敛肺气。适用于糖尿病、肥胖症、胃及十二指肠溃疡患儿食用。

8. **蘑菇与豆腐、蒜、葱**　蘑菇能提高机体的免疫力。豆腐富含植物蛋白,营养丰富。蒜、葱有杀菌消炎作用。三者同食,可提高机体的抵抗力,亦有降血压、降血脂、降血糖、促进血液循环和抗癌作用。

9. **洋葱与小米**　两者搭配,有生津止渴、降脂降糖等功效。适用于治疗糖尿病、高脂血症、高血压等。

【食疗药膳方】

1. **炒苦瓜**　苦瓜 250 克,植物油、酱油、食盐适量。苦瓜洗净,切块。锅中加植物油烧热,放入苦瓜、酱油、食盐炒熟,随饭食用。苦瓜既能清热解毒,除烦止渴,又能降低血糖。适用于糖尿病患儿。

2. **清蒸鲫鱼**　活鲫鱼 500 克,绿茶 10 克。鲫鱼去肠杂,洗净;绿茶塞鱼腹内,置盘中上锅蒸熟。不加盐食用,每日 1 次。补虚,止烦消渴。适用于糖尿病烦渴,多饮者。

3. 萝卜粥　大萝卜 1 个,粳米 50 克。大萝卜煮熟,捣取汁,用粳米与水共煮粥食用。

4. 玉米须煲瘦肉　玉米须 30 克,猪瘦肉 100 克。将玉米须、猪瘦肉加水共煮汤。待熟后去玉米须,喝汤食肉。

5. 蚌肉苦瓜汤　苦瓜 150～250 克,河蚌 50～100 克,植物油、食盐各适量。将活蚌放清水中养 2 日,然后取蚌肉,与苦瓜共煮汤,熟后酌加植物油和食盐调味食用。适用于儿童糖尿病之偏于胃热阴虚者。

6. 枸杞子炖兔肉　枸杞子 15 克,兔肉 250 克,食盐适量。将枸杞子、兔肉加水适量,文火炖熟后加食盐调味,喝汤食兔肉。适用于糖尿病之偏于肝肾不足者。肠燥胃热者不宜。

7. 山药薏苡仁粥　淮山药 60 克,薏苡仁 30 克。将怀山药、薏苡仁按常法共熬成粥食用,每日 1 剂。此粥食后有饱腹感,可减少饭量,对各型糖尿病患儿均较为适宜,尤其对脾胃虚弱、口渴善饥的儿童糖尿病患儿更佳。

8. 绿豆南瓜羹　绿豆 50 克,南瓜 100 克。南瓜切块,同绿豆一起,加水适量,煮熟后,分餐食用。适用于有中消症状(如消谷善饥)的儿童糖尿病患儿。常食有稳定血糖作用。

9. 笋米粥　鲜竹笋 1 个,大米 100 克。将鲜竹笋脱皮,切片,洗净,与大米同煮成粥。每日食 2 次。清热宣肺利湿。适用于糖尿病患儿。

10. 土茯苓猪骨汤　猪脊骨 500 克,土茯苓 50 克。将猪脊骨加适量水熬成 3 碗,去骨及浮油,入土茯苓,再煎至 2 碗即可,分 2 次饮完,每日 1 次。健脾气,利水湿,补阴益髓。

11. 菠菜根粥　鲜菠菜根 250 克,鸡内金 10 克,粳米适量。将菠菜根洗净,切碎,与鸡内金加水适量煎煮 30 分钟,再加入淘净的粳米煮成粥。顿食,每日 1 次。利五脏,止渴润肠。

12. 山药炖猪肚　猪肚、山药、食盐各适量。先将猪肚煮熟,再入山药同炖至烂,稍加食盐调味。空腹食用,每日 1 次。滋养肺肾。适用于消渴多尿。

13. 玉竹乌梅茶　玉竹、北沙、石斛、麦冬各 25 克,乌梅 5 克。在水壶中放 3～4 杯的水,再将玉竹、北沙、石斛、麦冬、乌梅放入壶中煮沸即可。生津止渴。糖尿病患儿可经常饮用。

【饮食相克】

1. 忌直接对血糖有影响的食物　蔗糖、蜜糖、糖果、甜糕点、甜饼干、含糖饮料等容易被人体吸收,迅速转化为葡萄糖,使血糖浓度升高,糖尿病症状加重。

2. 忌对血脂有影响的食物　肥肉、油炸食物等含脂肪较高的食物如果食用过多,极易变成人体的脂肪,形成肥胖症。而肥胖是导致糖尿病最重要的因素之一。肥胖的糖尿病患儿对胰岛素的敏感性下降,功能降低,不利于本病的治疗。

3. 忌饮食过量　糖在人体内氧化分解、合成糖原或转化为脂肪储存均需胰岛素参与,进食过量,体内的血糖浓度升高,葡萄糖进入细胞内转化能量所需胰岛素量也要相应增加,血糖对胰岛 B 细胞的不断刺激,使得胰岛负担日益加重,渐至衰竭。可诱发或加重糖尿病。因此,糖尿病患儿应节制饮食。

4. 忌含有大量淀粉的食物　这类食物对血糖有很大影响,如土豆、红薯、藕粉、芋头等应忌食。

5. 忌用补益膏剂　患儿冬令进补不宜使用补益膏剂,因其中含有糖类物质,如人参蜂王浆、蜂王浆口服液、甘菊型太阳神口服液,以及含有蜂蜜、胶类(驴皮胶、鹿角胶等)的滋补膏剂都属于忌服补品。服用后可使血糖上升。糖尿病患儿属阴虚内热者较多,服用人参必须对症,阴虚者不宜用红参、高丽参,用后常会使阴虚内热更加严重。

6. 忌食含糖量高的水果 有许多人食用水果后,特别是含糖量高的水果后血糖升高,一般上升 1~2 毫摩/升。糖尿病患儿如血糖控制较好(8 毫摩/升以下),可适当吃些低糖分水果,如西瓜、草莓、葡萄等。

7. 忌过食小麦制品 小麦含大量的双糖,食用后可使体内的血糖升高,故忌食过量。

8. 忌过食大麦制品 大麦含有较丰富的糖类,每 100 克大麦含糖类 66.3 克,食用后可提高血糖,故忌多食。

9. 忌过食粳米 粳米含有丰富的糖类,每 100 克粳米含糖类 75.5 克,多食可以升高血糖,故忌多食。

10. 忌过食糯米 本药每 100 克中含有糖类 76.3 克,食用过多可导致血糖增高,故忌过量食用。

11. 忌过食玉米 玉米含糖量每 100 克为 72.2 克,食用过多可升高血糖,故应忌多食。

12. 忌过多食高粱 高粱含有丰富的糖类,每 100 克高粱约含糖类 75.8 克,食用可以升高血糖,故忌多食用。

13. 忌过多食红薯 本品含糖较多,食后能升高血糖,故应慎食。

14. 忌过多食蚕豆 蚕豆含有较多的糖类,多食可以加重病情,故应忌多食。

15. 忌过多食藕 因其含糖量较高,食用后可加重病情,故应少食。

16. 忌过食豆腐 酮症酸中毒是重症糖尿病患儿的一种并发症,本病饮食应严格限制蛋白质的摄入,豆腐含有丰富的蛋白质,其中的氨基酸(如苯丙氨酸和亮氨酸)均可在体内生成酮体而加重酸中毒,故应忌少食。

17. 忌食乌鸡 乌鸡是蛋白质和脂肪含量均较高的食物。脂肪和蛋白质中氨基酸(如酪氨酸、苯丙氨酸和亮氨酸)皆可在体内生成酮体而加重酸中毒,故应忌少食。

18. 忌过食牛奶 牛奶是蛋白质和脂肪含量均较高的食物。脂肪和蛋白质中氨基酸(如酪氨酸、苯丙氨酸和亮氨酸)皆可在体内生成酮体而加重酸中毒,故应忌食。

19. 忌过食苹果 苹果含有较丰富的果糖,果糖在正常的情况下能明显地升高血糖,糖尿病患儿食用,则会使胰岛中的 B 细胞负担加大,血糖更为升高,故应忌多食。

20. 忌过多食橘子 因橘子含有丰富的果糖,食用后容易加重病情,糖尿病患儿应忌多食。

21. 忌过多食葡萄 葡萄含果糖较多,食用后会增加胰脏的负担,故应忌多食。

22. 忌过多食荸荠 荸荠含有较多的糖分,多食容易升高血糖,故应忌多食。

23. 忌过食罗汉果 罗汉果含有较丰富的果糖,食用后可导致血糖升高,故应忌食。

24. 忌过多食大枣 大枣含糖量较高,故应忌多食。

25. 忌过食栗子 栗子含糖量较高,每 100 克栗子约含糖类40 克,糖尿病患儿和服糖皮质激素者均应忌食。

26. 忌过食桂圆肉 桂圆肉含有较多的葡萄糖、蔗糖等,食用后可导致血糖增高,故应忌食。

27. 忌过食蜂蜜 蜂蜜含糖量极高,糖尿病患儿应忌食。

【药物与饮食相克】

1. 使用胰岛素忌药酒 使用胰岛素治疗期间若服用药酒,会使患儿出现严重低糖血症和不可逆性神经系统病变。

2. 口服降血糖药不宜与含醇饮料同服 因为甲苯磺丁脲、苯乙双胍等口服能刺激胰岛细胞释放胰岛素,使血糖降低。乙醇具有阻碍肝脏中的糖原异生作用,患儿空腹饮酒能引起低糖血症。如服甲苯磺丁脲等同时又饮含醇饮料,降血糖作用相加,短时间内血糖会降得很低。另有研究报道表明,乙醇为药酶诱导剂,能促进甲苯磺丁脲的代谢。在服用该药期间,乙醇可使甲苯磺丁脲半衰期显著缩短,反而减弱了降血糖作用。

3. 二甲双胍忌与碱性溶液或饮料同服　因同服可降低本药的降血糖作用。

4. 服阿卡波糖忌食用蔗糖及含蔗糖的食物　由于阿卡波糖在治疗期间可抑制糖类的分解,并延缓糖类的吸收,因而增加了糖类在结肠中的发酵。若与蔗糖或含蔗糖的食物(如甘蔗、甜菜等)同服,则易引起腹部不适,甚至腹泻。

【药物相克】

1. 慎用保泰松、水杨酸类药物　保泰松可延长磺酰脲类降血糖药物的生物半衰期,水杨酸类药物可增强其降血糖作用,从而促使发生低糖血症反应。

2. 忌大量使用利尿药　利尿药可引起高糖血症、高尿酸、高胆固醇和低钾血症。它使糖耐量降低,使肾素-血管紧张素-醛固酮系统活跃。这些不良反应随剂量增大而增多。因此,糖尿病伴有高血压的患儿不宜单独大剂量使用利尿药。

3. 慎用 β 受体阻滞药　普萘洛尔等 β 受体阻滞药可引起糖及脂质代谢紊乱,心功能不好的患儿使用易发生心功能不全,故有窦性心动过缓、房室传导阻滞及糖尿病下肢动脉阻塞性病变者,均应禁用。

4. 慎用糖皮质激素　糖皮质激素(如泼尼松、氢化可的松等)能升高血糖,对抗胰岛素制剂及磺酰脲类药物的降血糖作用。因此,在治疗糖尿病时应慎用糖皮质激素,以免影响降血糖药物的疗效。

5. 并发酮症酸中毒者禁用苯乙双胍　本药降血糖的主要作用是促进脂肪组织摄取葡萄糖,使组织中无氧酵解增加。但由于本药在代谢中产生大量乳酸,可引起严重的乳酸性酸中毒,充血

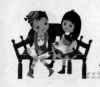

性心力衰竭、肝肾功能不全者尤为危险。故糖尿病酮症酸中毒和急性感染时禁用。

【药物与药物相克】

1. 口服降血糖药

(1)忌与鹿茸、甘草及其制剂合用：由于鹿茸、甘草及其制剂含有糖皮质激素样物质，可使血糖升高，如与胰岛素、格列本脲、苯乙双胍等合用时，可发生拮抗作用，降低降血糖药的疗效。

(2)禁与普萘洛尔合用：因为普萘洛尔阻滞β受体抑制糖原分解，合并用药可加重降血糖药（如甲苯磺丁脲、格列本脲、苯乙双胍等）的降糖效应，结果导致严重低糖血症。

(3)不宜与利尿药合用：因为噻嗪类利尿药（如氢氯噻嗪等）能直接抑制胰岛B细胞的功能，使血浆胰岛素水平下降，血糖升高，与口服降血糖药（如氯磺丙眠、格列齐特、苯乙双胍等）合用有药理性拮抗，其他利尿药（如依他尼酸、呋塞米）亦可使本类药的降血糖作用减弱。

2. 磺酰脲类降血糖药

(1)不宜与氯霉素合用：氯霉素为肝药酶抑制药，能抑制肝脏微粒体内药酶的活性。当氯霉素与甲苯磺丁脲合用时，可使后者的代谢减慢，半衰期延长，增强甲苯磺丁脲的作用和不良反应。故两药合用须根据患儿血糖水平调整剂量，否则有可能导致低血糖性休克。

(2)不宜与异丙嗪合用：磺酰脲类降糖药物（如甲苯磺丁脲、氯磺丙脲、格列本脲、格列齐特等）不宜与异丙嗪合用，因为异丙嗪能使磺酰脲类的作用降低，疗效减弱。

(3)不宜与双香豆素等抗凝血药合用：由于磺酰脲类降血糖药（如甲苯磺丁脲）的血浆蛋白结合率较强，可以置换血浆蛋白中结合的双香豆素，从而增加游离双香豆素的血药浓度，加强抑制凝血酶原和凝血因子在肝中的合成，提高抗凝血作用。另外，双香豆素有酶抑作用,可抑制甲苯磺丁脲等药的代谢,使其半衰期从原来的 4.5 小时延长到 18 小时。因此,一般应避免合用。若确需合用,应按血糖水平和血液凝固时间调节两药剂量。另外,醋硝香豆素、双香豆素乙酯亦有类似作用

(4)不宜与利福平合用:利福平具有药酶诱导作用合用,可降低降血糖药的血药浓度,使其疗效减弱。

(5)不宜与吩噻嗪类药物合用:甲苯磺丁脲等噻嗪类降血糖药与吩噻嗪类药物(如氯丙嗪、奋乃静等)合用能引起黄疸及肝功能异常,故两药不宜合用。

(6)不宜与甲状腺素、胰高糖素合用:由于甲状腺素、胰高糖素均能使血糖增高,使降血糖药(如甲苯磺丁脲)的降血糖作用减弱。

(7)不宜与苯妥英钠合用:苯妥英钠能提高血糖含量,从而减弱磺酰脲类降血糖药(如甲苯磺丁脲)的效力,偶尔可引起高渗性非酮症性昏迷,这可能与苯妥英钠能抑制胰岛素的分泌有关。

(8)忌与异烟肼合用:磺酰脲类降血糖药(如甲苯磺丁脲等)与异烟肼合用,易引起高糖血症及尿糖症。

(9)甲苯磺丁脲慎与氯贝丁酯合用:氯贝丁酯能与甲苯磺丁脲竞争跟血浆蛋白结合,把后者从结合部位置换出来,从而增强其作用和毒性,故合用时应予注意。

(10)甲苯磺丁脲忌与烟酸、雄激素合用:烟酸、雄激素(甲睾酮等)可降低本药的作用,故两者不宜同用。

(11)甲苯磺丁脲忌与巴比妥类药物合用:巴比妥类药(如苯巴比妥、戊巴比妥、司可巴比妥等)与本药合用,可降低本药的活性。

3. 格列吡嗪忌与肾上腺素合用　格列吡嗪与肾上腺素合用,使格列吡嗪的降血糖作用降低。

4. 格列喹酮片忌与拟交感神经药、烟酸合用　因拟交感神

经药（如麻黄碱、异丙嗪等）烟酸、与格列喹酮片合用，均可减弱格列喹酮的疗效。

5. 双胍类降血糖药不宜与抗凝血药物合用　双胍类降血糖药（如苯乙双胍）与抗凝血药如双香豆素等合用，会置换血浆蛋白结合的双香豆素，从而使抗凝血作用增强，导致出血倾向，故应避免合用或慎用。

6. 阿卡波糖不宜与抗酸药、考来烯胺、吸附剂、消化酶同服　抗酸药（碳酸氢钠、氢氧化铝等），考来烯胺，肠道吸附剂（药用炭、枸橼酸铋钾等），消化酶制剂（胃蛋白酶合剂、多酶片等）与本药同服，均有可能降低本药的降血糖作用。

7. 胰岛素

（1）不宜与利血平合用：利血平可妨碍去甲肾上腺素的释放，减缓糖原分解，使血糖降低，与胰岛素合用时，其降血糖作用相加，极易导致低血糖反应，故应避免合用或根据血压和尿糖情况调节两药的剂量。

（2）不宜与氯丙嗪合用：胰岛素与氯丙嗪并用易引起肝脏损害。

第九章　免疫系统疾病

一、风 湿 热

风湿热是一种与 A 族乙型溶血性链球菌感染有关的免疫性疾病。患儿多在冬春季节发病，以受凉感冒为诱因。主要病变为全身性胶原组织出现非化脓性炎症反应，以心脏、关节和皮肤受累最为显著。其病理过程有渗出期、增殖期及瘢痕期。风湿热反复发作，可导致慢性心瓣膜病。患儿发病前有急性扁桃体炎或咽峡炎史，多数有发热、多汗、疲乏及厌食等，小儿可有鼻出血、腹痛。主要临床表现有心肌炎、关节炎、舞蹈症及皮肤病变等。常用药物有水杨酸类（如水杨酸钠、阿司匹林），苯丙酸类，非甾体抗炎药（如布洛芬），糖皮质激素（如泼尼松），抗生素（如青霉素）等。

【饮食宜进】

1. 少食多餐，食易消化的食物　风湿热病程长，需长期服药。许多治疗风湿热的药物对胃肠道有刺激，损伤胃肠道消化功能。因此，患儿宜进食易消化、富有营养的流质或半流质饮食，如牛奶、米汤、藕粉、鸡蛋汤、菜汁、水果汁、面条、馄饨、蒸鸡蛋羹等。

2. 多吃黄、绿色蔬菜及水果　如番茄、小白菜、黄瓜、甘蓝等。

3. 多吃含钙丰富的食物　风湿热患儿骨骼脱钙，易使骨骼变形，应多吃含钙丰富的食物，如虾皮、发菜、海带、乳类、豆类及其制品、骨头汤、黑木耳、瓜子、芝麻酱、核桃仁、山楂、大枣、柑橘

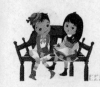

及新鲜蔬菜等。

【饮食搭配】

1. 香椿与羊肉 香椿有消炎解毒、涩肠止血、健胃理气、杀虫固精等功效。香椿与羊肉搭配，有辅助治疗风湿性关节炎的作用。

2. 猪肝与淫羊藿 淫羊藿含有淫羊藿苷、植物甾醇、淫羊藿素、去氢淫羊藿素、棕榈酸、脂肪、维生素 E 和生物碱等多种成分。研究证实，淫羊藿能提高 T 细胞比值，促进淋巴母细胞转化，增强吞噬细胞的吞噬功能。淫羊藿具有补肝肾、祛风湿等功效，若配以补肝养血的猪肝，功效更显著。适用于辅助治疗风湿性关节炎等。

【食疗药膳方】

1. 丝瓜绿豆粳米粥 丝瓜 50 克，绿豆 50 克，粳米 100 克。先将粳米煮粥，然后放入丝瓜及涨发的绿豆，煮至熟食用。

2. 冬瓜海蛇煲 冬瓜 500 克，海蛇 300 克，薏苡仁 50 克、生姜片、食盐、葱、米酒各适量。冬瓜、海蛇、薏苡仁、生姜片加水熬汤后，略加食盐、葱、米酒调味即可食用。

3. 丝瓜饮 老丝瓜 1 条，白糖适量。将丝瓜洗净，切碎，加水适量，煮沸 30 分钟，静置片刻，去渣，加白糖即可，可当茶饮用。清热解毒，祛风通络。适用于系统性红斑狼疮，症见关节疼痛，灼热红肿，活动受限，伴有发热、口渴、烦躁等。

4. 大蒜炖黑鱼 大蒜 100～150 克，黑鱼 400 克。黑鱼除肠杂，大蒜剥去皮，放砂锅内加适量水，隔水炖熟服（不加调料食用）。健脾利水消肿。

5. 秦艽桑枝煲老鸭 秦艽 30 克，老桑枝 50 克，老鸭 100 克，食盐适量。将老鸭洗净，切块与秦艽、老桑枝一同入煲，加水适量，煲烂后加食盐调味。吃鸭肉喝汤。秦艽有祛风湿止痛解热作用，桑枝有祛风湿通络活络作用，鸭肉滋脾胃。适用于关节肿痛伴有低热之风湿热。

6. 薏苡防己煲猫肉　薏苡仁 50 克,木防己 10 克,猫肉 200 克。将猫肉切成小块,与薏苡仁、木防己共放入煲内煲烂,吃肉喝汤。薏苡仁有利尿化湿清热,补脾胃之功效;木防己有祛风湿止痛作用;猫肉有祛风补血养血作用。适用于关节肿痛伴低热之风湿热痹型风湿热。

7. 秦艽丹参煲瘦肉　秦艽 30 克,丹参 30 克,猪瘦肉 50 克。将瘦肉洗净,切块与秦艽、丹参共入煲内,加水适量,文火煲烂。吃肉喝汤。秦艽有祛风湿止痛解热作用;丹参有活血通络、祛瘀利水,消肿安神等功效;猪瘦肉有滋阴润燥、补肾益血、祛风湿、清热止痛作用。适用于风湿热痹型风湿热。

8. 柴胡丝瓜薏仁汤　柴胡 30 克,嫩丝瓜 30 克,薏苡仁 50 克。柴胡入锅加水煎煮去渣留汁;嫩丝瓜去皮,切段;薏苡仁用柴胡汁煮烂。柴胡汁、薏苡仁、丝瓜入锅煮 5 分钟。清热凉血解毒。

【饮食相克】

1. 忌吃生冷食物及糖　特别是酸味水果、清凉饮料、醋拌凉菜及冰糕等,这些食物可以成为风湿热的诱因。甜食,特别是白糖应少吃。风湿热患儿体内碱性物质减少,白糖是酸性食物,吃后可加重病情。

2. 忌营养不足　患儿由于发热、厌食,使各种营养物质消耗多而摄入少,导致机体抵抗力下降。此时,如不加强营养物质的补充,就会使抵抗力进一步减弱,反复出现上呼吸道感染,病情反复不愈或加重。

3. 忌辛辣肥腻之品　中医学认为,本病主要是由于风寒湿热之邪侵袭所致。辛辣厚味之品(辣椒、肥肉等)可助湿生热,湿热留恋,不利于身体康复。

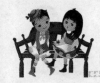
【药物与饮食相克】

1. 阿司匹林

(1)忌饭前服用：阿司匹林对胃黏膜有刺激作用，如饭前空腹服用，药物直接与胃黏膜接触，可引起恶心、呕吐、胃痛，甚至胃出血反应，故宜饭后服。若加服氢氧化铝则可减少刺激。

(2)忌用茶水服用：因茶叶中含有鞣酸、咖啡因及茶碱等成分，而咖啡因有促进胃酸分泌的作用，可加重阿司匹林对胃的损害。

(3)忌果汁冲服：果汁中的果酸易导致每种药物提前分解或溶化，不利于药物在小肠内的吸收，而大大降低药效，并且阿司匹林对胃有刺激性，而果酸则可加剧本药对胃壁的刺激，甚至可造成胃黏膜出血。

(4)服阿司匹林忌过食酸性食物：因为阿司匹林对胃黏膜有直接刺激作用，与酸性食物（醋、酸菜、咸肉、鱼、山楂、杨梅等）同服可增加对胃的刺激。

2. 糖皮质激素

(1)忌高盐饮食：详见"支气管哮喘"。

(2)忌大量食糖：详见"支气管哮喘"。

【药物相克】

1. 风湿热有出血倾向者禁用阿司匹林 阿司匹林可抑制凝血酶原合成，并阻断前列腺素代谢，降低血小板黏附性，故忌用于有出血倾向的患儿。

2. 体质虚弱者忌大剂量服用阿司匹林 体弱或体温40℃以上者，解热时宜用小量，以避免大量出汗而引起虚脱。此时宜多喝水，以助排汗和降温，也可避免水与电解质平衡失调。

【药物与药物相克】

1. 水杨酸类

(1)不宜与苯巴比妥同服：因为苯巴比妥有酶促作用，可降低水杨酸类(如水杨酸钠、阿司匹林等)的药效。

(2)忌与甲氨蝶呤合用:因为甲氨蝶呤能被水杨酸类置换出来,同时又竞争性地从肾脏折出,使水杨酸类药物在肾脏的排泄率下降,结果引起肝脏功能障碍、骨髓抑制、胃肠道不适等不良反应。

(3)忌与汞制剂及麻醉药合用:因水杨酸类药物能增加汞制剂及麻醉药(阿片制剂)的不良反应,服用剂量过大时,有中毒的危险。

(4)忌与呋塞米合用:因呋塞米可竞争性抑制水杨酸盐从肾分泌性排泄。故两者合用可导致水杨酸钠蓄积中毒。

(5)不宜与氯化铵合用:因氯化铵使尿酸化,可减少水杨酸钠的排泄,在大剂量用水杨酸钠时,可增加水杨酸钠中毒的危险。如长期使用两种药物治疗时,应当监测水杨酸钠的血药浓度。

(6)不宜与含酒精的中成药同服:水杨酸类(如水杨酸钠、阿司匹林)与含酒精的中成药(如风湿酒、国公酒、参茸精、五味子糖浆等)同服,可以增加对消化道的刺激性,严重时可导致胃肠道出血。

(7)不宜与降血脂药考来烯胺合用:由于考来烯胺为阴离子型交换树脂,与本药合用可因静电吸附而形成复合物,妨碍本药吸收而降低疗效。

(8)不宜与丙磺舒、保泰松合用:水杨酸类能竞争性抑制尿酸的排泄,阻碍保泰松的抗炎作用,并使丙磺舒的作用减弱,故禁忌合用。

(9)不宜与含有硼砂的中成药同服:因硼砂含碱性成分,可减少阿司匹林的吸收,使其疗效降低,故本药忌与含硼砂的中成药(如痧气散、红灵散、行军散、通窍散等)合用。

(10)禁与碳酸氢钠合用:因为碳酸氢钠能降低水杨酸钠在肠道的吸收,使血中水杨酸钠的浓度较单用时为低,另外碳酸氢

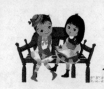

钠可增加肾脏对水杨酸钠的排泄,因此两者合用血中水杨酸钠的浓度迅速降低,疗效下降。风湿性心脏病患儿更不宜合用,因合用可使过多的钠离子进入体内,促发或加重风湿性心脏病的症状。水杨酸钠可与氢氧化铝、碳酸钙或复方氢氧化铝等合用。

(11)忌与抗凝血药合用:因水杨酸类药若与抗凝血药(如肝素、双香豆素等)合用,后者的抗凝血作用增强,易引起出血。

(12)不宜与口服降血糖药同服:因为水杨酸类可竞争性地置换口服降血糖药(如甲苯磺丁脲、氯磺丙脲、格列本脲等),增加后者游离的血药浓度,因而使降血糖药作用增强,严重者可使患儿出现低血糖性休克。

(13)不宜与对氨基水杨酸合用:因为水杨酸类可从血浆蛋白结合部置换出对氨基水杨酸,导致其不良反应增加,同时后者可置换前者,导致水杨酸类的不良反应增加。因此两药应尽量避免合用。

(14)阿司匹林不宜与吲哚美辛并用:因为吲哚美辛是非甾体镇痛药,可增强阿司匹林致溃疡的作用,故两药不宜并用,胃溃疡病患儿更严禁合用。还有报道认为,阿司匹林在肠内可抑制吲哚美辛的吸收,降低吲哚美辛的疗效。

(15)阿司匹林不宜与糖皮质激素同服:因为阿司匹林能提高肝脏微粒体酶的活性,加速糖皮质激素(如泼尼松)的代谢,降低其在血浆中的浓度,使糖皮质激素的作用减弱或消失。

(16)阿司匹林不宜与活性炭同服:因为活性炭有吸附作用,可减少阿司匹林的吸收,降低其疗效。

(17)阿司匹林忌与苯妥英钠合用:因本药的水解产物可竞争性地从血浆蛋白的结合部位置换出苯妥英钠,从而增强后者的作用和不良反应。

(18)阿司匹林慎与噻嗪类利尿药合用:因阿司匹林与噻嗪类利尿药(如氢氯噻嗪等)都能升高血清尿酸,故如合用应注意其用量。

(19)阿司匹林不宜与氨茶碱同服：因氨茶碱属碱性药物，能碱化尿液，使阿司匹林排泄加快，疗效降低。

(20)阿司匹林不宜与氯化铵合用：因为阿司匹林对胃黏膜有直接刺激作用，与酸性药物氯化铵合用，可增加对胃的刺激，又可促进胃肠道吸收及肾小管吸收，增加不良反应。

(21)阿司匹林不宜与乐得胃并用：因后者属碱性药物，可使胃肠道 pH 值升高，减少阿司匹林的吸收。另外，乐得胃尚能碱化尿液，使阿司匹林在肾小管重吸收减少，排泄加快，疗效降低。

(22)阿司匹林不宜与咖啡因同服：因咖啡因有促进胃酸分泌的作用，可加重阿司匹林对胃的损害。

2.布洛芬

(1)慎与甲苯磺丁脲、华法林合用：布洛芬可使甲苯磺丁脲降血糖作用及华法林的抗凝作用增强，故与这些药并用须慎重。

(2)忌与阿司匹林合用：布洛芬与阿司匹林或其他水杨酸类药物同用时，不能增加疗效，而胃肠道不良反应及出血倾向发生率增高。

(3)慎与抗利尿药、降压药、糖皮质激素同用：布洛芬可增强抗利尿药物的作用，降低抗高血压药物的降压作用。与糖皮质激素类同用，可明显地减缓炎症症状。

(4)忌与甲氨蝶呤合用：布洛芬可降低甲氨蝶呤的排泄，增高其血药浓度，甚至可达中毒水平，故不宜同用。

二、系统性红斑狼疮

系统性红斑狼疮是一种自体免疫性结缔组织病，常累及全身多个器官，特别是皮肤和肾脏。血清中有多种致病性自身抗体，特别是抗核抗体是本病的特征性标志。病因不明，一般认为可能为遗传、病毒感染、激素代谢紊乱、环境因素及药物不良反应等多种因素综合引起。临床表现变化多端,多数患儿有乏力、发热、关节肿痛、皮疹及某一脏器受累的相应症状。本病多发于女性。常用治疗药物有糖皮质激素类(如泼尼松),非甾体抗炎药(如吲哚美辛、阿司匹林),免疫抑制药(如环磷酰胺),中药(如雷公藤)等。

【饮食宜进】

1. 清淡饮食 红斑狼疮患儿中,约有 3/4 的人继发于"狼疮肾"的肾脏损害,因而在膳食中应以清淡为宜。

2. 谷类 如小麦、小米、薏苡仁、玉米等,经常调配食用是维持患儿基本热能所必需的。

3. 富含维生素的蔬果 豆类、新鲜蔬菜、水果及蛋黄中含有丰富的维生素 E、维生素 C、B 族维生素及微量元素锌、锡、铜等,应多食。

4. 香油、鱼油 香油、鱼油不仅对动脉硬化和继发淀粉样变有良好疗效,而且还含有大量的维生素 E,对红斑狼疮的治疗有良好的辅助作用。

【饮食搭配】

1. 枸杞子与菊花 枸杞子与菊花加入粳米熬成软粥,加少量食醋。有滋肝补肾明目之功效。适用于系统性红斑狼疮出现眼部病变者。

2. 花生米与大枣 取花生米的红皮,与大枣同煮,加入红砂糖服用。有补气健脾升血之功效。适用于系统性红斑狼疮出现邪犯营血之症。

【食疗药膳方】

1. 丝瓜饮 老丝瓜 1 条,白糖适量。将丝瓜洗净,切碎,加水适量,煮沸 30 分钟,静置片刻,去渣,加白糖即可。当茶饮用。清热解毒,祛风通络。适用于系统性红斑狼疮,症见关节疼痛,灼热红肿,活动受限,伴有发热口渴、烦躁等。

2. 大蒜炖黑鱼　大蒜 100～150 克,黑鱼 400 克。黑鱼除肠杂,大蒜剥去皮,放砂锅内加适量水,隔水炖熟(不加调料食用)。健脾利水消肿。

3. 鲜绿豆芽汁　鲜绿豆芽 500 克,白糖适量。将绿豆芽洗净,以洁净纱布包好,绞取汁液,调入白糖。当茶饮用。清热解毒,利湿。

4. 桑枝炖老鸡　桑枝 60 克,绿豆 30 克,鸡肉 250 克,食盐、姜、葱各适量。把鸡肉洗净,放入锅中,加入适量的水,把绿豆洗净和切段的桑枝一同放入,用文火炖至肉烂,用食盐、姜、葱等调味。喝汤食肉,量自酌。清热通痹,益气补血,清利湿热。适用于系统性红斑狼疮热外邪不甚而正气已虚者。

5. 薏苡仁羹　薏苡仁 15～30 克,白糖适量。薏苡仁煮熟烂,放白糖调味食用,每日 1 次。健脾消斑。适用于系统性红斑狼疮之面部红斑者。

6. 薏苡仁鳝鱼粥　薏苡仁 30～60 克,粳米 20～30 克,山药 15～20 克,鳝鱼 200～300 克。先将鳝鱼剁碎,加姜丝、料酒炒熟,放入煮熟的薏苡仁粳米粥中,稍煮即可食用。健脾祛湿,通络补血。经常食用可改善气短、乏力、关节疼痛等症状。

7. 柴胡丝瓜薏仁汤　柴胡 30 克,嫩丝瓜条,薏苡仁 50 克。将柴胡入锅加水煎煮,去渣留汁;嫩丝瓜去皮,切段;将薏苡仁用柴胡汁煮烂,再加丝瓜煮 5 分钟。清热,凉血,解毒。

8. 芡实参芪煨猪肾　芡实 30 克,党参、黄芪各 20 克,猪肾 1 个。将猪肾剖开,去筋膜,洗净,与芡实、党参、黄芪共放入锅中,加水适量煎汤即可。喝汤食猪肾。适用于系统性红斑狼疮有肾损害者。

9. 地黄枣仁粥　生地黄 30 克,酸枣仁 30 克,粳米 100 克。将酸枣仁加水研碎,取汁 100 毫升,生地黄加水煎取汁 100 毫升,与粳米煮粥,待粥将熟时加入酸枣仁汁、生地黄汁,煮至粥熟即

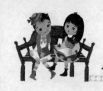

可。每日食 1 次。养阴退热。

10. 熟地黄山茱萸炖鸭肉 熟地黄 20 克,山茱萸 15 克,鸭肉 80 克。将鸭肉洗净,切块,同熟地黄、山茱萸一起加水适量,放入炖盅内隔水文火炖 3 小时。佐餐吃肉喝汤。熟地黄滋阴养血,山茱萸滋阴养胃。适用于肝肾阴虚型系统性红斑狼疮、狼疮性肾炎、急性复发型、久病阴虚或激素用药过久合并脾大,以及肝、肾功能损害者。

11. 熟地黄知母炖鹌鹑 熟地黄 20 克,知母 20 克,鹌鹑 1 只。将鹌鹑宰杀,去毛和内脏,切块,与熟地黄、知母一起加水适量,放入炖盅隔水文火炖 3 小时。吃肉喝汤。熟地黄滋补肾阴,知母清热滋阴降火,鹌鹑肉补中益气。适用于阴虚火旺型系统性红斑狼长期低热者。

12. 生地黄杞子炖兔肉 生地黄 20 克,枸杞子 20 克,兔肉 80 克。将兔肉洗净,切块,与生地黄、枸杞子一起加水适量,放入炖盅隔水文火炖 3 小时。吃肉喝汤。生地黄清热,滋补肾阴;枸杞子滋补肝肾;兔肉补中益气,滋阴凉血解毒。适用于肝肾阴虚型系统性红斑狼发热、红斑伴头晕者。

13. 金银花薏仁粥 生薏苡仁 60 克,赤豆 20 克,冬瓜(去皮)20 克,鲜金银花 10 克,冰糖适量。先将薏仁、赤豆煮粥,待半熟时加入冬瓜,煮熟后纳金银花和冰糖即可。佐餐食用。清热除湿,健脾消肿,凉血除斑。适用于系统性红斑狼皮肤病变者。

14. 茅根车前薏苡仁粥 新鲜白茅根 60 克,竹叶 30 克,新鲜车前草叶 15 克,生薏苡仁 100 克。将白茅根、车前草叶、竹叶加水适量煮 30 分钟左右,取汁去渣,放入薏苡仁煮熟。佐餐食用。清热利湿。适用于系统性红斑狼并发肾炎所致水肿者。

15. 薏苡仁绿豆百合粥 薏苡仁 50 克,绿豆 25 克,鲜百合 100 克,白糖适量。把百合掰成瓣,去内膜,洗净,绿豆和薏苡仁用水煮到八成熟之后放入百合,用文火煮烂,加白糖调味。佐餐食用。薏苡仁清热利湿,健脾,消水肿;绿豆清热解毒,清暑,利水;百合润肺止咳,清心安神。适用于系统性红斑狼疮急性复发期、早期或合并感冒时。

【饮食相克】

1. 忌食直接促发红斑狼疮的食物　本病患儿应限制含有高苯氨酸和酪氨酸类蛋白质(如牛奶、乳制品、豆腐皮、鱼干等)的食物摄入量。还应避免进食含有 L-刀豆酸的豆类食物(如蚕豆、豌豆、大豆等),以免诱发和促进疾病恶化。

2. 忌肥腻、厚味食物　本病患儿易继发血管病变,常伴有血脂增高、动脉硬化和高血压。若过多摄入高脂肪及含糖过高的食物,如动物内脏、脑、脊髓及软体动物、贝壳类、淀粉等,则会使体内热能增多,并形成肥胖症。从而加重动脉硬化和高血压,对患儿的治疗极为不利,故应忌食。

3. 忌油炸食物　本病患儿由于消化、吸收功能降低,若食用油炸或不易消化的食物,可刺激胃肠黏膜,导致消化不良和腹泻、腹痛,故应忌食。

4. 忌食盐过多　若盐摄入过量,就会增加体内水、钠潴留,加重肾脏负担,严重者还会引起急性尿毒症。所以,每日食盐摄入量以不超过 5 克为宜。

5. 忌人参、西洋参　人参、西洋参含多种人参皂苷,能增加免疫球蛋白、免疫复合物,激活抗核抗体,从而加重或诱发红斑狼疮。因此,人参、西洋参均应谨慎使用。除非需要,一般应忌用。

6. 忌菠菜　中医学认为,菠菜发疮,能加重狼疮性肾炎蛋白尿,还能引起尿混浊和结石,故应忌食。

7. 忌香菇、芹菜　香菇能加重光敏感,芹菜能加重红斑狼疮患儿脱发,故应忌食。

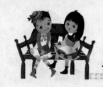

【药物与饮食相克】

1. 糖皮质激素

(1)忌过食含钙食物:详见"支气管哮喘"。

(2)忌高盐饮食:详见"支气管哮喘"。

(3)忌大量食糖:详见"支气管哮喘"。

2. 解热镇痛药

(1)服阿司匹林忌过食酸性食物:因为阿司匹林对胃黏膜有直接刺激作用,与酸性食物(醋、酸菜、咸肉、鱼、山楂、杨梅等)同服可增加对胃的刺激。

(2)忌饭前服用解热镇痛药:常用解热镇痛药(如阿司匹林、吲哚美辛等)口服对胃黏膜有刺激作用,可引起恶心、呕吐、上腹痛,甚至胃溃疡、十二指肠溃疡出血等症状。长期饭前服用,则对胃黏膜的刺激加重,有引起出血的危险,故宜在餐间或饭后服用。

(3)忌以果汁或清凉饮料服吲哚美辛、阿司匹林:果汁或清凉饮料的果酸容易导致药物提前分解或溶化,不利于药物在小肠内的吸收,而大大降低药效。而且吲哚美辛、阿司匹林等药物本来对胃黏膜就有刺激作用,果酸则可加剧对胃壁的刺激,甚至造成胃黏膜出血。

(4)忌以茶水服用阿司匹林、吲哚美辛:因茶叶中含有鞣酸、咖啡因及茶碱等成分,咖啡因有促进胃酸分泌的作用,可加重阿司匹林、吲哚美辛对胃的损害。

【药物相克】

1. 忌用能诱发或加重红斑狼疮的药物 红斑狼疮的发病具有多原因,其中药物是常见致病因素,如普鲁卡因胺、苯妥英钠、肼屈嗪、异烟肼和保泰松等可引起狼疮综合征;青霉胺及磺胺类药物可使本病病情加剧。

2. 忌突然停用激素 糖皮质激素仍是目前治疗红斑狼疮的主药。适用于急性或暴发性狼疮或有主要脏器受累者等。应用较多的有泼尼松、氢化可的松。本类药物可迅速缓解症状,有较好的疗效。但服用时应严格遵守医嘱,切记不可突然停药,否则易出现反跳现象,使原有病情加重或恶化。

3. 慎用雌激素 系统性红斑狼疮发病与雌激素有一定关系,雌激素水平越高,发病率越高,所以本病患儿应慎用雌激素。

【药物与药物相克】

1. 水杨酸类

(1)不宜与苯巴比妥同服:详见"风湿热"。

(2)忌与氨甲蝶啶合用:详见"风湿热"。

(3)忌与呋塞米合用:详见"风湿热"。

(4)不宜与含酒精的中成药同服:详见"风湿热"。

2. 布洛芬

(1)忌与阿司匹林合用:详见"风湿热"。

(2)慎与抗利尿药、降压药、糖皮质激素同用:详见"风湿热"。

(3)忌与甲氨蝶呤合用:详见"风湿热"。

三、婴幼儿湿疹

婴幼儿湿疹是一种常见的变态反应性皮肤病,引起的原因很多。婴幼儿湿疹患儿的父母多有过敏体质,这些婴幼儿本身有过敏体质,吃了异性蛋白质的食物(如奶、鸡蛋等),可引起皮肤过敏。这种病的病因不十分清楚,似乎和内因、外因都有关系。所谓内因主要指遗传因素。当父母双方均为过敏体质时,孩子有70%的可能会是过敏体质,而父母一方为过敏体质时,这种可能性为50%。所谓外因常见的诱因为食物因素、环境因素、护理不当等,由于生活不规律,哺喂时间不当,造成胃肠功能障碍,导致消化不良也可诱发湿疹。长期以牛奶为主食,使血中不饱和脂肪

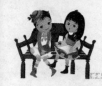
酸的含量降低也能诱发湿疹。发病年龄常在2个月至2岁期间，初期为面颊红斑，以后在红斑上出现细小水疱，破溃后产生湿性结痂，皮损可以迅速蔓延之其他部位，主要是头皮、颈项、前额、手腕、四肢，有时也可以在臀部发生。湿疹的治疗主要是对症治疗和对因治疗。对因治疗要求找出过敏源，清除一切过敏因素；对症治疗主要包括消炎、止痒、抗过敏治疗。湿疹面积不大的，可每日数次用冷开水清洗患处，晾干或用清洁纱布擦干后，局部用1%～4%的硼酸水洗或湿敷，涂擦炉甘石洗剂或湿疹霜。重症者可口服0.2%苯海拉明糖浆、赛庚啶、氯苯那敏、异丙嗪、泼尼松；可静脉注射10%葡萄糖酸钙加维生素C、糖皮质激素等。如湿疹合并感染者可使用抗生素抗感染治疗。

【饮食宜进】

（1）在给婴幼儿试用某种食物时，食量应由少到多，循序渐进，使其胃肠道慢慢适应，以免因不适应而造成湿疹。

（2）应给患儿清淡少盐饮食，减少患处渗出液。同时还应在饮食中添加富含维生素、无机盐的食物，如绿叶菜汁、胡萝卜汁和番茄汁等。稍大幼儿可将上述食物制成泥状食用。这些食物不但可以增强上皮组织的抵抗力，防止感染，同时还可调节生理功能，减少皮肤过敏反应。

（3）稍大的幼儿，在日常饮食中选择一些具有清热、利尿、凉血作用的食物。黄瓜清热利水解毒，芹菜清热利湿，茭白清热除烦，丝瓜清热凉血，冬瓜清热利水湿，莲藕凉血生津利尿。还可给予清热食物，如绿豆、赤豆、苋菜、荠菜、马齿苋、莴笋等。适当补充猪瘦肉、牛肉等。

（4）湿疹患儿的血液中不饱和脂肪酸的含量一般都偏低，在为患儿烹调食物时，应采用植物油，如菜油、豆油、植物油、香油等，这样可提高血液中不饱和脂肪酸的含量，对促进湿疹痊愈有一定作用。

【饮食搭配】

1. 粳米与荷叶　粳米 30 克,鲜荷叶 1 张,白糖适量。粳米常法煮粥,待粥熟时,取鲜荷叶,洗净,覆盖粥上,再微煮少顷,揭去荷叶,粥成淡绿色,加白糖调匀即可。清暑热,利水湿,散风解毒。适用于婴儿湿疹,以及头额、头皮等出现丘疹或疱疹。

2. 薏苡仁与桂花　薏苡仁 30 克,淀粉、砂糖、桂花各适量。按常法煮粥,米烂熟时加入淀粉、砂糖、桂花即可食用。清热利湿,健脾和中。适用于婴幼儿湿疹头皮出现皮疹者。

3. 冬瓜与粳米　粳米 30 克,冬瓜 150 克。将冬瓜切成小块,与粳米同煮粥,粥熟即可食用。清热利湿,解毒生津。适用于婴儿湿疹。

【食疗药膳方】

1. 绿豆海带汤　绿豆 30 克,海带 10 克,鱼腥草 10 克,白糖适量。先洗净海带、鱼腥草,将鱼腥草加适量的水煎 20 分钟,去渣取汁,然后加入绿豆、海带煮熟,加入白糖调味饮用,每日 1 剂,连用 5～7 剂。适用于急性湿疹。

2. 大枣扁豆粥　大枣 10 只枚,扁豆 30 克,红糖适量。将大枣、扁豆加水煮烂熟,加入红糖调味。婴儿减量。适用于慢性湿疹。

3. 桑椹百合汤　桑椹、百合各 15 克,大枣 5 枚,青果 6 克。桑椹、百合、大枣、青果加水适量煎汤饮用,每日 1 剂,连用 10 剂。婴幼儿减量。适用于慢性湿疹。

4. 红豆薏苡仁汤　红豆 15 克,薏苡仁 30 克,玉米须(布包) 15 克。将红豆、薏苡仁、玉米须加水适量煮熟,去玉米须,加白糖适量,分次饮用,每日 1 剂,连用 7 剂。适用于急性湿疹。

5. 冬瓜薏苡仁汤　冬瓜皮、薏苡仁各 30 克,车前草 15 克。将冬瓜皮、薏苡仁、车前草加适量水煎煮,去渣取汁饮用,每日 1 次,连用 7 日。适用于急性湿疹。

6. 玉米须芯汤 玉米须 15 克,玉米芯 30 克,冰糖适量。先煎玉米须、玉米芯,去渣取汁,加冰糖调味,代茶饮用,可连用 5～7 次。适用于亚急性湿疹。

7. 乌龟煮百合 乌龟 1 只,百合 30 克,红糖适量。将乌龟、百合煮熟透,加入红糖调味食用或熬膏食用。婴幼儿减量。适用于慢性湿疹。

8. 绿豆海带汤 绿豆 30 克,海带 30 克,鱼腥草 15 克,薏苡仁 30 克,冰糖适量。将海带切丝,鱼腥草布包,与绿豆、薏苡仁同放锅中煎煮至海带烂、绿豆开花时取出鱼腥草包。食用前用冰糖调味。每日 1 剂,连用 10 日。清热除湿止痒。

9. 绿豆薏苡仁汤 绿豆、薏苡仁各 30 克,白糖适量。先煮绿豆、薏苡仁至烂熟,再加入白糖调味食用,每日 1 剂,连用 5～7 剂。适用于急性湿疹。

10. 马齿苋汁 马齿苋(鲜)250～500 克。马齿苋洗净,切碎,加水适量,煎煮取汁饮用,每日 1 次,连用 7 日。适用于急性湿疹。

11. 茯苓炖乌龟 土茯苓 30 克,乌龟 1 只。洗净土茯苓、乌龟,加适量水共炖烂熟,喝汤食龟,每日 1 剂,连用 7 剂。适用于亚急性湿疹。

12. 薏苡仁荸荠汤 薏苡仁 30 克,荸荠 10 个,白糖适量。将荸荠去皮,洗净,加薏苡仁、适量清水,煮熟加适量白糖调味食用,每日 1 剂,连用 5～7 日。适用于亚急性湿疹。

13. 赤豆芡实饮 赤豆、芡实各 30 克,白糖适量。先将赤豆、芡实加水煮烂熟,白糖调味饮用,每日 1 剂,连用 7 日。适用于亚急性湿疹。

14. 乌梢蛇当归玉竹汤 乌梢蛇(干)15 克,当归 6 克,玉竹 10 克。加适量水煎汤食用,每日 1 剂,连用 10 剂。适用于慢性湿疹。

【饮食相克】

(1)哺喂中发现患儿是因牛奶引起过敏,可将牛奶多煮沸几次,使牛奶中的乳白蛋白变性;或停止哺喂牛奶,改喂羊乳、豆浆及其他适宜的代乳品。

(2)对鸡蛋过敏,可单给蛋黄,煮熟的蛋白与蛋黄之间有一层薄膜,这是卵类黏蛋白,极易引起过敏现象,因此必须剥去。

(3)在饮食中发现有致敏食物,如鱼、虾、蟹、牛羊肉、鸡、鸭、鹅、鸡蛋等食物,应忌食用。

(4)辣椒及葱、姜、蒜、花椒等对湿疹有刺激性,应避免食用。

(5)中医学认为,皮肤湿疹应忌食发湿之食物,如竹笋、芋头、牛肉、葱、姜、梨、蒜、韭菜等。动血之物,如山慈姑、胡椒等;动气之物,如羊肉、莲子、芡实等,有益于疾病恢复。

(6)血糖增高是葡萄球菌生长繁殖的条件之一,可造成皮肤感染、溃烂,而且易复发,久治不愈,湿疹患儿因此不宜多吃糖。

【药物与饮食相克】

1. 苯海拉明禁食用过酸食物　服苯海拉明时过食酸化尿液的食物(如肉、鱼、蛋类、乳制品等),可使离子重吸收减少,排泄增加,以致疗效降低。

2. 抗组胺药忌饮酒精饮料　酒精的主要成分是乙醇,可与抗组胺药发生不良反应,降低其药效。因此,在服用抗组胺药期间,禁饮含酒精的饮料。

3. 维生素 C

(1)忌吃动物肝脏:维生素 C 是一种烯醇结构的物质,易氧化破坏,如遇到微量金属离子(如铜、铁离子)会迅速氧化,特别是铜离子能使维生素 C 氧化速度加速 1 000 倍以上。动物肝脏中含铜丰富,能催化维生素 C 氧化,使其失去生物功能,降低药效,所以在服用维生素 C 时忌食动物肝脏。

(2)忌过食碱食物:维生素 C 属于酸性药物,如在服用维生

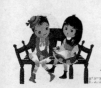

素C期间过食碱性食物（菠菜、胡萝卜、黄瓜、苏打饼干等），可引起酸碱中和，而降低维生素C的药效。

（3）忌食富含维生素 B_2 的食物：维生素C是六碳糖衍生物，其分子中有两个烯醇式羟基，很容易离解出氢离子，所以具有一定的酸性和很强的还原性，极易被氧化。维生素 B_2 具有一定的氧化性，在服用维生素C时，若多食富含维生素 B_2 的食物（如猪、牛、羊肝、牛奶、乳酪、酸制酵母、蛋黄等），则使维生素C被氧化，两者同时失去药物响应，达不到补充维生素的目的。

【药物相克】

1. 忌用过敏药物　对药物有反应者，应记住是什么药物，避免再次使用，如青霉素、磺胺类药物等。

2. 忌滥用抗生素　如没有合并感染，不要随意使用抗生素，以免损伤机体。

3. 忌盲目用药　湿疹病程较长，病情易反复，有些患者治疗心切，未经医生诊疗，就擅自口服药物或涂搽药物，结果使病情加重，甚至遍及全身，如忌滥用激素类药物或药膏。

【药物与药物相克】

1. 抗组胺药

（1）慎与中枢抑制药合用：抗组胺药（如异丙嗪、苯海拉明）能加强中枢抑制药（如地西泮、巴比妥类等）的作用，同时也易加重不良反应。故合用时宜减少用量。

（2）慎与阿托品、三环类抗抑郁药合用：因抗组胺药能加强阿托品和三环类抗抑郁药（如丙米嗪等）的抗胆碱作用及其不良反应，故两者合用应慎重。确需合用时应注意减量。

（3）忌与平肝息风中成药合用：平肝息风中成药（如密环片、天麻片、止痉散、五虎追风散等）具有降压、抗癫痫、抗惊厥和镇静作用，若与抗组胺药物合用，可产生药理性拮抗，而降低治疗效果，故它们一般不宜合用。

(4)慎与单胺氧化酶抑制药合用：单胺氧化酶抑制药（如呋喃唑酮、帕吉林、苯乙肼、异卡波肼等）与抗组胺药合用，可加重其不良反应。

(5)不宜与成瘾性镇痛药合用：因抗组胺药能增强成瘾性镇痛药（如吗啡、哌替啶等）的呼吸抑制作用，所以两者不宜合用。

(6)不宜与活性炭或白陶土合用：由于白陶土、活性炭具有吸附作用，合用会妨碍异丙嗪吸收，降低本药疗效。

(7)不宜与防己碱合用：有实验证明，抗组胺药与防己碱合用虽可产生协同镇痛作用，但有蓄积现象，可加重不良反应。

(8)苯海拉明禁与酸化尿液的药物合用：苯海拉明与酸化尿液药物（如氯化铵、枸橼酸等）合用，由于离子型重吸收减少，排泄增加，可使疗效降低。

2. 葡萄糖酸钙

(1)禁与洋地黄类药物同用：钙剂可加强洋地黄类药物的不良反应，出现心律失常，两者应禁止同用。

(2)不宜与四环素及喹诺酮类药物合用：钙剂、四环素及喹诺酮类药物合用，可形成复合物而影响后者的吸收。如必须合用时，应间隔 1 小时以上。

(3)其他：葡萄糖酸钙不可与两性霉素、硫酸镁、新生霉素、妥布霉素、氯林克霉素、泼尼松龙、肾上腺素、脂肪乳、叶酸及头孢菌素类等药物配伍。

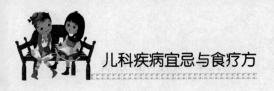

第十章 传 染 病

一、麻 疹

　　麻疹是由麻疹病毒引起的急性呼吸道传染病。主要症状有发热、上呼吸道炎、眼结膜炎，以皮肤出现红色斑丘疹和颊黏膜上有麻疹黏膜斑为其特征。典型麻疹的临床过程可概括为"发热3日，出疹3日，退热3日"。本病传染性极强，在人口密集而未普种疫苗的地区易发生流行。现在麻疹改变了以往冬季流行的规律，成为全年散发的疾病，发病年龄也从5岁以下的婴幼儿转向主要以8个月以内的婴儿及14岁以上的青少年为主，这与麻疹疫苗的接种年龄有关。临床多给予利巴韦林、干扰素治疗，合并肺炎可使用青霉素、头孢菌素类抗生素。

　　【饮食宜进】

　　(1)麻疹患儿发热或出疹期间，饮食宜清淡、少油腻，可进食流质饮食，如稀粥、藕粉、面条及新鲜果汁、菜汁、赤豆汤、绿豆汤、萝卜汤等。发热期给予香菜葱豉汤：香菜15克，葱头3个，豆豉10粒，共煮汤，汤入香油、食盐调味，每日1剂，连服3日；黄豆金针菜：黄豆50克，金针菜25克，黄豆浸一昼夜，金针菜洗净，共煮至熟，取汁代茶饮，每日1剂，3次服完，连服3日。出疹期给予五汁饮：甘蔗汁60毫升，荸荠汁30毫升，萝卜汁、梨汁各30毫升，西瓜汁60毫升，隔水共蒸熟，凉后代茶饮，每日1～2剂；二皮饮：梨皮20克，西瓜皮30克，洗净，切碎，共煎，去渣入冰糖代茶饮,每日 1 剂,连服 5～7 日。

（2）麻疹患儿退热或恢复期,逐步给予容易消化、吸收,且营养价值高的食物,如牛奶、豆浆、豆腐、猪肝泥、清蒸鱼、瘦肉、余丸子、烩豆腐、酒酿、香醋、鲤鱼、鲢鱼、青鱼,以及番茄、胡萝卜、嫩菜叶、青菜、菠菜、金针菜、红苋菜、西瓜、黄瓜、梨子等新鲜的蔬菜水果。恢复期给予淮山百合粥:淮山药、薏苡仁各 20 克,百合 30克,粳米 100 克,洗净,共煮成粥,分 3 次食完,连用 7～10 日;莲子冰糖羹:莲子、百合各 30 克,冰糖 15 克,莲子去心,与百合冰糖文火慢炖,待莲子百合烂熟即可,每日 1 剂,连用 7～10 日。

（3）有麻疹患儿并发症时,可用高热能流质及半流质饮食,多食牛奶、豆浆等易消化的蛋白质和含维生素 C 丰富的果汁和水果等。

（4）疹发不畅,可食香菜汁、鲜鱼、虾汤、鲜笋汤等。

【饮食搭配】

1. 香菜梗与豆腐 香菜梗含有蛋白质、脂肪、糖类、矿物质和大量维生素,若与豆腐搭配食用,可促进麻疹透发,亦可健胃祛寒、利尿、除臭。

2. 竹笋与鲫鱼 竹笋和鲫鱼煨汤,对小儿麻疹、风疹、水痘初起有透发早愈之功效。

3. 竹笋与粳米、肉末 三者搭配制成竹笋肉粥,有解毒、祛热、清肺、化痰、利膈爽胃的功效。对胃热嘈杂、肺热咳嗽、小儿麻疹、水痘、高血压和维生素 B_2 缺乏症有一定疗效。

【食疗药膳方】

1. 鲫鱼豆腐汤 鲫鱼 2 条,豆腐 2 块。鲫鱼去鳞、鳃、内脏,与豆腐用水煮熟,喝汤吃豆腐、鱼汤。适用于出疹期 3～4 日,皮疹开始出现至消退,全身疹点密布,其色红赤,高热不退,烦躁口渴,咳嗽较重,舌红苔黄,脉滑数。

2. 红萝卜饮 红萝卜、马蹄、竹蔗各 250 克。水煎代茶饮。

适用于出疹期3～4日,皮疹开始出现至消退,全身疹点密布,其色红赤,高热不退,烦躁口渴,咳嗽较重,舌红苔黄,脉滑数。

3. 绿豆丝瓜花汤 绿豆20克,鲜丝瓜花3朵。将绿豆淘洗干净,放入锅内,加水煮至绿豆开花,滤去绿豆;在汤内放入丝瓜花,烧开即可饮用。适用于患儿麻疹已出齐时。

4. 樱桃葱白饮 樱桃核30个,葱白(连根)1个,白糖适量。将樱桃核捣烂,与葱白同煎水,加白糖调味。每日饮2次,连用3～4日。适用于麻疹初热期。

5. 香菜表疹汤 香菜10克,红萝卜、荸荠、甘蔗各60克。水煎代茶饮。适用于初热期,由发热至皮疹出现约3日,发热渐高,咳嗽,流涕,目赤怕光,泪水涟涟,口腔颊部近白齿外可见疹斑,舌苔薄白或微黄,脉浮数。

6. 竹茅饮 鲜竹叶、白茅根各10克。鲜竹叶、白茅根放在保温杯中,以沸水冲泡,放置30分钟,代茶饮。适用于出疹期3～5日,皮疹开始出现至消退,全身疹点密布,其色红赤,高热不退,烦躁口渴。

7. 红萝卜瘦肉马蹄煲 红萝卜、马蹄各100克,猪瘦肉适量。红萝卜、马蹄、猪瘦肉煲汤饮用。适用于恢复期,身热下降,疹点回没,咳嗽减轻,口干,舌红少苔,脉细。

8. 二皮饮 梨皮20克,西瓜皮30克,冰糖适量。梨皮20克,西瓜皮洗净,切碎,共煎,去渣入冰糖,代茶饮,每日1剂,连用5～7日。适用于出疹期。

9. 五汁饮 甘蔗汁60毫升,荸荠汁30毫升,萝卜汁、梨汁各30毫升,西瓜汁60毫升。隔水共蒸熟,凉后代茶饮,每日1～2剂。适用于出疹期。

10. 莲子冰糖羹 莲子、百合各30克,冰糖15克。莲子去心,与百合、冰糖文火慢炖,待莲子百合烂熟即可。吃莲子、百合,喝汤,每日1剂,连用7～10日。适用于皮疹消退期。

11. 金银花蝉蜕饮 金银花 15 克,蝉蜕 5 个,绿茶适量。金银花、蝉蜕、绿茶水煎煮代茶饮。适用于初热期,由发热至皮疹出现约 3 日,发热渐高,咳嗽,流涕,目赤怕光,泪水涟涟,口腔颊部近白齿外可见疹斑,舌苔薄白或微黄,脉浮数。

12. 薄荷芦根水 芦根 15 克,薄荷 5 克。芦根、薄荷水煎煮代茶饮。适用于初热期,由发热至皮疹出现约 3 日,发热渐高,咳嗽,流涕,目赤怕光,泪水涟涟,口腔颊部近白齿外可见疹斑,舌苔薄白或微黄,脉浮数。

13. 芦根白茅饮 鲜芦根、鲜白茅根各 50 克。鲜芦根、鲜白茅根水煎煮代茶饮。适用于出疹期,皮疹开始出现至消退 3~4 日,全身疹点密布,其色红赤,高热不退,烦躁口渴,咳嗽较重,舌红苔黄,脉滑数。

14. 马齿苋粥 马齿苋 15 克,粳米 30 克。马齿苋 15 克,粳米煮粥食用。适用于出疹期,皮疹开始出现至消退 3~4 日,全身疹点密布,其色红赤,高热不退,烦躁口渴,咳嗽较重,舌红苔黄,脉滑数。

15. 金银花茶 金银花 15 克,白糖适量。金银花水煎煮,加白糖饮用。适用于出疹期,皮疹开始出现至消退 3~4 日,全身疹点密布,其色红赤,高热不退,烦躁口渴,咳嗽较重,舌红苔黄,脉滑数。

16. 杏仁麦冬饮 杏仁 6 克,麦冬 10 克。杏仁、麦冬水煎煮代茶饮。适用于恢复期,身热下降,疹点回没,咳嗽减轻,口干,舌红少苔,脉细。

17. 淮山百合粥 淮山药、薏苡仁各 20 克,百合 30 克,粳米 100 克。淮山药、薏苡仁、百合、粳米洗净,共煮成粥。分 3 次食用,连用 7~10 日。适用于皮疹消退期期。

【饮食相克】

1. 忌狗肉 狗肉为温补食品。麻疹期间只宜清淡饮食,忌吃温补食物。狗肉性温,食之易发热动火,生痰发渴,火热之证不宜食用。麻疹患儿必有发热。《本草纲目》曰:"热病后食之,杀人。"所以,无论是麻疹期或麻疹恢复期的患儿均皆不宜食狗肉。

2. 忌羊肉 羊肉性同狗肉,皆为温补之物。《中药大辞典》中说:"凡外感时邪者忌服。"麻疹亦应属外感时邪之疾,羊肉性热助火,故当忌食。

3. 忌鸡蛋 小儿麻疹期间,本当清淡饮食为宜。《随息居饮食谱》中说:鸡蛋"多食动风阻气。"《饮食须知》亦云:"小儿患痘疹者,不惟忌食,禁嗅。"所以,麻疹患儿忌食为妥。

4. 忌人参 人参性温,味甘、苦,温补性强壮。小儿出麻疹,只宜吃清淡之物,或有透发麻疹作用的食物,不宜吃温补助热之品,尤其是人参之类性热助火,耗液伤阴之品,更应忌食。

5. 忌吃生冷食物 生冷食物会使周身毛细血管收缩,影响麻疹的透发。另一方面,生冷食物会伤脾损胃,导致消化不良,甚至出现腹泻,应忌食。

6. 忌吃酸涩收敛作用的食物 麻疹患儿应当忌吃酸石榴、李子、梅子等酸性食物。

7. 忌辛辣刺激性食物 麻疹属温热之病,辛燥伤阴患儿不宜食辣椒、茴香、胡椒、花椒、大蒜、韭菜、洋葱等食物。

8. 忌吃油腻、煎炸、熏烤的食物 麻疹患儿发热时,胃肠道功能减弱,忌食油炸、油腻食物,如牛肉、鹿肉、肥肉、猪油、烤鸭、烤鹅、油条等。

9. 忌香菜 麻疹透发后不应食用香菜,因香菜有较好的透疹发表作用,是应予风寒郁闭,麻疹未透或透发不畅者食用,但麻疹已透病邪散在者不宜食用,食用后则会损伤正气。

10. 忌香菇 痘疹发后不应食用香姑。因香菇有促进痘疹透发的作用,但痘疹透发后邪去正伤,食用透疹之品,有损正气。《随息居饮食谱》中说:"痧痘后、病后忌之。"

11. 其他 麻疹患儿还应忌食糍粑、糯米饭、年糕、炒花生、炒瓜子、炒黄豆等。

【药物相克】

1. 麻疹初热期忌用峻补的药物 因峻补的药物（如红参、仙茅、淫羊藿等）有留邪之弊，不利于麻疹外透。

2. 忌用过量退热发汗药 如果用退热发汗药，患儿出汗过多，不仅损伤阴津，还会使体温降低而影响皮疹的透发，所以不主张用退热发汗药。如麻疹炽盛，患儿体温过高，持续在 39℃ 以上，可短时给予适量的解热药物。中药治疗应以辛凉透疹为主。

3. 忌用猛攻之剂 患麻疹后，由于患儿持久发热，进食少而消耗多，使机体的抵抗力减弱，猛攻之药（如大黄、巴豆、番泻叶等）损伤机体的正气，使机体抵抗力进一步减弱，又易致麻疹内陷，病情加重。

【药物与药物相克】

接种麻疹疫苗期间忌用糖皮质激素。糖皮质激素可以抑制机体的免疫反应，导致抗体的产生障碍，导致疫苗效价降低，严重者可导致疫苗的过度反应。同理，儿童患麻疹期间应忌用糖皮质激素。

二、猩 红 热

猩红热为 β 溶血性链球菌 A 组引起的急性呼吸道传染病。临床特征是突发高热、咽峡炎、全身弥漫性充血性点状皮疹和退疹后明显的脱屑。少数患儿可引起心、肾、关节的损害。临床多使用青霉素控制感染，如并发关节炎可使用阿司匹林治疗。

【饮食宜进】

（1）宜食高热能、高蛋白质的流食，如牛奶、豆浆、蛋花汤、鸡蛋羹等含优质蛋白高的食物，还应多给藕粉、杏仁茶、莲子粥、麦乳精等补充热能。患儿饮食宜细、软、烂、少纤维素,并注意从饮食中补充维生素 B_{12},以加快猩红热的恢复。可食用食物包括肉类、贝壳类、鱼类、禽类和蛋类,其中肝类及发酵豆类制品豆腐乳维生素 B_{12} 含量颇高。

(2)麻疹恢复期应逐渐过渡到高蛋白、高热能的半流质饮食,如鸡肉泥、猪瘦肉泥、虾肉泥、鱼肉泥、动物肝泥、菜粥、小薄面片、荷包蛋、龙须面等。

(3)病情好转可改为软饭,但仍应注意少油腻及无辛辣刺激的食物。

(4)高热时注意补充水分、饮料、果蔬。

(5)如合并急性肾炎,应给少盐、低蛋白质、半流质饮食。

【饮食搭配】

1. 芫荽梗与豆腐 芫荽梗与豆腐搭配食用,可健胃祛寒、利尿、除臭。

2. 白萝卜与白糖 白萝卜切块,加白糖食用,有清热、通气、开胃作用。

【食疗药膳方】

1. 绿豆薄荷汤 绿豆 50 克,薄荷 3 克。绿豆加水适量,煮熟后取汤汁 500 毫升,加入薄荷煮沸 1～2 分钟。可经常饮用。

2. 生拌白萝卜 白萝卜、白糖各适量。白萝卜切块,加白糖拌匀,佐餐食用。清热通气开胃。

3. 荸荠萝卜汁 鲜荸荠、白萝卜各适量。鲜荸荠、白萝卜各榨汁 100 毫升,混匀,每日分 3～4 次饮用。

4. 荸荠胡萝卜汤 胡萝卜、鲜荸荠各 250 克。煎汤,代茶频饮。

5. 橄榄萝卜茶 生橄榄 7 枚,萝卜 250 克。水煎代茶饮。适用于猩红热咽喉肿痛者。

【饮食相克】

1. 忌发物 发物是指容易助火生痰之品,食入会使体温升高,皮疹加剧,病情加重。这类食物有狗肉、羊肉、麻雀肉、公鸡肉、黑鱼、鲫鱼、海鳗、虾、蟹、香菜、南瓜等。

2. 忌辛辣之物 辛辣之物也助火,并直接刺激咽喉部扁桃体疼痛加剧。这类食物有辣椒、辣酱、辣油、芥末、榨菜、咖喱、生姜、大葱、五香粉等。

3. 忌过甜过咸的食物 过甜的食物(如巧克力、糖球、水果糖、奶糖、过甜的糖水、未经稀释的蜂蜜等)多食后会助长机体温热,并导致消化不良,食欲减退;过咸的食物(如咸鱼、咸菜、腌肉等)能刺激咽喉,使黏液分泌增多,加重病情。

4. 忌刺激神经系统的食物 浓茶、咖啡能刺激神经系统使之兴奋,猩红热患儿由于高热,神经系统必须保持安静,食入上述食物后会使兴奋性增高,使患儿变得烦躁不安。

5. 忌较长纤维的蔬菜和水果 猩红热的患儿咽部充血红肿,吞咽不利,又因高热,往往消化不佳,故忌食较长纤维的蔬菜和水果。这类食物包括竹笋、毛笋、韭菜、豆芽、蒜苗、菠萝、洋葱、雪里蕻、蕹菜、红薯、芋艿等。

6. 忌冷饮 患儿高热,应补充水分,但宜饮用温凉之水,忌饮各类冰冻饮料,如冰淇淋、冰砖、冰冻橘子水、冰冻雪碧、冰棒、雪糕及冰冻白开水。冷饮食入后,虽可使人一时舒适,但有碍胃之弊,导致食欲减退,消化失常。

7. 忌热性水果 桂圆肉、荔枝、大枣、葡萄干、橘子等性味偏温,食后极易生火,在高热期间忌食。

8. 忌油炸、烧烤之品 凡经油炸的食品,如炸猪排、炸牛排、麻球、麻花、油条、烤鸭、烤羊肉、烤鱼片等都属忌食之物。一为煎炸烧烤之品外皮坚硬,对咽喉不利;二为烧烤之物易生火,易导致发热加重。

【药物与饮食相克】

1. 阿司匹林不宜与果汁同服 果汁可加速阿司匹林分解，对胃黏膜有刺激，果酸本身可加重对胃黏膜的刺激，有时可造成胃黏膜出血。

2. 阿司匹林忌与酒精饮料同服 两者同服可增加胃黏膜血流，加重胃黏膜损伤，导致胃出血。

3. 忌茶水与阿司匹林同服 茶叶中含有鞣酸、茶碱及咖啡因等成分，咖啡因可加重阿司匹林对胃黏膜的损伤。

4. 服阿司匹林忌酸性食物 阿司匹林对胃黏膜有直接刺激作用，与酸性食物（如醋、酸菜、咸肉、鱼、山楂、杨梅等）同服，加重对胃的刺激。

5. 阿司匹林不宜与蜂蜜、红糖及含糖多的水果同用 服用阿司匹林时，不宜服用多糖食物，如椰子、甜石榴、葡萄、香蕉等，因阿司匹林容易和含糖多的食物会形成复合体，减少初期药物的吸收速度。

6. 阿司匹林忌与咸鸭蛋同用 咸鸭蛋含有一定量的亚硝基化合物，服用解热镇痛药时，药物中的氨基比林可与咸蛋中的亚硝基化合物结合，生成有致癌作用的亚硝胺，可以诱发癌症。

7. 忌饭前服用阿司匹林 空腹服用药物直接刺激胃黏膜，可加重胃肠道反应，故要饭后服用。

【药物相克】

猩红热属链球菌感染，极易并发肾炎，故使用抗生素时应选择对肾脏刺激较小的药物。

1. 避免使用磺胺类 磺胺类（如复方磺胺甲噁唑）药物在排泄过程中，易形成结晶，可造成对肾脏的损害，出现蛋白尿、血尿及尿闭，故本病患儿不可以应用。

2. 忌用氨基糖苷类药物 所有氨基糖苷类药物（如庆大霉素、卡那霉素、阿米卡星等）在肾脏排泄，药物浓度远高于其他器官及组织,对肾脏都有一定的毒性,轻者可导致蛋白尿、管型尿、继而可出现红细胞、尿量减少或增多,严重者可出现氮质血症、肾衰竭。应忌用该类药物。

3. 其他 红霉素口服会出现胃肠道反应,氯霉素会使粒细胞减少,使用时必须注意。

【药物与药物相克】

1. 服阿司匹林忌用抗凝血药 阿司匹林若与抗凝血药物(如肝素、双香豆素等)合用,后者的抗凝血作用增强,易引起出血。

2. 服阿司匹林忌用甲氨蝶呤 甲氨蝶呤能被水杨酸类置换出来,同时有竞争性的从肾脏析出,使水杨酸类在肾脏的排泄率下降,结果引起肝脏损害、骨髓抑制、肠道不适等不良反应。

3. 服阿司匹林忌用碳酸氢钠 碳酸氢钠能降低水杨酸类药物在肠道的吸收,使血中水杨酸类药物的浓度较单一使用时为低,碳酸氢钠还可增加肾脏对水杨酸类药物的排泄。因此,两者合用血中水杨酸类药物的浓度迅速降低,疗效下降。

4. 服阿司匹林忌用对氨基水杨酸 水杨酸类药物可从血浆蛋白结合的部位置换出对氨基水杨酸,导致其不良反应增加,同时后者可置换前者,导致水杨酸的不良反应增加,因此两药应避免合用。

5. 服阿司匹林忌用汞制剂及麻醉药 阿司匹林能增加汞制剂及麻醉药(阿片制剂)的不良反应,服用剂量过大时,有中毒的危险。

6. 服阿司匹林不宜与糖皮质激素合用 阿司匹林能提高肝脏微粒体酶的活性,加速糖皮质激素(如泼尼松)的代谢,降低其在血浆中的浓度,使糖皮质激素的作用减弱或消失。阿司匹林与糖皮质激素均有致畸作用。如两药必须合用,其适应的方法是在停用糖皮质激素前2周加用阿司匹林,持续应用到糖皮质激素停

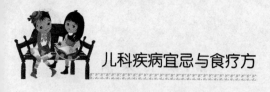

药后 2～3 周。如病情需要,可小剂量维持 2～3 个月。

三、水　痘

　　水痘一年四季均有发病,但冬春季节尤为多见,并可形成流行。生后 3 个月的小儿很少患水痘。10 岁以内的小儿易发病,其中 1～4 岁小儿发病率居高。水痘是因为水痘病毒感染引起的,使用抗生素无效,临床上可以使用中药来抗病毒。体温高者可给阿司匹林退热。如皮肤瘙痒严重,可给予炉甘石洗剂外用或口服抗组胺药异丙嗪、赛庚啶止痒。症状较轻者可不服药,适当休息调整饮食即可。

　　【饮食宜进】

　　1. 清淡饮食　中医学认为,水痘是因体内有湿热蕴郁、外感时邪而致,所以不用特别加强营养,宜清淡饮食。

　　2. 补充水分　在出水痘期间,患病的小儿因发热可出现大便干燥,需要补充足够的水分,要多饮水,多吃新鲜水果及蔬菜。可吃些稀粥、米汤、牛奶、面条和面包,还可加些豆制品、猪瘦肉等。可饮用西瓜汁、鲜梨汁、鲜橘汁和番茄汁。多吃些带叶子的蔬菜,如白菜、芹菜、菠菜、豆芽菜。带叶子的蔬菜中含有较多的粗纤维,可助清除体内积热而通大便;也可吃清热利湿的冬瓜、黄瓜等。

　　3. 绿豆　性凉,味甘,能清热解毒,并能利水,水痘者宜用绿豆煎汤饮,或用绿豆煮粥服食。《本草纲目》曰:"绿豆治痘毒。绿豆消肿治痘之功虽同赤豆,而清热解毒之力过之。"

　　4. 赤豆　性平,有利水除湿、和血解毒的作用。明代药学家李时珍认为,赤豆适宜水痘患儿煨汤喝,有与绿豆同等功效。

　　5. 胡萝卜　性平,味甘,有健脾化滞的功效。《岭南采药录》中记载:"凡出麻痘,始终以此煎水饮,能清热解毒,鲜用或晒干用均可。"笔者的经验是,用胡萝卜100~150克配合等量的荸荠,水煎代茶饮,对小儿水痘患者颇宜。

6. 荸荠　性寒,味甘,能清热、化痰、消积。唐代食医孟诜认为荸荠可以"消风毒,除胸中实热气"。清代医家黄宫绣也说荸荠"解毒发痘",故小儿水痘、发热咳嗽、口干烦躁之时,最宜用荸荠煎汤服,或用鲜荸荠绞汁饮用。

7. 甘蔗　性寒,味甘,有清热生津止渴的功效。对出水痘的患儿,伴有发热、口干、咳嗽、烦渴者,食之尤宜。清代医家赵学敏在《本草纲目拾遗》中指出:"凡痘疹不出及闷痘不发,毒盛胀满者,此痘属急症,宜青皮甘蔗榨汁与食,不时频进,则痘立起。"

8. 梨　性凉,味甘,能清热生津、化痰止咳,尤其适宜小儿水痘期间发热咳嗽、咳黄痰、口干烦渴者食用。

9. 兔肉　性凉,味甘,有补中益气、凉血解热的功效。水痘者,尤其是体虚小儿出水痘期间,食之甚宜。明·李时珍在《本草纲目》中亦有记载:"今俗以兔肉饲小儿,云令出痘稀,盖亦因其性寒而解热耳。若痘已出者宜戒之。"

10. 黄颡鱼　性平,味甘。据姚可成《食物本草》记载:"黄颡鱼主益脾胃和五脏,发小儿痘疹。"《随息居饮食谱》亦云:"行水,祛风,发痘疮。"故在小儿出水痘的早期宜食用。可用黄颡鱼3条,加水煎汤喝。若痘疹出后则不宜再吃。根据前人经验,黄颡鱼属发物,如《日用本草》中说它"发风动气"。古代医家认为"发风动气"之物在疹痘的初中期尚未透发之时,宜食之。一旦水痘发出之后,不宜再发,免伤正气,不宜再食。正如清代著名食医在评价香蕈时所说:"痧痘后、产后、病后忌之,性能动风故也。"

11. 丝瓜　性凉,味甘,清热凉血解毒,凡小儿水痘患儿均宜食用。元·朱丹溪云:"治痘疹不快。"《本草蒙筌》认为:"丝瓜治痘疮、脚痛。"《医学入门》也载:"治小儿痘疹余毒。"清·王孟英还说:"丝瓜可用于痘疮不快,初出或未出,多者令少,少者令

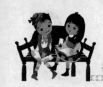

稀。"

12. 酒酿 益气生津活血。古代医家多认为出水痘者宜食。如清·赵学敏指出：酒酿能"佐药发痘浆"。《随息居饮食谱》亦载："酒酿补气养血，助运化，充痘浆。"在《良方集要》中介绍："治痘疮不起：荸荠捣汁，和白酒酿炖温服之。"对体虚小儿，正气不足，痘疹难发或不起者，食之最宜。

13. 甜菜 性凉，味甘，清热解毒，除了适宜小儿麻疹者食用外，对出水痘的患儿亦颇适宜。清代食医王孟英就曾说过，"甜菜清火祛风，稀痘疮，小儿尤宜食之"。

14. 竹笋 性寒，味甘，水痘初期者宜之。《食物本草》云："治小儿痘疹不出，煮粥食之，解毒。"《食物宜忌》亦称："毛笋透毒，发痘疹。"《本草求原》中还说："痘疹血热毒盛，不起发者，笋尖煮汤及入药，俱佳。"

15. 冬瓜 性凉，味甘淡，是一味理想的清热解毒、利湿化痰的食物。水痘多为湿热内蕴，外感湿热邪毒，冬瓜能清之利之，温热得清，湿热得去。故小儿水痘期间，宜多饮冬瓜汤，颇有裨益。

16. 鸽蛋 据《本草纲目》记载：鸽蛋能"解痘毒"。《随息居饮食谱》亦云："鸽卵能稀痘，食品珍之。小儿患水痘时，适宜每日吃鸽蛋2个，连吃3～5日。"

17. 虾子 具有托痘疮的功效。明·李时珍在《本草纲目》中就有介绍："虾子作羹，托痘疮。"《随息居饮食谱》亦载："虾子补胃气，托痘疮。"中国药科大学叶橘泉教授也认为："虾子托痘疮，内服有托里解毒之功，小儿水痘，用活虾煮汤服，能促其早透早回经过顺利，并可减少并发症。"对体弱患儿水痘难以透发者，食之最宜。

18. 蚌肉 清热解毒。《本草再新》中说："蚌，治肝热，托斑疹，解痘毒，清凉止渴。"《日华子本草》认为，它还能"除烦解热毒"。小儿水痘期间若热毒炽盛，烦热口渴时，食之颇宜，可煨汤饮服。《日华子本草》亦云:"痘疮不发,荔枝肉浸酒饮,并食之。"因此,在小儿出水痘期间,少吃一些荔枝,颇为适宜。

19. 其他 水痘患儿还宜食用青菜、白菜、蕹菜、苋菜、荠菜、莴笋、葵瓜、马兰头、黄瓜、西瓜、鲫鱼、鳊鱼、鳢鱼、豆腐、豆浆、木耳、菠菜、菊花脑、茼蒿、番茄等。

【饮食搭配】

1. 粳米与荷叶 粳米煮粥,将煮熟时,取荷叶 1 张覆盖粥上,再稍煮即可食用。有清热解毒之功效。

2. 百合与赤豆 百合、赤豆、杏仁、粳米共同煮粥食用。清热解毒,有利于水痘的消退。

3. 竹笋与鲫鱼 竹笋和鲫鱼煨汤,对小儿麻疹、风疹、水痘初起有透发早愈之效。

4. 竹笋与大米、肉末 三者搭配制成竹笋肉粥,有解毒祛热、清肺化痰、利膈爽胃的功效。适用于小儿麻疹、水痘。

【食疗药膳方】

1. 绿豆汤 绿豆100克,大米适量。先用水煮绿豆,再加入大米适量煮成粥食用。疏风清热祛湿。适用于风热夹湿型水痘,症见发热头痛,鼻寒,流涕,咳嗽喷嚏,疹色红润,疱浆清亮,舌苔薄白,脉浮数。

2. 竹笋鲫鱼汤 竹笋1个,鲫鱼1条。加适量水煮汤饮用。疏风清热祛湿。适用于风热夹湿型水痘,症见发热头痛,鼻塞流涕,咳嗽喷嚏,疹色红润,疱浆清亮,舌苔薄白,脉浮数。

3. 百合杏仁赤豆粥 百合10克,杏6克,赤豆50克。共煮粥食用。疏风清热祛湿。适用于风热夹湿型水痘,症见发热头痛,鼻塞流涕,咳嗽喷嚏,疹色红润,疱浆清亮,舌苔薄白,脉浮数。

4. 红萝卜饮 红萝卜、马蹄、甘蔗各250克。水煎代茶饮。清热凉血解毒。适用于湿热炽盛型水痘,症见高热烦渴,口齿干燥,唇红面赤,精神不振,痘疹稠密,疹色紫暗,痘浆混浊不透亮,

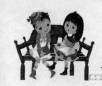

甚则口腔亦见疱疹,并有齿龈肿痛,大便干结,小便短赤,舌苔黄干而厚,脉洪数。

5. 薏苡仁粥 薏苡仁 25 克,粳米 50 克。将薏苡仁、粳米同放锅内洗净,加适量清水煮成粥,早晚食用。疏风清热祛湿。适用于风热挟湿型水痘,症见发热头痛,鼻塞流涕,咳嗽喷嚏,疹色红润,疱浆清亮,舌苔薄白,脉浮数。

6. 板蓝根银花糖浆 板蓝根 100 克,金银花 50 克,甘草 15 克。上药加水 600 毫升煎取 500 毫升,去渣加冰糖,每次饮 10～20 毫升,每日 3 次。清热凉血解毒。适用于湿热炽盛型水痘,症见高热烦渴,口齿干燥,唇红面赤,精神不振,痘疹稠密,疹色紫暗,痘浆混浊不透亮,甚则口腔亦见疱疹,并有齿龈肿痛,大便干结,小便短赤,舌苔黄干而厚,脉洪数。

7. 腊梅花土茯苓粥 腊梅花、土茯苓各 15 克,粳米 50 克。先将腊梅花、土茯苓煎汤去药渣,再加入粳米,煮粥食用。清热凉血解毒。适用于湿热炽盛型水痘,症见高热烦渴,口齿干燥,唇红面赤,精神不振,痘疹稠密,疹色紫暗,痘浆混浊不透亮,甚则口腔亦见疱疹,并有齿龈肿痛,大便干结,小便短赤,舌苔黄干而厚,脉洪数。

8. 紫草根水 紫草根 10～15 克,白糖适量。紫草根水煎煮,加白糖饮用。清热凉血解毒。适用于湿热炽盛型水痘,症见高热烦渴,口齿干燥,唇红面赤,精神不振,痘疹稠密,疹色紫暗,痘浆混浊不透亮,甚则口腔亦见疱疹,并有齿龈肿痛,大便干结,小便短赤,舌苔黄干而厚,脉洪数。

【饮食相克】

1. 狗肉 狗肉为温补性食物。《本草经疏》认为,多食狗肉易"发热动火"。《本草纲目》亦云:"若素常气壮多火之人,则宜忌之。"中医学认为,水痘是外感时邪病毒,实证宜泻不宜补。所以,水痘患儿莫食狗肉。

2. 羊肉 羊肉性温热,能益气补虚,但水痘为病毒传染性疾病。《中药大辞典》认为:外感时邪之人忌食羊肉,故患儿亦当忌之。

3. 鸡肉 明·李时珍《本草纲目》中记载:"泰和老鸡,内托小儿痘疮。"若小儿出水痘时,痘疹内陷,难以发出者,食之则宜。若水痘愈后,则应忌之。正如《随息居饮食谱》所言:"凡时感前后、痘疹后……皆忌之。"

4. 鸡蛋 小儿出水痘期间,适宜清淡饮食。清·王孟英曾有告诫:"多食动风阻气……痘疮皆不可食。"《饮食须知》亦说:"小儿患痘疹者,不惟忌食,禁嗅。"前人经验,值得借鉴。

5. 辛辣食物 小儿患有水痘期间,还应当忌吃生姜、大葱、大蒜、洋葱、韭菜、辣椒、胡椒等辛辣食物,辛辣食物可助火生痰,使热病更为严重。

6. 发物 芥菜、香菜、薤白、香菇、南瓜、香椿头、芸薹、鹅、带鱼、黄鱼、荔枝、桂圆肉会使水痘增多、增大,延长病情,不宜食用。

7. 其他 梅子、杏子、大枣、柿子、石榴、樱桃、栗子及炒花生、炒蚕豆、炒瓜子、糍粑、年糕、肥肉、猪油、茴香、咖喱、芥末等也不宜进食。

【药物与饮食相克】

1. 阿司匹林

(1)忌用果汁或清凉饮料服阿司匹林:果汁和清凉饮料的果酸容易导致阿司匹林提前分解或溶化,不利于药物在小肠内的吸收,而大大降低药效;阿司匹林等药物本来对胃黏膜就有刺激作用,而果酸则可增加对胃壁的刺激,甚至造成胃黏膜出血。

(2)忌用茶叶水服用阿司匹林:茶叶中含有鞣酸、咖啡因及茶碱等成分,咖啡因有促进胃酸分泌的作用,可加重阿司匹林对胃的损害。

(3)服阿司匹林忌食酸性食物:阿司匹林对胃黏膜有直接刺

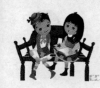

激作用,如与酸性食物(如醋、酸菜、咸肉、山楂等)同服可增加对胃的损害。

(4)忌饭前服:阿司匹林对胃黏膜有刺激作用,如饭前空腹服用,药物直接与胃黏膜接触,可加重胃肠反应,所以忌在饭前服用。

2. 抗组胺药

(1)忌与含酒精饮料同服:饮料中的酒精能增加抗组胺药的镇静作用,增加不良反应,故一般在服用该药期间应避免饮酒精饮料。

(2)忌与酸化尿液的食物同服:服用苯海拉明期间,如果过多食用酸化尿液的食物(如肉、鱼、蛋、乳制品等),可使药物离子型重吸收减少,排泄增加,可降低疗效。

【药物相克】

1. 禁用糖皮质激素 糖皮质激素可抑制机体网状内皮系统合成干扰素,并使人体参与吞噬作用的白细胞下降,以致使静止的水痘病毒重新激活,并在体内繁殖、扩散,加重病情,甚至造成血性疱疹,促使病情恶化。

2. 忌盲目用药 出痘早期较难诊断,应在医生诊断后方可用药,特别是不典型的病例,未经诊断明确盲目口服药物或外擦用药,常可使病情加重。

3. 忌滋阴药物 治疗水痘时忌用滋阴药物,以免使湿热难除,不宜痊愈。

4. 忌燥热药物 水痘以毒热为主,切不可用燥热或温阳之品(如桂枝、附子、干姜、鹿茸等)以免造成热毒亢盛而伤阴。

【药物与药物相克】

1. 抗组胺药

(1)中枢抑制药:详见"婴幼儿湿疹"。

(2)阿托品、三环类抗抑郁药:详见"婴幼儿湿疹"。

（3）成瘾性镇痛药：详见"婴幼儿湿疹"。

（4）单胺氧化酶抑制药：详见"婴幼儿湿疹"。

（5）苯海拉明忌与酸化尿液的药物合用：详见"婴幼儿湿疹"。

（6）防己碱：详见"婴幼儿湿疹"。

（7）活性炭、白陶土：详见"婴幼儿湿疹"。

2. 赛庚啶不宜与苯丙胺同时应用　苯丙胺为中枢兴奋药，可减弱赛庚啶的作用，两者应避免合用。

四、流行性腮腺炎

流行性腮腺炎中医称为"痄腮""蛤蟆瘟"，是由腮腺炎病毒引起的急性呼吸道传染病。主要通过飞沫传染，少数通过用具间接传染。病毒由呼吸道侵入人体，引起腮腺或颌下腺肿胀。常在幼儿园、小学里流行。一般预后良好，少数儿童由于病情严重，可见昏迷、抽搐等病症。青春期后，患本病虽不多见，但感染后往往出现并发症，男性出现睾丸炎，女性出现卵巢炎。早期重症患儿可试用利巴韦林、干扰素、中药（如板蓝根、双黄连）等。并发睾丸炎时可用己烯雌酚1毫克，每日3次，口服。并发胰腺炎应禁饮食，输液以维持营养，酌给B族维生素、维生素C及解痉药阿托品、山莨菪碱等。

【饮食宜进】

1. 保持口腔清洁　婴幼儿一般不会漱口，所以家长要多给孩子喝开水、淡盐水，特别是饭后要漱口，防止继发细菌感染。

2. 多给予患儿吃流质或半流质的食物　如稀粥、软饭、软面条、水果泥或水果汁等。

3. 进食具有清热解毒功效的食物

（1）绿豆：绿豆性凉，味甘，是一味最为理想的清热解毒、泻火消暑的药食兼用之品,对疰腮的风温热毒尤为有效。据《江西医药》1996年第6期中介绍:用生绿豆100克,置小锅内煮至将熟时,加入白菜心2～3个,再煮约20分钟,取汁顿服,每日1～2次。此法治疗34例(病程3～4日),全部治愈,若在发病初期使用更好。绿豆的皮,又称绿豆衣,也能解热毒。《随息居饮食谱》说它"清风热,消肿胀"。故流行性腮腺炎患儿食之亦宜。至于绿豆芽、绿豆粉,性皆属凉,都有清热解毒的作用,患有流行性腮腺炎的小儿,同样适宜食用。

(2)赤豆:赤豆性平,能消肿、解毒、和血、排脓。《药性论》中称它"消热毒痈肿",凡小儿患疰腮肿痛时,宜用赤豆煨汤频饮,颇有效果。如用赤豆外敷,其效亦佳。《哈尔滨中医》1965年第8期中就曾报道:取赤豆50～70粒研成细粉,和入温水、鸡蛋清或蜜调成稀糊,摊在布上,敷于流行性腮腺炎肿胀处,一般一次即能消肿。

(3)丝瓜:丝瓜性凉,味甘,有清热、凉血、解毒作用。凡小儿热毒之症,如疰腮肿痛、麻疹水痘、无名肿毒等,均宜食用。

(4)冬瓜:性凉,味甘淡,能清热、解毒、消痰。《日华子本草》说它能"消热毒痈肿"。从病理属性来说,流行性腮腺炎也是一种"热毒痈肿"之症,所以患病期间,多吃些冬瓜最为适宜。

(5)马兰头:马兰头性凉,常凉拌菜食用,有凉血、清热、利湿、解毒的功效。《本草正义》说得好:"马兰最解热毒,凡温热之邪,作为专药,亦清热解毒之要品。"流行性腮腺炎为风温热毒为患,故小儿患病,食马兰头最宜。

(6)枸杞头:枸杞头是春夏之季的时令野菜,性凉,味甘苦,有清热泻火作用。古代医家认为,它能"清热毒,散疮肿"。患儿无论用枸杞头凉拌,或炒食,或煎汤服均宜。

(7)菊花脑:菊花脑为江苏南京地区独特菜蔬,春季摘嫩苗炒炸成菜。菊花脑性凉,味甘,有清热、凉血、解毒的功效,对小儿伴发热肿胀者,用菊花脑煎汤食最宜。

(8)菠菜:菠菜性凉,味甘。唐代食医孟诜曾说:"菠菜利五脏,通肠胃热,解酒毒。"《日用本草》认为,菠菜还有"解热毒"的作用。对此,清代名医黄宫绣指出:"言能解热毒、酒毒,因寒则疗热,菠菜气味既冷,凡因痈肿毒发,并因酒湿成毒者,须宜用此服。"由此可见,腮腺炎患儿系感受风温热毒,故宜食之。

(9)海藻:海藻性寒,味咸,能泄热、软坚、散结,尤其适宜患儿发热腮肿,合并睾丸肿痛时食用。可用海藻15~30克,水煎代茶饮,分次饮用。

(10)裙带菜:裙带菜性寒,味咸。《本草经疏》中曾说:"咸能软坚,寒能除热散结。"尤其是合并睾丸肿痛者,食之最宜。

(11)甜菜:甜菜性凉,能清热、凉血、解毒。《随息居饮食谱》中说:甜菜能"清火祛风,杀虫解毒。小儿尤宜食之"。患有本病的小儿,宜用鲜甜菜100~200克煎汤饮或捣汁饮。

(12)荸荠:荸荠性寒,味甘,具有清热、生津、化痰作用。适用于腮腺炎患儿发热、腮肿、口干烦渴者食用或生食,或煎汤饮,或捣汁饮均宜。

(13)萝卜:萝卜性凉,能化痰热、解热毒。腮腺炎患儿宜用生萝卜洗净后捣汁饮用,也适宜用鲜萝卜煎汤饮。

(14)黄瓜:黄瓜性凉,味甘,有清热、解毒、生津的功效。《滇南本草》认为,黄瓜能"解热毒,消烦渴"。对腮腺炎患儿发热、腮部红肿胀痛、口渴烦躁之时,食之尤宜,可洗净后嚼食;也可洗净,切片,凉拌食用。

(15)苦瓜:苦瓜性寒,味苦,能清暑涤热、泻火散结、止渴解毒。《生生编》说:苦瓜"除邪热"。《本草求真》认为,苦瓜,"除热解烦"。《滇南本草》亦载:苦瓜能"治丹火毒气"。尤其适宜夏天患有痄腮的儿童食用。

(16)香蕉:香蕉性寒,味甘,有清热、解毒、润肠的作用。《本

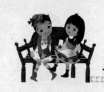

草纲目》中说它能"除小儿客热"。加上香蕉柔软,易于咀嚼,又能解热病烦渴,故对腮腺炎患儿发热腮肿、口干烦渴之时食之尤宜。

(17)其他:除上述食物之外,还宜食用青菜、黄芽菜、茼蒿、荠菜、水芹菜、蕹菜、莼菜、菜瓜、番茄、山慈姑、梨子、甘蔗汁、草莓、西瓜、薄荷、菊花等。

【饮食搭配】

1. 萝卜与大枣 白萝卜与大枣煮汤食用,具有辛温解表、止咳化痰之功效。

2. 西瓜与番茄 将西瓜瓤去子,取汁,番茄用开水烫后取汁,两汁合并代茶饮。具有清热解毒、祛暑化湿之功效。

【食疗药膳方】

1. 三豆粥 绿豆、赤豆、黄豆、粳米、红糖各适量。将赤豆、绿豆、黄豆浸24小时,与粳米同煮,豆烂熟粥成,加红糖调味。每日1剂,分1～3次吃完。

2. 牛蒡根粥 牛蒡根30克,粳米50克,冰糖适量。先将牛蒡根煎汁弃渣,加水后入粳米煮成粥,食用时加适量冰糖。散结消肿,清热解毒。

3. 马齿苋粥 新鲜马齿苋30克,粳米50克。先将粳米煮成粥,临熟加入切细的马齿苋,再煮沸即可食用。清热解毒,消退疮痈。适用于重型流行性腮腺炎之高热头痛,烦躁口渴,食欲缺乏,腮部灼热肿痛,咽喉红肿,吞咽咀嚼不便,大便干结,小便短赤,舌苔黄,脉滑数。

4. 生地黄粥 生地黄50克,粳米50克。先煮生地黄取汁弃渣,加水适量,放入粳米煮成粥,加冰糖调味。养阴清热。适用于疾病后期。

5. 黄花菜粥 鲜黄花菜50克(干品20克),粳米50克,食盐适量。将黄花菜加水适量煎煮,入粳米煮粥。吃菜喝粥,每日1次。清热,消肿利尿,养血平肝。适用于流行性腮腺炎。

6. 绿豆菜心汤 绿豆50克,白菜心2~3个,冰糖适量。绿豆洗净,入锅煮至将熟时放入白菜心再煮20分钟,加入冰糖调味。取汁饮,每日1~2次,连饮4日。清热解毒,消肿止痛。适用于小儿流行性腮腺炎,腮部肿痛,皮肤色红,压痛者。

7. 鲫鱼枸杞子菜汤 活鲫鱼1条,枸杞子菜(连梗)500克,食盐适量。鲫鱼收拾干净,加入枸杞子菜和适量水煮汤,用食盐调味饮用。疏风清热,解毒消肿。适用于腮腺炎,症见腮腺部一侧或两侧肿痛,咀嚼不便,可有轻微发热,头痛,舌苔薄白,脉浮数者。

8. 胡萝卜香菜羹 胡萝卜、香菜各60克,冰糖适量。胡萝卜、香菜洗净,切碎,加水煮烂,加冰糖调味。每日1剂,分3次吃完,连用1周。婴儿只喝汤汁。

9. 紫菜萝卜汤 紫菜30克,萝卜60~100克。水煎代茶饮。清热化痰软坚。适用于腮腺炎热退后肿不消、局部有结块者。

10. 板蓝根夏枯草饮 板蓝根15克,夏枯草12克,白糖适量。板蓝根、夏枯草水煎取汁,加白糖调饮。适用于重型流行性腮腺炎之高热头痛,烦躁口渴,食欲缺乏,腮部灼热肿痛,咽喉红肿,吞咽咀嚼不便,大便干结,小便短赤,舌苔黄,脉滑数。

11. 地丁公英饮 紫花地丁、蒲公英各15克,白糖适量。紫花地丁、蒲公英水煎取汁,加白糖调饮。适用于重型流行性腮腺炎之高热头痛,烦躁口渴,食欲缺乏,腮部灼热肿痛,咽喉红肿,吞咽咀嚼不便,大便干结,小便短赤,舌苔黄,脉滑数。

12. 板蓝根大青叶粥 板蓝根、大青叶各30克,粳米50克,冰糖适量。板蓝根、大青叶以水煎煮30分钟后去渣,放入粳米煨成粥,加冰糖调味。随时给患儿食用。适用于腮腺炎初起时,平时具有预防作用。

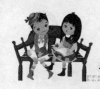
【饮食相克】

1. 避免酸辣等刺激性食物　樱桃、大枣、荔枝、杏子、李子、山楂、梅子、石榴、葡萄、桃子等为酸性食物。因为患腮腺炎时,腮腺管肿胀,管腔阻塞,是唾液排泄不畅,这些食物易刺激唾液腺分泌增加,由于排泄不畅,导致局部疼痛加剧,不宜食用。

2. 忌吃发物

(1)螃蟹:根据民众及前人经验,螃蟹亦为发物,可诱发病气,加重病情。宋代医家在《本草衍义》中指出:"此物极动风,体有风疾人,不可食。"儿童患有腮腺炎期间,不宜食用。

(2)虾子:虾子性温热,属于发物,人人皆晓。清代食医王孟英早有告诫:"虾,发风动疾,生食尤甚,患儿忌之。"患有流行性腮腺炎的儿童切不可食。

(3)鲢鱼:鲢鱼性温,味甘,有温中补气之功效。但腮腺炎患儿以热毒为患,概不宜补。况且鲢鱼也为发物。《随息居饮食谱》中即有记载:"多食令人热中,动风,发疥。"故当忌之。

(4)带鱼:带鱼性温,味甘,属海腥发物,诸病忌之。清·王孟英早有告诫:"带鱼,发疥,动风,患儿忌食。"儿童患有流行性腮腺炎期间切勿食之。

(5)鲤鱼:鲤鱼性辛,味甘,虽为淡水鱼,但民间及古今医家均视之为发物。唐·孟诜说过:"天行病后下痢及宿症,俱不可食。"《随息居饮食谱》亦载:"多食热中,热则生风,变生诸病。发风动疾,天行病后及有宿症者,均忌。"流行性腮腺炎,实属中医"天行病"之列,故当忌之。

(6)黄鱼:根据前人经验,黄鱼属于发物,有发动病气、促发疮毒之害。如《本草汇言》中说:"石首鱼,动风发气,起痰助毒。"或曰:"多食发疮助热,患儿忌之。"儿童患腮腺炎期间切莫食用。

(7)鲥鱼:根据前人经验,鲥鱼属于发物。如《食疗本草》中说:"鲥鱼稍发疳痼。"《本草求原》亦云:"鲥鱼发疥癫。"近代也有学者认为,"多食动火发脓",患有流行性腮腺炎的儿童切勿食用,否则容易引起腮腺化脓,加重病情。

(8)鲳鱼:根据前人经验,鲳鱼亦属海鲜发物。清代食医王孟英指出:"鲳鱼,多食发疥,动风。"患有流行性腮腺炎的儿童,不宜多食之,以防加速腮腺化脓之害。

(9)鹅肉:鹅肉为发物家喻户晓。唐·孟诜早就指出:"多食令人发痼疾。"明·李时珍亦云:"鹅肉发风发疮发毒。"清·黄宫绣也说:"鹅,气味俱厚,发风发疮,莫此为甚。"可谓是大发毒物。小儿患腮腺炎,热毒为患,切忌切忌。鹅蛋亦为发物,腮腺炎患儿同样不可食用。

3. 忌温补食物

(1)狗肉:狗肉性温,味咸、酸,为温补性食物。凡感染性疾病之人,皆不宜食。腮腺炎为腮腺病毒感染,且伴有发热、腮腺肿大等火热邪毒之症,故在发病期间和病后恢复期皆忌食狗肉。

(2)羊肉:羊肉虽有益气补虚之功,但腮腺炎患儿为腮腺病毒引发的传染性发热、肿胀疾患,饮食宜清不宜温,宜冷不宜温。羊肉温热助火,益气补虚,法当忌食,否则益增其疾,加剧病情。

(3)鸡肉:鸡肉性温,味甘,虽有温中益气的作用,但腮腺炎患儿以热毒为患,宜吃清淡,切忌鸡肉之类肥腻壅滞的温补食品。《随息居饮食谱》中还说:鸡肉"多食生热动风"。《饮食须知》也认为它"善发风动肝火"。故腮腺炎患儿发病期间切勿食之。

(4)桂圆肉:桂圆肉性温热,味甘甜,古代医家及民间群众都认为它有助热上火生痰之弊。《药品化义》中就指出:桂圆"甘甜助火,亦能作痛,若心肺火盛,皆宜忌用"。《随息居饮食谱》也说:"内有火毒均忌。"痄腮乃火毒为患,法当忌之。

4. 忌食辛辣食物

(1)胡椒:胡椒性大热,味辛辣。清·王士雄认为:"多食动火燥液,耗气伤阴。"明·李时珍亦云:"胡椒大辛热,纯阳之物,

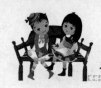

热患儿食之,动火伤气,阴受其害;盖辛走气,热助火,病咽喉口齿者亦宜忌之。"腮腺炎亦属火热实证,切勿服食动火助热的辛辣刺激物胡椒。

(2)小茴香:小茴香性温,味辛,为五香调味品之一,有温热助火之弊。所以,《得配本草》中早有告诫:"肺、胃有热及热毒盛者禁用。"腮腺炎为温热病毒所致,故当忌食之。

(3)丁香:丁香为民间常用的五香粉主要成分,性温,味辛,易助热上火。正如《本草经疏》中所言:"一切有火热症者忌之。"患有腮腺炎的患儿,腮腺肿痛发热,理当忌食。

5. 忌坚硬粗糙食物 患有流行性腮腺炎时,腮腺及颌下淋巴结肿大,用力咀嚼会引起疼痛,应忌食坚硬粗糙食物(如炸花生、炒米花、爆玉米花)和粗纤维蔬菜(如芹菜、竹笋、韭菜、生胡萝卜)等,还应忌食油炸食品。

6. 忌食生冷食物 流行性腮腺炎常有高热表现,不宜食用生冷瓜果、冰镇食物、寒性食物,以免导致消化不良。

7. 忌食醋和酸性饮料 醋和酸性饮料可引起腮腺大量分泌唾液,加重水肿和疼痛。

【药物与食物相克】
阿托品对腺体分泌有抑制作用,饭后服用会影响食物的消化,故忌饭后应用。

【药物相克】

1. 忌升提与辛温之品 腮腺炎初期慎用升提与辛温之品,如升麻、羌活、细辛、荆芥、防风等。

2. 忌滋补药物 腮腺炎早期忌使用滋补性的药物,以免邪气支流,如人参、党参、黄芪、太子参、生地黄、熟地黄等。

3. 忌热性药 中医辨证腮腺炎以热毒为主,应避免使用热性药物,如干姜、桂枝等。

4. 忌服酸性药物 酸性药物可刺激腮腺分泌增加,故维生素 C 在使用时应静脉应用,不宜口服。

【药物与药物相克】

1. 阿托品

(1)忌与含生物碱成分的中药同服:乌头、黄连、贝母等中药含有一定量的生物碱,与阿托品、氨茶碱、咖啡因等生物碱类西药联合应用可使药物不良反应增加,容易造成药物中毒。

(2)不宜与吩噻嗪类药物合用:因吩噻嗪类药物(如氯丙嗪、奋乃静、三氟拉嗪等)有阿托品样作用,与阿托品合用可加重口干、视物模糊、尿闭等症状,并有诱发青光眼的可能。

(3)不宜与苯海拉明合用:苯海拉明具有阿托品样作用,合用时不良反应增加。

(4)不宜与含鞣酸的中药及其制剂同服:含鞣酸的中药及其制品(如五味子、虎杖片、四季青片等)易使阿托品失去活性或者产生沉淀,不易被吸收而降低疗效。

(5)不宜与维生素 C 合用:维生素 C 可加速阿托品的清除,从而减弱阿托品的作用。

(6)不宜与抗酸药同服:阿托品与抗酸药(如氢氧化铝、西咪替丁等)联合应用有协同作用,但抗酸药能干扰阿托品的吸收。两者应分开服用。

2. 东莨菪碱不宜与拟胆碱药合用　拟胆碱药如毛果芸香碱、毒扁豆碱、新斯的明等可以拮抗本药的抗胆碱作用。

3. 维生素 C

(1)三氯叔丁醇:维生素 C 与止吐药三氯叔丁醇可结合生成代谢产物,所以不能同时应用。

(2)磺胺类药物:维生素 C 为酸性药物,可使尿液酸化,pH值下降,若与磺胺类药物(如复方磺胺甲噁唑)合用,可使后者解离度变小,有引起结晶尿的可能,可导致肾脏损害。如病情需要同用,可间隔 2 个小时服用。

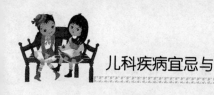

（3）氢氧化铝凝胶：氢氧化铝凝胶的吸附作用能使维生素C的吸收减少，疗效降低。所以，维生素C忌与氢氧化铝凝胶合用。

（4）氨茶碱：氨茶碱为碱性药物，与酸性药物维生素C合用，可因酸碱中和而降低两者的疗效。

（5）红霉素：红霉素在酸性条件下呈解离型，不宜吸收，而且排泄快，在胃肠道中不稳定，易被破坏，两药合用可使红霉素疗效降低。

（6）巴比妥类药物：巴比妥药物可增加维生素C在尿液中的排泄量，减弱维生素C的作用，合用时应慎重。

（7）阿司匹林：阿司匹林能减少血小板、白细胞及血浆内维生素C的含量，增加维生素C的排泄，减弱维生素C作用。

（8）维生素K_3：因为维生素K_3与维生素C极性较大，均溶于水，在体液中相遇后便发生氧化还原反应，维生素C失去电离子被氧化成去氢抗坏血酸，维生素K_3得到电离子被还原成甲萘二酚，因结构的改变，导致两药的作用降低或消失。

（9）含苷类成分的中药：维生素C是酸性药物，苷类在酸性过强条件下（如维生素C加胃酸）可使苷分解成苷元和糖，从而影响疗效。所以，含苷类成分的中药（如黄芩、人参、龙胆草、砂仁、远志、柴胡等）不宜与维生素C同服。

五、流行性脑脊髓膜炎

流行性脑脊髓膜炎具有较强的传染性，6岁以下患病率尤高，流行性脑脊髓膜炎季节性明显，每年3～4月份是发病高潮。潜伏期多为2～3日，最长可达1周。其特点是起病急，突然发热，出现剧烈头痛，恶心呕吐，皮肤淤点和淤斑，颈部僵硬及抽搐等异常症状。严重的可在数日内死亡，或留下脑性瘫痪、脑积水等后遗症。3岁以下婴幼儿除发热、呕吐以外,常常拒食,并伴有腹泻、睡眠不安、尖声喊叫,易误为消化不良或上呼吸道感染。脑膜炎双球菌对青霉素、氨苄西林相当敏感。经过抗感染和对症治疗,可在1周后逐渐痊愈。

【饮食宜进】

(1)轻症患儿可给予高热能、高维生素及富有营养、清淡可口、易于消化的流质或半流质饮食,如牛奶、豆浆、蛋羹、米汤等。餐间可给予水果或果汁,耐心鼓励患儿小量多次喝水。

(2)昏迷者宜鼻饲给予适量的水和高热能、高维生素及富有营养、易于消化的流质、半流质食品。

(3)使用磺胺类药物时,每日饮水至少2 000毫升以上,每日或隔日检查尿常规。

(4)疾病早期应给予有疏表作用的食物,如大蒜、韭菜等;病程中宜给予清凉多汁,具有清热解毒、凉血养阴作用的食物,如荸荠、橄榄等。

【饮食搭配】

1. 橄榄及萝卜 橄榄及萝卜分别洗净,共煮汤,代茶饮。具有养阴清热、消炎解毒的作用。可用于流行性脑脊髓膜炎的各期辅助治疗。

2. 鲜荸荠与生石膏 鲜荸荠洗净,加生石膏共同煎服。具有清热、解毒、降温之功效。适用于有寒战、高热的患儿。

3. 鲜荸荠与甘蔗 鲜荸荠与甘蔗共同绞汁,时时饮。适用于流行性脑脊髓膜炎恢复期的辅助治疗。

【食疗药膳方】

1. 生大蒜 每日嚼吃2～4瓣,连吃数日。适用于流行性脑脊髓膜炎。

2. 绿豆大枣粥 绿豆50克,大枣10枚,白糖适量。绿豆、大枣加水煮至豆烂,加白糖调味,分次食用。

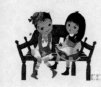
3. **莲花粳米粥** 干莲花 10 克,粳米 100 克,蜂蜜适量。莲花研末备用;先将粳米煮粥,将熟时放入花末、蜂蜜调匀,空腹食用。适用于流行性脑脊髓膜炎康复期。

【饮食相克】

1. **忌油腻食物** 如肥肉、黄油、奶油等可刺激胃肠道黏膜,可引起恶心呕吐,不利于疾病恢复。

2. **忌食坚硬、油炸食物** 如油炸排骨、鱼块等坚硬食物,食入后不易消化,影响胃肠道功能及治疗效果。

3. **忌食强烈的调味品** 如辣椒、胡椒、芥末粉等,有刺激作用,不利于疾病恢复,应忌食。

4. **忌食辛辣刺激的食物** 如辣椒、韭菜、咖啡、酒精饮料等,可使迷走神经兴奋而加重病情,亦可使炎症进一步加重,故应忌食。

【药物与饮食相克】

(1)服用抗生素期间不宜过食酸性食物:因为抗生素类药物在碱性环境中可增加尿中的溶解度,对肾脏的不良反应减少,而茭白、大头菜、雪里蕻、醋、酸菜、番茄、咸肉、鱼、山楂、杨梅、柠檬、葡萄、杏、李子等酸性食物易使抗生素析出,不良反应增强。

(2)不宜用果汁服抗生素:因抗生素在碱性环境下溶解度增大,对肾脏不良反应减少,而果汁等酸性饮料则易使抗生素析出结晶,增强对肾脏的损害,引起血尿、少尿、尿闭等,故服用抗生素药物期间不宜饮用果汁。

(3)服用抗生素期间不宜过食糖类:因糖类分解代谢后可产生大量酸性成分,可使抗生素类药物在泌尿系统形成结晶而损害肾脏,降低药物的疗效。

(4)服用抗生素期间不宜饮水不足:抗生素类药物在尿中的溶解度很小,如果饮水不足,尿很少时,药物在尿中的浓度很高,容易在肾小管、肾盂、输尿管、膀胱处析出结晶,对肾脏产生机械

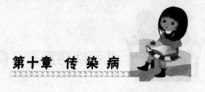

性刺激,引起腹痛、血尿,甚至阻塞尿道而发生尿闭等,故在服用抗生素类药物期间应大量饮水。

【药物相克】

2岁以下小儿慎用大环内酯类抗生素,因其易在肾脏形成结晶,对肾脏产生损害。2岁以下小儿患病时由于摄入水分较少,更容易使大环内酯类抗生素在肾脏的排泄延迟,加之小儿肾功能发育不完善,更易受损。因此,要慎用大环内酯类抗生素。

【药物与药物相克】

(1)链霉素、庆大霉素、卡那霉素、阿米卡星等氨基糖苷类与氨苄西林合用,可降低其药物的疗效。

(2)氨苄西林不能与氯丙嗪、万古霉素、琥珀氯霉素、磺胺嘧啶、去甲肾上腺素、间羟胺、氯化钙、阿托品、肝素、B族维生素、维生素C、利多卡因等混合配伍,以免发生沉淀或降低疗效。

六、流行性乙型脑炎

流行性乙型脑炎是由流行性乙型脑炎病毒所致的中枢神经系统急性传染病,经蚊虫媒介而传播,有严格的季节性,流行于每年6~10月份,集中于7~9月,10岁以下儿童最易感染。临床上以突然起病、高热、头痛、呕吐、嗜睡或昏迷、惊厥为特征。重症患儿常发生呼吸衰竭,部分患儿可有后遗症,病死率较高。本病属于中医温病的"暑温""伏暑""湿温"等范围,目前尚无特效治疗药物。予以中西医结合的解热(如阿司匹林)、止惊(如苯巴比妥、地西泮等)、防治呼吸衰竭等对症治疗,可以大大降低病死率和减少后遗症。

【饮食宜进】

(1)疾病初期可选用辛凉解表食物,如豆豉、大蒜、新鲜蔬菜等。

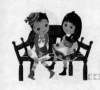

（2）疾病急性期宜给清凉和流质饮食，如西瓜汁、绿豆汤、豆浆、米汤、菜场、藕粉和牛奶等。

（3）疾病热盛期宜食具有清热解毒凉血作用的食物，如菊花脑、西瓜翠衣、苋菜、蜂蜜等。昏迷及吞咽障碍者，可用鼻饲法供给饮食，要注意给予高糖类、高蛋白、富含维生素和无机盐的食物，可用的食物如牛奶、茶精（决明子加糖）、果子汁或果子水（如西瓜汁、番茄汁、生梨水、苹果水、橘子水等）和混合奶（配制 1 000 毫升混合奶：牛奶 800 毫升、鸡蛋 3 个、代乳粉 20 克、米粉 10 克、糖 150 克、水 150 毫升），每次鼻饲前，应注意鼻饲管有无脱出或盘曲在口腔内；注入饮食前，应先抽吸胃液，证明确在胃内后方可灌注饮食。灌入速度宜缓慢；鼻饲后注入少量温开水，以冲净导管。鼻饲管每周更换 2～3 次，每次针筒用后以开水洗净，每日消毒 2～3 次。

（4）疾病恢复期应逐渐增加营养成分的摄入，如牛奶、瘦肉、鸡蛋、新鲜水果、新鲜蔬菜等。还需给予具有养阴益胃作用的食物，如荸荠、甘蔗、西瓜、生梨等。

【饮食搭配】

1. 豆豉粥　将扁豆、豆豉、粳米共同煮成粥食用。有健胃抗邪、发散解表的作用。适用于乙脑初期，有头痛、嗜睡、轻度恶寒发热、恶心、呕吐等症状者。

2. 香蕉根调蜂蜜　香蕉根洗净，捣碎，绞汁，与蜂蜜混合均匀后服用。适用于乙脑的高热期。

3. 苋菜荸荠汤　苋菜 50 克，荸荠 250 克，冰糖适量。水煎当茶饮。有清凉解毒之功效。适用于乙脑的高热、口渴、抽搐等。昏迷者不宜饮用。

4. 马齿苋胡萝卜缨汤　马齿苋 30 克，胡萝卜缨 30 克。水煎代茶饮。清热凉血，解毒。适用于疾病的急性期。

5. 西瓜甘草饮　西瓜皮 30 克，黄豆根 15 克，炙甘草 6 克。

水煎服用。有清热利湿之功效。适用于恢复期。

6. 芦根黄瓜藤饮 鲜芦根 50 克,黄瓜藤 30 克。水煎饮用。有利尿排毒作用。适用于疾病各期。

【药膳食疗方】

1. 豆豉粥 扁豆、豆豉、粳米各适量。扁豆、豆豉、粳米共同煮成粥食用。健胃抗邪、发散解表。适用于流行性乙型脑炎初期,症见头痛,嗜睡,轻度恶寒发热,恶心呕吐者。

2. 苋菜荸荠汤 苋菜 50 克,荸荠 250 克,冰糖适量。水煎当茶饮。清凉解毒。适用于流行性乙型脑炎的高热,口渴,抽搐等。昏迷者不宜用。

3. 蒜头绿豆甘草汤 大蒜 1 头,绿豆 15 克,生甘草 3 克。每日 1 剂,水煎分 2 次代茶饮。

4. 马齿苋胡萝卜缨汤 马齿苋 30 克,胡萝卜缨 30 克。水煎代茶饮。清热凉血,解毒。适用于乙型脑炎急性期。

5. 芦根黄瓜藤饮 鲜芦根 50 克,黄瓜藤 30 克。水煎代茶饮。利尿排毒。适用于乙型脑炎各期。

6. 瓜蒌茅根甘草汤 瓜蒌 20 克,白茅根 15 克,甘草 3 克。同放砂锅内,水煎汤代茶饮,每日 1～2 次。

【饮食相克】

1. 忌辛辣刺激性食物 如辣椒、辣酱、芥末、咖喱等,可刺激迷走神经兴奋,不利于疾病恢复。

2. 忌辛热食物 如羊肉、狗肉、麻辣豆腐等,可使火性炎上,加重头痛。

3. 忌食强烈调味品 如芥末粉、胡椒粉、辣椒粉等,可刺激胃黏膜,引起恶心呕吐、咳嗽,而加重病情。

4. 忌油腻食物 如动物脂肪、肥肉、黄油等,多食不易消化,易致恶心呕吐,加重病情。

5. 忌腥膻发物 如海鱼、虾、蟹、鳝鱼等发物可加重炎症扩散。

【药物与饮食相克】

1. 应用苯巴比妥禁饮酒精饮料 苯巴比妥药物对乙醇和其他中枢神经系统抑制药有协同作用,如果在使用苯巴比妥期间饮酒精饮料,会加重乙醇对机体的毒害,甚至出现昏迷或呼吸抑制等严重不良反应。故在使用镇静药期间忌饮酒精饮料。

2. 服苯巴比妥忌饮茶 茶叶中含有鞣酸、咖啡因及茶碱等成分,对中枢神经系统有兴奋作用,可减弱苯巴比妥的镇静作用,故苯巴比妥不宜与茶水同服。

【药物相克】

中枢兴奋药(如咖啡因、尼可刹米、洛贝林等)可使惊厥加重,应慎用。

【药物与药物相克】

1. 苯巴比妥

(1)忌与叶酸合用:因为大量的叶酸可拮抗苯巴比妥的镇静作用,并可使抽搐次数增多。

(2)慎与催眠药配伍:详见"癫痫"。

(3)慎与单胺氧化酶抑制药及药酶抑制药合用:详见"癫痫"。

(4)苯巴比妥慎与牛黄合用:详见"癫痫"。

(5)不宜与灰黄霉素合用:详见"癫痫"。

(6)不宜与洋地黄同时使用:详见"癫痫"。

(7)不宜与哌甲酯合用:详见"癫痫"。

(8)不宜与复方氢氧化铝合用:详见"癫痫"。

(9)不宜与碳酸氢钠合用:详见"癫痫"。

(10)不宜与氢氯噻嗪合用:两药相互作用,能增加直立性低血压的发生。

(11)不宜与苯妥英钠合用:详见"癫痫"。

（12）不宜与鹿茸合用：苯巴比妥与鹿茸合用可发生拮抗，降低疗效。

（13）不宜与含硼砂的中药同时应用：硼砂为碱性药，可减少苯巴比妥的吸收，降低其疗效。

2. 地西泮不宜与含有氰苷的中药同时应用　地西泮与含有氰苷的中药（如枇杷仁、桃仁、苦杏仁等）同时应用，可造成呼吸中枢抑制，还会损害肝脏功能，甚至有些患儿会死于呼吸衰竭。

七、病毒性肝炎

病毒性肝炎是由多种肝炎病毒引起的常见传染病，具有传染性强、传播途径复杂、流行面广泛、发病率较高等特点。病毒性肝炎分甲型、乙型、丙型、丁型和戊型肝炎 5 种，以乙型肝炎多见。临床主要表现为乏力、食欲减退、恶心呕吐、肝大及肝功能损害；部分患儿可有黄疸和发热；有些患儿出现荨麻疹，关节痛或上呼吸道症状。临床根据起病急缓、病程长短、病情轻重和黄疸性质，可分为急性肝炎、慢性肝炎、重症肝炎和淤胆型肝炎。急性肝炎患儿大多在 6 个月内恢复，乙型肝炎、丙型肝炎和丁型肝炎易变为慢性，少数可发展为肝硬化，极少数患儿呈重症经过。慢性乙型肝炎、丙型肝炎与原发性肝细胞癌的发生有密切关系。常用药物有抗病毒药（如干扰素、阿糖腺苷、阿昔洛韦等），免疫调节药（如强力新、秋水仙碱、猪苓多糖、胸腺素等），改善肝细胞功能药物（如维生素 B_{12}、维生素 C）及肝炎灵等。慢性肝炎是由多种原因引起的慢性肝脏炎症性疾病，病程多在半年以上。严重者可引起肝性脑病。

【饮食宜进】

1. 富含优质蛋白质的食物　蛋白质摄入不足，可降低肝细胞对致病因素的抵抗力，不利于肝细胞的修复，故病毒性肝炎的患儿应以高蛋白饮食为主。食物中蛋白质的主要来源是蛋、奶、瘦肉、鱼类及豆类,这些食物不仅蛋白质含量高,而且生物效价也高,易于机体吸收。因此,病毒性肝炎的患儿应进食足量的蛋、奶、瘦肉及豆类食物。但在肝功能极度低下时,应限制蛋白质的摄入,因为大量进食高蛋白质食物,可使血氨过高,肝脏无能力将血氨迅速转变为尿素,易诱发肝性脑病等。

2. 富含维生素的食物 病毒性肝炎的患儿宜增加谷类、豆类及新鲜水果、蔬菜的摄入。谷类、豆类及新鲜水果、蔬菜中含有丰富的维生素 E、维生素 C,B 族维生素及微量元素锌、锡、铜等,有利于肝细胞的保护和修复。

3. 适量的糖类 病毒性肝炎患儿新陈代谢明显增加,营养消耗增多,肝内糖原储备降低,不利于病毒性肝炎的恢复,故病毒性肝炎的患儿应摄入足够的糖类。但进食糖类的量也不是"多多益善",因为肝炎病毒既损害肝脏,也损害胰腺内的胰岛功能,进食糖类过多,则易诱发糖尿病。此外,食用过多的糖类,还会在肝脏内合成中性脂肪,导致脂肪肝,加重肝脏功能的损害。

4. 低脂肪饮食 肝脏患病时,机体消化、吸收与代谢功能减退,如果摄入高脂肪食物(如肥肉、油炸食物等)后不仅不易消化、吸收,还会增加肝脏负担,使脂肪在肝脏内堆积而形成脂肪肝。因此,病毒性肝炎的患儿宜低脂肪饮食。

5. 宜少食多餐 每餐不要吃得过饱,以免加重上腹部不适,或因肝脏分泌过度旺盛,增加肝脏的负担。在一日三餐外,还可加 2～3 次点心。

6. 富含支链氨基酸的食物 猴头菇中支链氨基酸含量较高,有益于纠正肝功能障碍所表现的支链氨基酸减少及芳香族氨基酸增多。猴头菇富含锌、铜、锰、钙等,锌能阻碍细胞膜脂质过氧化作用,从而保护肝细胞免受损伤,故宜多食。

【饮食搭配】

1. 萝卜与猪肝 将萝卜与猪肝在一起炒食,具有补肝清热、宽中下气功效。适用于肝气郁结型肝炎。

2. 荸荠与公鸡 公鸡 1 只,荸荠 500 克。一起放清水适量,炖至鸡肉烂熟即可。喝汤吃鸡肉、荸荠,每周 1 次。具有补气填精、化滞消积的功效。适用于肝肾阴虚型肝炎。

3. 山楂与甲鱼 甲鱼 500 克,生山楂 30 克。甲鱼去头,洗净,与山楂共放砂锅内,加水适量煮至甲鱼肉烂熟即可食用,每周 3 次。具有理气活血的功效。适用于瘀血停滞型肝炎。

4. 黄豆与蜂蜜 两者搭配制成黄豆汁,可补心血,缓肝气,健脾胃,通血脉,利大肠,消水肿。适用于慢性肝炎。

【食疗药膳方】

1. 鸡骨草猪瘦肉汤 鸡骨草 60 克,猪瘦肉 100 克,葱、味精、花椒、食盐、姜各适量。将鸡骨草、猪瘦肉、花椒、生姜倒入水锅煮沸,再用文火煎汁 300 毫升,加入葱、味精、食盐。每日 3 次饮,连用数日。清热利湿,疏肝止痛,消炎解毒。适用于急性肝炎、慢性肝炎、肝硬化腹水。

2. 芹菜萝卜蜜饮 芹菜 150 克,萝卜 100 克,鲜车前草 30 克,蜂蜜适量。把芹菜、萝卜、车前草捣烂取汁,加蜂蜜调味。温饮,每日 1 次。利水消肿,清肝明目。适用于黄疸型肝炎。

3. 泥鳅粉 活泥鳅 2 000 克。活泥鳅放清水中,养 1 日,使其排净肠内废料,次日把泥鳅放在干燥箱内烘干或焙干,研末,装瓶。每次 10 克,每日 3 次,温开水送服。15 日为 1 个疗程,最长服用 4 个疗程。解毒益气。适用于适用于肝硬化。

4. 花生大枣汤 花生、大枣、冰糖各 30 克。花生置锅中,加适量水煎煮,然后放入大枣、冰糖,煎至糖化即可。每日 1 剂,吃花生、大枣,喝汤,30 日为 1 个疗程。养肝,降转氨酶。适用于急性肝炎、慢性肝炎。

5. 茵陈粥 茵陈 50 克,粳米 80 克,白糖适量。茵陈洗净,煎汁,去渣留汁,加入粳米煮粥,粥将熟时加白糖,稍煮一二沸即可。温食,每日 2～3 次,7～10 日为个疗程。清利湿热,退黄疸。适用于急性黄疸型肝炎。

6. 鸡骨草煲猪脾脏 鸡骨草 30 克,猪脾脏 150 克,生姜 6 克。共煮成汤饮用。鸡骨草性味甘凉,能清热祛湿、疏肝止痛;猪脾脏能补脾胃之气。两者合用有清热祛湿,疏肝补脾的作用。适用于慢性肝炎。

7. 田三七瘦肉汤 田三七 10 克,猪瘦肉 150 克,生姜 6 克,大枣 6 枚。田三七、猪瘦肉、生姜、大枣煎煮 30 分钟。喝汤吃肉。田三七性温,为化瘀良药,又善止血,有止血不留瘀、化瘀不伤正之特点。《玉楸药解》说它能"行瘀血而敛新血"。猪瘦肉味甘、咸,性平,有滋补肾阴、滋养肝血、润泽皮肤等功效。适用于慢性肝炎。

8. 栀子蛋肉鸡骨草汤 鸡蛋 1～2 个,猪瘦肉 25 克,鸡骨草、栀子各 15 克。将鸡蛋、猪肉、鸡骨草、栀子分别洗净,同入锅,加水 2 碗,煮至鸡蛋七八成熟时,拍碎蛋壳(但不能将整个鸡蛋拍碎),继续加热煨之。煎至汤剩 1 碗时,滤掉药渣,留汁及肉、鸡蛋。吃肉、蛋、喝汤。每日 1 剂。分 2 次食用。连续 5～7 日为 1 个疗程。养心安神,凉血解毒,清利湿热,祛除黄疸。适用于小儿肝炎长期未愈,尿少色黄者。

9. 金针薏苡仁赤豆粥 鲜金针菜 15 克,赤豆 50 克,薏苡仁 100 克,白糖适量。鲜金针菜洗净,切碎,入锅加水适量煎 20 分钟,过滤去渣,放入赤豆、薏苡仁,煎煮至稠厚加入白糖调味。每日 1 剂,分早晚温食。适用于小儿急性肝炎阳黄,伴发热、恶心、嗳气者。

10. 五味子大枣饮 五味子 9 克,大枣 10 枚,金橘 30 克,冰糖适量。将五味子、大枣、金橘炖后取汁,加冰糖调味。每日 1

剂,分 2 次饮,连用 15 日。养血补肝,滋肾强身。适用于肝气郁结型肝炎。

11. 黄芪灵芝炖猪肉 灵芝 9 克,黄芪 15 克,猪瘦肉 100 克,生姜、味精、五香粉、食盐、葱各适量。将灵芝、黄芪、猪瘦肉、生姜、味精、五香粉、食盐、葱放锅内炖熟,留汤去药渣。吃肉喝汤,每日 1 次,连用 15 日。补气健脾除湿。适用于肝炎伴有胁痛、呕吐者。

12. 栀子粥 栀子仁 3～5 克,粳米 50～100 克。栀子仁研成细末,粳米加水煮稀粥,粥将熟时调入栀子末稍煮即可喝粥。每日 2 次,2～3 日为 1 个疗程。清热泻火。适用于黄疸性肝炎。不宜多食久食,大便稀薄者忌用。

13. 佛手陈皮牛肉汤 佛手 15 克,陈皮 6 克,牛肉 100 克,生姜 6 克,大枣 6 枚。佛手、陈皮、牛肉、生姜、大枣加水煮 30 分钟即可。喝汤吃肉。佛手味辛、苦,性温,清香浓郁,既可疏肝解郁,又善理气和中,且药性平和、芳香开胃,为药食两用之佳品;牛肉性温,味甘,有补脾胃、益气血、强健筋骨、利水消肿作用,是补益食疗之佳品,具有滋元补身之功效。两者合用有疏肝解郁、补益脾胃的功效。适用于慢性肝炎。

14. 贞杞兔肉汤 女贞子 20 克,枸杞子 20 克,兔肉 150 克,生姜 6 克,大枣 6 枚,植物油、葱段、食盐、味精各适量。女贞子、枸杞子熬煮 30～45 分钟;兔肉洗净,剁成块,入沸水锅中烫一烫,捞出后用水洗净。再往锅内注入少许植物油,用中火烧至四五成熟时,用葱段、生姜片爆锅,再倒入兔肉块焗炒一会儿,加大枣、食盐及适量清水煮沸,连肉带汤倒入蒸碗内,用文火隔水炖约 1 小时。待兔肉烂熟后,拣出葱段、生姜片,加入味精调味即可食用。女贞子味甘、苦,性凉,补肝肾阴,药力平和,须缓慢起效;枸杞子味甘,性平,质滋润,为滋补肝肾、养血补精、明目之良药;兔肉,《本草纲目》中记载,"辛平无毒,补中益气,适用于热气温痹,止渴健脾",能"凉血、解热毒,利大肠"。适用于慢性肝炎。

【饮食相克】

1. 忌食污染的食物　甲型肝炎病毒从肠道排出后,主要经口传染。其暴发流行主要通过污染的食物或水而引起,如某市曾因食用被污染的毛蚶引起大流行。农村多见井水污染,而引起小型暴发,发病与饮用生井水或河水有关。

2. 忌高脂肪、高糖饮食　肝脏患病时,机体消化、吸收与代谢功能减退,患儿常出现腹胀、腹泻、恶心、呕吐等消化功能障碍的症状。如果食用高脂肪、高糖食物,不仅加重肝脏负担,还可使脂肪在肝脏内堆积而形成脂肪肝。

3. 忌辛辣肥腻食物　中医学认为,肝炎的病机是湿热疫毒为患。辛辣食物(辣椒、大蒜、肥肉、动物油)易助湿生热,加重肝胆湿热,使病情缠绵不解,故应禁忌食用。

4. 忌高嘌呤及含氮食物　因嘌呤代谢需在肝内氧化生成尿酸,经肾脏排出;含氮浸出物(如肉汤、鱼汤、鸡汤等)食后也要在肝内代谢后变成废物排出体外。肝炎患儿肝功能低下,食用这类食物后会增加肝脏负担,导致肝功能损伤加重,使患儿难以康复,故需忌之。高嘌呤食物有猪肝、菠菜、黄豆、扁豆等。

5. 忌粗纤维食物　粗纤维食物(如卷心菜、大白菜、韭菜等)能促进胆囊收缩素的产生,引起胆囊的强烈收缩,而胆管括约肌不能松弛,则影响胆汁的流出,妨碍肝脏代谢及消化系统的正常功能,故也应忌食。

6. 忌油煎、炒、炸食物　由于脂肪分解代谢产生丙烯醛,具有刺鼻臭味的气体,能经血循环至肝脏,刺激肝实质细胞能反射性引起胆管痉挛,并刺激胆管,减少胆汁分泌,不利于肝脏代谢进行,故病毒性肝炎的患儿不宜食用油煎、炒、炸食物。

7. 忌棉子油　肝脏是人体中最主要的解毒器官,棉子油中所含的有毒成分棉酚等都需要肝脏分解代谢,肝功能不良者食用棉子油可加重肝脏负担而诱发肝病。试验表明,长期食用棉子油可使肝细胞萎缩,肝脏脂肪变性。故病毒性肝炎的患儿不宜食用棉子油。

8. 忌南瓜子 南瓜子食用后对肝、肺、肾等脏器都有一定的病理损害,对肝脏的损害最为明显,可使肝内的糖原减少,脂肪增加。南瓜子中所含的南瓜子氨酸有使肝细胞轻度萎缩的作用,肝炎患儿食用则更会加重肝脏的损害,故病毒性肝炎患儿不宜食用南瓜子。

【药物与饮食相克】

1. 服维生素 B_{12} 忌饮含酒精饮料 因酒精能损坏胃黏膜,干扰肠黏膜转运功能,减少维生素 B_{12} 的吸收。

2. 维生素 C

(1)忌吃动物肝脏:详见"肝硬化"。

(2)忌过食碱性食物:详见"肝硬化"。

(3)不宜多食富含维生素 B_2 的食物:维生素 C 是六碳糖衍生物,在其分子中有两个烯醇式羟基,很容易离解出氢离子,所以它具有一定的酸性和很强的还原性,极易被氧化。维生素 B_2 是由核醇与 6,7-二甲基异咯嗪缩合而成,其分子的异咯嗪环上的1、10 位上的氮原子易接受氢原子而还原。因此,维生素 B_2 具有一定的氧化性。在服用维生素 C 治疗疾病时,若多食富含维生素 B_2 的食物(如猪、牛、羊肝、牛奶、乳酪、酸制酵母、蛋黄等),则维生素 C 易被维生素 B_2 氧化,而维生素 B_2 本身被还原,两者同时失去效用,达不到补充维生素的目的。因此,在服用维生素 C 治疗疾病时,不宜多食富含维生素 B_2 的食物。

【药物相克】

1. 忌过早进补 肝炎患儿由于多见乏力症状,常欲进补。但肝炎患儿在湿热尚未清退之前,不要急于进补,否则可使湿热壅滞中焦而致肝郁更甚。故患儿应忌用人参、西洋参、党参、黄芪、大枣等滋补之。

2. 忌使用有肝毒性的药物 抗生素中的红霉素,抗结核药异烟肼、对氨基水杨酸钠、利福平,镇静安眠药中的氯丙嗪、苯妥英钠、氯氮䓬、地西泮等,抗血吸虫药酒石酸锑钾,抗甲状腺功能亢进药卡比马唑、甲巯咪唑,抗肿瘤药巯基嘌呤、苯丁酸氮芥、甲氨蝶呤、丝裂霉素、环磷酰胺等,解热镇痛药保泰松、对乙酰氨基酚、吲哚美辛、非那西汀等,以及中药斑蝥、红娘子、苍耳子、黄药子、乌头、附子等,均可引起不同程度的肝脏损害,故肝炎患儿应禁用或忌用、慎用。

3. 禁用糖皮质激素 急性肝炎不宜用糖皮质激素治疗。临床研究发现,应用激素治疗的患儿病情容易反复,且易演变成慢性肝炎。如患儿有深度黄疸,经其他疗法无效时,方考虑选用激素。

【药物与药物相克】

1. 阿糖腺苷

(1)忌与别嘌醇合用:别嘌醇有黄嘌呤氧化酶抑制作用,可使本药的代谢产物阿拉伯糖次黄嘌呤的消除减慢而蓄积,可致较严重的神经系统不良反应。

(2)不宜与糖皮质激素合用:本药与糖皮质激素等免疫抑制药合用,可增加不良反应。

2. 阿昔洛韦忌与其他肾毒性药物合用 阿昔洛韦与其他肾毒性药物(如氨基苷类抗生素、两性霉素 B 等)合用,可增加对肾脏的损害。

八、百 日 咳

百日咳是小儿时期常见的呼吸道传染病之一。临床以阵发性痉挛性咳嗽,咳后有特殊的吸气性吼声,即鸡鸣样的回声,最后倾吐痰沫而止为特征。本病四季都可发生,但冬春季尤多。患病以 5 岁以下小儿为多见,年龄愈小则病情愈重。病程较长,可持续 2～3 个月以上。临床常用大环内酯类药物(如红霉素)、四环素类及镇静药(如苯巴比妥)、异丙嗪等治疗。

【饮食宜进】

1. 饮食原则 宜选择细、软、烂易消化吸收,且宜吞咽的半流质或软食,如牛奶、豆浆、藕粉、蛋汤、菜或瘦肉汤等;还可用甘蔗汁、梨汁、萝卜汁,佐以蜂蜜饮用。因病程较长,注意选择热能高,含优质蛋白质,营养丰富的食物。恢复期可选用百合、淮山药、扁豆、花生等煮粥常食。

2. 宜进食物

(1)胡萝卜:胡萝卜性平,味甘,能止咳嗽,百日咳患儿宜食。《食物中药与便方》中说:"小儿百日咳,胡萝卜 120 克,大枣 10 个,水 3 碗,煎至 1 碗,随意饮服。"民间中也有用胡萝卜 500 克,挤汁,加蜂蜜适量调饮。

(2)萝卜:萝卜有化痰热、止咳嗽的功效。《日华子本草》中就有萝卜"能消痰止咳"的记载。马文飞《食物疗法》中还介绍:"治百日咳,白萝卜 500 克,冰糖 60 克,萝卜切片,水煎,每日 3 次,分饮,需连续饮。"此外,萝卜的种子也有化痰涎、止咳喘的功效。《江西中医药》曾报道:"治百日咳,白萝卜子,焙燥,研细粉,白砂糖送服少许,每日数次。"凡百日咳患儿,均宜用萝卜捣汁,或用萝卜子煎水服。

(3)刀豆:刀豆性平,味甘,具有一定的镇静作用。中国药科大学叶橘泉教授曾说:"小儿百日咳,用刀豆子 15 克,水煎去渣,加冰糖或蜂蜜适量饮服。"《江西中医药》杂志早在 60 年代就有介绍:"治百日咳,刀豆子 10 粒,打碎,同甘草 3 克,再加冰糖适量,水一杯半,煎至一杯,去渣顿服。"

(4)冬瓜:冬瓜能消痰清热。《滇南本草》中说:冬瓜能"治痰吼,气喘,可以润肺消热痰,止咳嗽"。冬瓜子仁也有润肺化痰的作用。《食物中药与便方》中也曾介绍:"百日咳剧烈咳嗽,用冬瓜子仁 15 克,加红糖适量捣烂、研细,开水冲服,每日 2 次。"故凡小儿百日咳者,均宜服食冬瓜或冬瓜子。

(5)梨:梨性凉,有化痰润燥清肺的作用。百日咳多为外感时邪、内蕴痰热、阻碍肺气宣降所致,梨能化痰止咳,清肺润燥,故对小儿百日咳偏热者尤宜。

(6)金橘:金橘有理气化痰的作用。《中国药植图鉴》中说:"金橘治百日咳。"患有百日咳的儿童,宜用金橘水煎或泡茶饮。金橘用糖腌压饼,名金橘饼,百日咳者嚼食之,亦颇适宜。

(7)罗汉果:罗汉果能清肺热、止咳嗽,对百日咳者亦宜。《岭南采药录》载:"罗汉果理痰火咳嗽,和猪精肉煎汤服之。"福建民间对百日咳患儿,常用罗汉果 1 个,柿饼 15 克,一同水煎服。

(8)橄榄:橄榄有清肺顺气、化痰止咳的功效。《本草再新》说,"平肝开胃,润肺滋阴,消痰理气,止咳嗽"。对百日咳的儿童,宜用橄榄 20 粒,同冰糖水煎,分 3 次饮用。民间也用橄榄 3～5 粒,同萝卜 1 个,水煎代茶饮,连用几日。

(9)花生:花生性平,味甘,除有补脾润肺作用外,还能化痰止咳。《药性论》指出:"生花生研用下痰,滋燥润火,干咳者宜餐。"《吉林医学》中介绍:"治小儿百日咳,花生,去嘴尖,煎汤服。"民间也认为,百日咳者宜食花生,常用花生仁 15 克,西瓜子(捣碎)15 克,冰糖 30 克,水煎当茶喝,并吃花生仁。

(10)核桃仁:核桃仁有润燥化痰、止咳定喘的功效,故百日咳者宜食。中医研究院《中医验方汇编》中曾介绍:"治小儿顿咳,剥食核桃仁,每日早晚嚼服核桃仁 3 个。"《常见病验方研究参考资料》中亦说:百日咳宜用"核桃 30 个,剥开皮壳,留仁与紫衣,每次食 3 个,早晚各 1 次"。民间中也常用核桃仁 9 克,捣烂,加冰糖适量拌匀,每日早晚用开水冲服。

(11)冰糖：《本草再新》说冰糖能"止咳嗽，化痰涎"。百日咳患儿宜水煎喝或含化食用，所以不少止咳的单方中都用到它。

(12)麻雀肉：麻雀肉性温，味甘，百日咳患儿宜食之。《吉林中草药》介绍："治百日咳，麻雀肉1只，冰糖50克，炖熟，每次1只。"据《福建中医药》杂志1961年第5期报道：对百日咳者，用麻雀1只，拔去粗毛，在火上烤焦，去内脏，洗净，炖食，每日1只，至愈为止。

(13)芹菜：芹菜有清热平肝作用，对肝火犯肺型百日咳，食之尤宜。《食物疗法》中曾介绍："治百日咳，芹菜全株500克，洗净，捣汁，加食盐少许，隔水温热，早晚各饮1酒盅，连用数日。"

(14)其他：患有百日咳的儿童还宜食荸荠、枇杷、柿子、无花果、苋菜、青菜、白菜、冬瓜、丝瓜、莴苣、鲜藕、菠菜、豆腐、竹笋、木耳、豆芽、蜂蜜、鲜黄瓜等。

【饮食搭配】

1. 萝卜与冰糖、白糖 萝卜含有丰富的维生素C、芥子油、胆碱、氧化酶、木质素等多种成分，有顺气消食、化痰止喘作用；而冰糖、白糖能清热、消炎、去火气、止热咳、化浓痰。百日咳的儿童食用冰糖萝卜，有化痰止咳的效果。

2. 梨与冰糖 梨性凉，有化痰、润燥、清肺的作用，梨与冰糖合用会增加化痰、止咳效果。

3. 胡萝卜与大枣、冰糖 胡萝卜所含有的木质素能提高机体的免疫功能，若配以营养丰富的大枣，再加以冰糖，则有健脾、生津、解毒、润肺、止咳等作用，对小儿百日咳有一定的治疗作用。

4. 油菜与豆腐 油菜有丰富的维生素和纤维素，有清肺止咳的功效；豆腐含有丰富的植物蛋白，有生津润燥、清热解毒的作用。两者同食，可生津止咳、清热解毒。

5. 扁豆与大枣 扁豆与大枣同食，对百日咳有辅助治疗作用。

【食疗药膳方】

1. 饴糖萝卜汁　白萝卜汁30克,饴糖20克。将白萝卜汁、饴糖与适量沸水搅匀,即可食用。每日3次,顿饮。润肺止咳。适用于百日咳痉咳期,咳嗽频频阵发,咳后有深长的鸡鸣样吸气声,咳时泪涕俱出,面红耳赤,舌伸向外,弯腰曲背,吐出黏稠痰液,阵咳暂停。

2. 芹菜汤　芹菜(连根)1把,食盐适量。芹菜洗净,捣烂,取汁,加食盐,沸水煮熟饮。适用于百日咳痉咳期,咳嗽频频阵发,咳后有深长的鸡鸣样吸气声,咳时泪涕俱出,面红耳赤,舌伸向外,弯腰曲背,吐出黏稠痰液,阵咳暂停。

3. 生姜红糖炖大蒜　大蒜、红糖各10克,生姜2片。将大蒜、红糖、生姜加清水200毫升,隔水炖熟,去渣,分2～3次饮用。祛痰止咳,止呕。适用于百日咳。

4. 豆腐冰糖　豆腐、冰糖、青葱(去白)各适量。用青葱管纳入冰糖,放在豆腐里,上锅煮至冰糖溶解,青葱浸出液后,便可趁热食用。适用于百日咳初咳期,咳嗽初起似外感,逐渐加剧,日轻夜重,常有鼻塞流涕,痰白而稀。

5. 栗子煲玉米须　栗子30克,玉米须10克,冰糖适量。栗子、玉米须、冰糖加清水500毫升,煮成200毫升饮用。适用于百日咳痉咳期,咳嗽频频阵发,咳后有深长的鸡鸣样吸气声,咳时泪涕俱出,面红耳赤,舌伸向外,弯腰曲背,吐出黏稠痰液,阵咳暂停。

6. 红萝卜枣汤　红萝卜200克,大枣10个,冰糖适量。红萝卜、大枣加水煮汤,饮时加冰糖调味。适用于百日咳恢复期,咳减痰少,或干咳无痰,气短乏力,潮热易汗,口渴舌红。

7. 银耳炖冰糖　银耳6克,冰糖20克。银耳加水适量煮沸,加冰糖溶化后顿食。适用于百日咳恢复期。

8. 川贝母杏仁饮　川贝母6克,杏仁3克,蜂蜜适量。将川贝母、杏仁加水煎煮,食用时加蜂蜜调味,每次1汤匙,每日2~3次。润肺化痰,止咳平喘。适用于百日咳初起。

9. 柏叶煎 鲜侧柏叶500克,蜂蜜100克。新鲜侧柏叶放入搪瓷杯内,加水约2 000毫升,煎取1 000毫升,去渣,稍凉然后加入蜂蜜和匀即可。1岁以内每次10~15毫升,1~3岁15~30毫升,4岁以上30~50毫升。每日3次,连用7~15日为1个疗程。清热泻火。适用于小儿百日咳。小儿风寒感冒咳嗽勿用。

10. 麻黄蒸梨 麻黄3~5克,大梨1个。先把麻黄捣为粗末;将生梨洗净后,剖开,挖去梨核。把麻黄放入梨心内,再将梨合严,插上小竹签,放入碗内隔水蒸熟后即可,去除麻黄。每次1个,吃梨饮汁,每日2次连用3~5日。止咳。适用于小儿百日咳的初期和痉咳期。也可适用于小儿支气管炎咳嗽。

11. 川贝母炖雪梨 川贝母3克,雪梨1个。将梨洗净,挖去核,川贝母打烂装入梨中,隔水炖熟。吃梨喝汤。适用于百日咳初咳期。咳嗽初起似外感,逐渐加剧,日轻夜重,常有鼻塞流涕,痰白而稀。

12. 川贝母冰糖米汤 川贝母10克,冰糖30克,大米汤1碗。将贝母及冰糖泡入米汤内,沸水炖20分钟,分2次饮。适用于百日咳恢复期,咳减痰少,或干咳无痰,气短乏力,潮热易汗,口渴舌红。

13. 花生茶 花生仁15克,红花1.5克,西瓜子15克,冰糖30克。将西瓜子捣碎,连同花生仁、红花、冰糖放入锅内,加水煮30分钟,取汁代茶饮,同时取花生仁食之。适用于百日咳。

【饮食相克】

百日咳是与一般咳嗽不同的特殊性咳嗽,是由百日咳杆菌所引起的。中医学认为,百日咳的原因主要为感染时邪病毒,肺失清肃,痰浊阻滞气道,肺气不能宜通,以致咳嗽频频。不仅如此,其病机尚与肝经郁热,气火上逆,影响肺系有关。忌吃过咸过酸

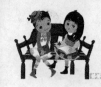

的食物,忌吃辛辣香燥的食物,忌吃黏糯滋腻的饮食,忌吃煎炸炒烤的食物。

1. 忌胡椒 胡椒为常见的辛辣刺激性调味品。古代医家多认为:"多食动火烁液,耗气伤阴"。《海药本草》还认为:胡椒"不宜多服,损肺"。《本草经疏》中又指出:"胡椒,其味辛,气大温。血有热,阴虚发热,咳嗽……切勿轻饵,误服之,能令诸病即时作剧,慎之慎之。"幼儿本当忌食辛辣燥热的胡椒,百日咳患儿尤应禁食。

2. 忌花椒 花椒性温热,味辛辣,有助热上火、辛燥伤阴之弊。《本草经疏》认为:"肺胃素有火热,或咳嗽者忌之。"百日咳患儿肺热肝火偏盛,法当忌食之。

3. 忌小茴香 小茴香性温,味辛,有温热助火之性。《得配本草》中曾说:"肺、胃有热及热毒盛者禁用。"百日咳为时邪病毒,火气上逆,肺失清肃所致,故当忌吃小茴香及大茴香等调料。

4. 忌食生冷食物 生冷食物会使脾胃运化无力,寒湿内停,痰液涌生。应避免使各种冷饮、冰镇食物,柿子、蚌肉、田螺绿豆汤等。

5. 忌食腌制食品 腌制咸酱瓜、咸海味、咸肉、咸蛋等,咸会生痰,可加重咳嗽症状。

6. 忌食刺激性及大补食物 如大葱、生姜、韭菜、辣椒、洋葱、芥菜、芥末等。

7. 其他食物 忌食肥肉、猪油、鸡肉、狗肉、羊肉、鹅肉、带鱼、黄鱼、香菜、香椿、糍粑、糯米饭、炒黄豆、年糕、糯米糕团、元宵等。

【药物与饮食相克】

1. 红霉素

(1)忌与酸性食物与饮料合用:如酸味水果,醋制食品,酸性饮料(如酸梅汤、橘子汁、柠檬汁)等。红霉素在碱性环境中,抗菌功能增强,在酸性环境中易被破坏,在 pH 值低于 4.0 时几乎完全失效,因此,在使用红霉素时不宜大量进食酸性食物及酸性饮料。

(2)忌过食海鲜食物:详见"肺脓肿"。

(3)忌含钙、磷、镁量多的食物:红霉素可与钙离子结合成牢固的络合物,钙、镁还会和红霉素等药物结合,延缓和减少药物的吸收。故服用红霉素时,不宜同时含钙、磷、镁量多的食物,如虾皮、羊肝、大豆、南瓜、黄花菜及其他绿叶蔬菜。

(4)忌用茶水送服红霉素:详见"肺脓肿"。

2. 服苯巴比妥避免饮茶 茶叶中所含鞣酸、咖啡因及茶碱对中枢神经系统有兴奋作用,可减弱苯巴比妥的镇静作用,服药期间应避免饮茶。

3. 异丙嗪忌与酸化尿液的食物合用 服异丙嗪期间,如果食用酸化尿液的食物(如肉、鱼、蛋、乳制品等),可以使药物的离子型重吸收减少,排泄加快,可降低疗效。

【药物相克】

1. 忌滥用激素 百日咳治疗时如未使用有效抗生素,不能应用激素,以免炎症扩散。

2. 忌温补类药物 在百日咳急性炎症期和痉挛期,忌用温补类药物,如红参、干姜、丁香、菟丝子、淫羊藿等,以免助阳生火,导致病情加重。即使在恢复期食用,要视病情而定,非极度虚弱者最好不用。

3. 忌滋阴之品 百日咳属痰湿内滞,非属阴虚之体质,要忌滋阴之药,以免闭门留寇,使病邪不宜祛除。

4. 忌过用镇咳药 患儿呼吸道内分泌物黏稠而不易咳出,痉挛性咳嗽有助于清除呼吸道内黏稠的分泌物。所以,不要用过量的镇咳药,尤其是喷托维林。喷托维林不仅可以抑制咳嗽中枢,而且对呼吸道黏膜有局部麻醉作用,使黏稠的分泌物不利于

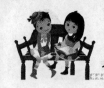

咳出。黏稠的分泌物堆积于气管内,增加了对呼吸道内末梢神经的刺激,会引起更剧烈的痉挛性咳嗽,增加患儿的痛苦。

【药物与药物相克】

1. 红霉素

(1)忌维生素C、阿司匹林:维生素C、阿司匹林均为酸性药物,红霉素在酸性条件下呈解离型不易吸收,而且排泄快,在胃肠道中不稳定,易被破坏,使红霉素的疗效降低

(2)忌氯丙嗪、苯巴比妥:因为这些药物对肝脏都有不良反应,会加重肝毒性,肝功能不全者应忌用。

(3)忌林可霉素、克林霉素:与林可霉素、克林霉素合用不能增加抗菌效果,反而影响后者的抗菌作用。这是由于两者的作用部位均在菌体蛋白的50-S亚基上,合用后可发生竞争性结合。

(4)乳酶生:红霉素可以抑制乳酸杆菌的活性,使乳酶生药效降低,同时也损耗了红霉素的有效浓度。

(5)含鞣质的中成药:因含鞣质的中成药(如四季青、虎杖浸膏、七厘散等)可以使红霉素失去活性,降低疗效。

(6)含有机酸的中药:红霉素在碱性环境下抗菌作用才得以发挥,含有机酸的中药(如山楂、五味子、保和丸、山茶丸、五味子丸等)口服后会酸化胃液,使红霉素的单键水解,失去抗菌作用。

2. 异丙嗪

(1)忌中枢抑制药:异丙嗪能加强中枢抑制药物(如地西泮、巴比妥类等)的作用,同时也易加重不良反应。如需合用时应减少地西泮、巴比妥类药物用量。

(2)忌阿托品、三环类抗抑郁药:本类药物能加强阿托品和三环类抗抑郁药(如丙米嗪等)的抗胆碱作用及其不良反应,两者合用时应慎重。确需合用时应注意减量。

(3)忌成瘾性镇痛药:异丙嗪能增强成瘾镇痛药(如吗啡、哌替啶等)的呼吸抑制作用,所以,两者不宜合用。

(4)忌单胺氧化酶抑制药：单胺氧化酶抑制药(如呋喃唑酮、帕吉林、苯乙肼等)与异丙嗪合用,可加重异丙嗪的不良反应。

(5)忌酸化尿液的药物：异丙嗪与酸化尿液的药物如氯化铵、枸橼酸等合用,由于药物离子型重吸收减少,排泄增加,可使疗效降低。

(6)忌防己碱：实验证明,两者合用虽可以产生协同镇静作用,但有蓄积现象,可加重不良反应。

(7)忌活性炭、白陶土：活性炭、白陶土具有吸附作用,合用会妨碍本药吸收,降低本药疗效。

3. 苯巴比妥

(1)慎与单胺氧化酶抑制药及药酶抑制药合用：单胺氧化酶抑制药(如呋喃唑酮、帕吉林、异烟肼等)和药酶抑制药(如西咪替丁)均可使苯巴比妥代谢减慢,作用增强,故合用时应适当减量。

(2)慎与地西泮催眠药配伍：苯巴比妥与催眠药(如氯丙嗪、奋乃静、地西泮、氯氮䓬、戊巴比妥、甲丙氨酯、溴化钾、溴化钠、溴化铵、格鲁米特、司可巴比妥、扑米酮、丙戊酸钠、甲喹酮等)配伍,可使镇静催眠作用加强,故应减量慎用。

(3)慎与牛黄合用：牛黄具有清心开窍、豁痰定惊的作用。但苯巴比妥与牛黄合用可以产生拮抗作用,因此注意不要合用。

九、急性细菌性痢疾

细菌性痢疾是由痢疾杆菌引起的常见肠道传染病。临床上以发热、腹痛、腹泻、里急后重感及黏液脓血便为特征。其基本病理损害为结肠黏膜充血、水肿、出血等渗出性炎症改变。本病起病较急,患儿畏寒发热、体温可达 $38℃\sim40℃$。每年夏季发病率最高,小儿发病率较成人高。部分患儿病程 2 个月以上不痊愈者有可能转为慢性。一般治疗卧床休息、床边隔离,给予易消化、高

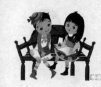
热能、高维生素饮食。对于高热、腹痛、失水者,给予退热、止痉、口服含盐米汤或给予口服补液盐。呕吐者需静脉补液。病原治疗,由于耐药菌株增加,最好应用 2 种以上抗菌药物。常用的药物有氨苄西林、头孢曲松钠、头孢哌酮、小檗碱、诺氟沙星、氧氟沙星、呋喃唑酮,6 岁以上儿童可给予氨基糖苷类(如庆大霉素)等。

【饮食宜进】

(1)减少肠道刺激,缓解患儿腹泻症状,防止和纠正水、电解质平衡。发热、腹痛、腹泻明显时,应禁食;症状稍有减轻时,可进食清淡、营养丰富、易消化、脂肪少的流质饮食,如藕粉、米汤、果汁、菜汁,同时补充水和电解质。每日 6 餐,每餐 200～250 毫升。

(2)发热、腹泻症状好转后,可食少渣无刺激性饮食,由少渣、少油流质过渡到半流质、软食或普食。可食用粥、面条、面片、小馄饨、豆腐、蒸蛋羹、小肉丸、鱼丸、烧鱼、菜泥等,每日 3 餐或 5 餐,量不宜过多。应多饮水,改善脱水和毒血症,以利于毒素的排泄。

【饮食搭配】

1. 马齿苋与绿豆 两者均有清热解毒之功效,可制成马齿苋绿豆汤,能消暑止痢。适用于肠炎、细菌性痢疾等。

2. 马齿苋与鲜藕 马齿苋与鲜藕、白糖搭配,制成马齿苋藕汁饮,能清热解毒、凉血止痢。适用于细菌性痢疾、肠炎。

3. 马齿苋与蜂蜜 马齿苋加蜂蜜制成马齿苋汁,适用于细菌性痢疾、便下脓血等。

4. 香椿与粳米、香油 三种搭配制成香椿粥,能清热解毒、健胃理气,适用于细菌性痢疾。

5. 香椿与竹笋 香椿性平,味苦,有清热解毒、化湿的功能;竹笋味甘,性微寒,可清热化痰、利膈爽胃。两者搭配,能清热解毒、利湿化痰。适用于肺热咳嗽、胃热及脾胃湿热内蕴所致的赤白痢疾、小便短赤涩痛等。

6. 苦菜与猪肉 苦菜性味苦寒,可清热解毒、凉血,与具有滋阴润燥、补中益气的猪肉搭配,能为机体提供丰富的营养。适用于辅助治疗细菌性痢疾。

【食疗药膳方】

1. 蒜泥马齿苋 鲜马齿苋 500 克,独头蒜 30 克,芝麻 15 克,葱白 20 克,食盐、味精各适量。马齿苋摘去杂老根,洗净泥沙,切成 5～6 厘米长段,用沸水焯透,捞出沥干水;蒜头捣成泥;芝麻淘净泥沙,炒香,捣碎;葱白切成马耳形。将马齿苋用食盐、味精拌匀,加入蒜泥、葱白,撒上芝麻即可食用。清热凉血止痢。适用于血痢,下痢便多,便血,发热,口干者。

2. 黄鳝红糖散 黄鳝 1 条,红糖 6 克。将黄鳝去肚杂,以新瓦焙干,红糖炒干,研成末,温开水吞服。温胃补益。适用于久痢症,体虚乏力者。

3. 赤豆薏苡仁木棉粥 赤豆 20 克,木棉花 15 克,生薏苡仁 30 克,粳米 30 克,白糖或食盐适量。赤豆、木棉花、生薏苡仁、粳米同入锅内煲粥,粥成后拣去木棉花,以少量白糖或食盐调味,即可食用。

4. 洋葱头陈仓米粥 洋葱头 250 克,陈仓米 50 克,红糖 30 克。洋葱头洗净,捣烂,绞取原汁,与陈仓米共搅成浆,冲入沸开水 200 毫升,加盖片刻,再入红糖调化即可。分 2 次饮完。每日 1 剂,连用 10～15 日,2 岁以下小儿分量酌减。

5. 莱菔子薤白粳米粥 莱菔子 10～15 克,鲜薤白 18 克,粳米 50～100 克,植物油、食盐、料酒各适量。鲜薤白砸烂;粳米熬煮成稀粥,粥将成时再加入莱菔子、薤白,另加植物油、食盐、料酒调味,再煮片刻。凉后可随意食用,每日 1 剂,连用 10～15 剂。1 岁以下小儿分量减半。

【饮食相克】

1. 忌肉类浓汁及动物内脏 因其有大量的含氮浸出物,如

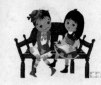
嘌呤碱和氨基酸等,具有刺激胃液分泌作用,汁越浓作用越强,加重消化道负担。而且细菌性痢疾患儿肠道有病变,有恶心呕吐等症状,消化吸收更差。

2. 忌粗纤维、胀气食物 如芥菜、芹菜、韭菜等纤维粗而多的食物不易消化,导致局部充血、水肿,炎症不易愈合。而牛奶和糖、豆制品也易引起肠道蠕动增加,导致肠胀气。因此,应禁止饮牛奶、豆浆及易产气的饮食,以保证肠道的充分休息。

3. 忌食用刺激类食物 煎、炸、腌、熏的大块鱼肉对肠壁有直接刺激,使肠壁损伤加剧。这些食物又难以消化,胀气发热,停留的时间长,会加重消化道负担。

4. 忌污染食物 未经消毒的瓜果蔬菜既带菌又易引起中毒,是致病因素,并使患儿抵抗力下降。

5. 忌性寒滑肠食物 如荸荠、甲鱼、生梨、花生等性寒伤脾胃,易滑肠致泻,故忌用。

6. 忌辛热刺激食物 韭菜、羊肉、辣椒、鲜辣椒粉、浓茶及各种咖啡饮料都是强烈的刺激食物,致血管痉挛收缩,使黏膜充血、水肿、破损,故忌用。

7. 忌生冷坚硬滑腻食物 恢复好转期间的患儿,由于肠胃功能较弱,仍应禁食生冷、坚硬、滑腻之物,如凉拌蔬菜、豆类、冷饮、瓜果等。

【药物与饮食相克】

1. 忌以茶水服用小檗碱 茶叶中含有鞣酸、咖啡因及茶碱等成分,小檗碱与茶水同服可减低药效,故一般不宜同服。

2. 用氨基糖苷类抗生素忌食酸化尿液的食物 氨基糖苷类药物在碱性环境中作用较强,各种蔬菜、豆制品等食物可碱化尿液,能提高本类药物的疗效。而鱼、肉、蛋、乳制品与素食混合可酸化尿液,降低本类药物的疗效,应避免食用。

3. 头孢菌素类

（1）使用头孢哌酮期间不能饮用酒精饮料：使用本药期间如饮用酒精饮料会出现面色潮红、出汗、头痛、心动过速等解酒硫样反应，故在用药期间或停药 5 日内不能饮用含酒精饮料。

（2）服用头孢菌素类药物不宜饮用果汁：果汁或清凉饮料中的果酸容易导致头孢菌素提前分解或溶化，不利于药物在肠道内的吸收，而大大降低药效。

4. 呋喃唑酮

（1）禁饮酒精饮料：呋喃唑酮的代谢产物有抑制单胺氧化酶的作用，连服 4～5 日可阻碍酒类中所含酪胺的代谢灭活，如服药同时饮用酒精饮料可出现面色潮红、心动过速、腹痛、恶心、呕吐、头痛等症状。此外，此药还可抑制酒精的氧化分解，使其代谢过程的中间产物——乙醛降解受阻，因而使乙醛聚积，引起不良反应。

（2）忌与含酪胺的食物同服：牛奶、巧克力、豆腐、菠萝、腊肉、牛肉、动物肝脏、酱油等食物中均含有酪胺，酪胺化学结构与作用类似肾上腺素及去甲肾上腺素，与呋喃唑酮同服，可促进区间肾上腺素释放，使血压升高，甚至出现高血压危象。

【药物相克】

1. 忌滥服止泻药　细菌性痢疾的腹泻是因为肠道受到细菌毒素的刺激反应，肠蠕动增加可加快毒物及细菌毒素的排出，故不能滥用止泻药，如活性炭、鞣酸蛋白等。

2. 忌长期使用广谱抗生素　较长时间使用广谱抗生素（如第三代头孢菌素）能引起体内菌群失调而导致二重感染，引起腹泻、维生素 B 缺乏和出现胃肠道症状。

3. 忌补气药　湿热痢及疫毒痢禁用补气药（如人参、黄芪、鹿茸等），以免加重病情。

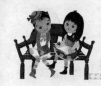

【药物与药物相克】

1. 头孢菌素类

（1）忌呋塞米、依他尼酸等强利尿药：详见"肺脓肿"。

（2）忌多黏菌素 E：详见"肺脓肿"。

（3）忌氨基糖苷类抗生素：详见"肺脓肿"。

2. 氨基糖苷类

（1）忌骨骼肌松弛药：氨基糖苷类与骨骼肌松弛药（如氯化琥珀胆碱、氯化筒毒碱等）合用，可增加氨基糖苷类药物对神经肌肉的阻滞作用，有导致呼吸抑制的危险。

（2）忌强利尿药：呋塞米、依他尼酸钠及甘露醇等强利尿药可抑制氨基糖苷类的排泄，并增加其耳毒性和肾毒性，因此不宜合用。

（3）忌酸化尿液的药物：氨基糖苷类药物在碱性环境中作用较强，在酸性环境中作用降低，凡是酸化尿液的药物（如阿司匹林、维生素 C、氯化铵等）都会降低本类药物的疗效。

3. 呋喃唑酮

（1）乳酶生：两者合用乳酸杆菌被抑制，既可使乳酶生的疗效降低，同时也是呋喃唑酮的有效药物浓度降低。

（2）拟肾上腺类药物：呋喃唑酮为单胺氧化酶抑制药，能抑制儿茶酚胺而使血压增高，而拟肾上腺类药物如麻黄碱、苯丙胺及酪胺等也有升压作用，两者合用升压作用相加，导致高血压危象，因此两者不宜合用。

（3）其他单胺氧化酶抑制药：如苯乙肼、乙唑肼、尼拉米、左旋多巴等均能抑制去甲肾上腺素氧化脱氨，使神经递质增多，作用增强，两类药物合用易出现高血压危象。

（4）利血平：两药同服则去甲肾上腺素浓度急剧增加，可导致血压迅速增高，甚至发生高血压危象，或并发心律失常。如需要合用，可先服利血平，2 小时后再服呋喃唑酮。

4. 小檗碱忌中药犀角、珍珠所含蛋白质及水解产物 如组氨酸、亮氨酸、苏氨酸、缬氨酸、蛋氨酸可拮抗小檗碱的抗菌作用,合用时可降低小檗碱的药效。

十、伤 寒

伤寒是由伤寒杆菌引起的急性肠道传染病,病变主要在网状内皮系统,以肠道内淋巴组织的增生与坏死为主,伤寒杆菌释放的内毒素为其重要的致病因素。持续高热、相对缓脉、特殊的中毒症状、肝大、脾大、玫瑰疹、白细胞减少等为其主要临床特点。本病全年均可发生,但以夏秋季节为多,病后可获得持久的免疫力。治疗用药要经常检查血常规。常用的药物有氨苄西林、阿莫西林等。

【饮食宜进】

(1)在治疗伤寒时,饮食调理极为重要。具体实施时,必须根据患儿年龄、食欲、消化情况及粪便性质等决定饮食质量,一般以少食多餐、少渣为原则,以减少对肠道的刺激。牛奶、豆浆、清肉汁、果汁、菜汁、鸡蛋羹及稀粥、烂面、藕粉、饼干、蛋糕、面包等均可使用,在粥或面食中还可放些瘦肉末、鱼末、鸡末、菜泥等。

(2)并发腹泻时,应低脂饮食(如吃去脂牛奶等),不可任意多给食物,以减少热能的摄入。

(3)肠产气多时,应少食致肠胀气的食物,如牛奶、土豆泥等。

(4)肠出血时,则应先禁食,由静脉输液来供给水分和营养,此时必须在医院诊治。以后根据出血情况的好转,逐步试服水、糖水及温凉的流质饮食,逐渐给予少渣的半流质,直至少渣软饭。这样食用约2周后,医师确认病情完全好转,可改为普通饮食。

(5)每日需水分2 000～3 000毫升(根据患儿具体情况),包括流质饮食和饮料,多饮新鲜的果汁、蔬汁及饮料。

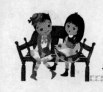

（6）补充高蛋白、高糖类饮食,热能每日应需 2 000～2 500千卡,每日每千克体重 80～120 千卡。如果患儿食欲不好,最好设法维持在 1 100～1 700 千卡(1～6 岁);蛋白质每日每千克体重2.5～3.5 克,至少维持在 35～55 克以上。应选择优质蛋白,如蛋、鱼、鸡、虾及牛肉、羊肉、猪肉、肝等。糖类(碳水化合物)应占总热能的 60%以上。多食米粥、藕粉、炒面、蛋花汤、米糊等。

（7）在不影响患儿食欲和消化的前提下,适当供应易于消化的脂肪,如奶油、蛋黄、香油等以增加热能,每日 30～50 克,烹调时尽量用植物油,植物油与动物油之比为 2∶1。

（8）注意补充 B 族维生素及维生素 C,以维持患儿的正常代谢及肠溃疡面的愈合,如菠萝、番茄、胡萝卜、西瓜、草莓汁等。必要时可服维生素片剂。

（9）尽量食无刺激饮食,并坚持少量多餐,每日 5～6 餐。食物无刺激,不含粗纤维,禁食一切生冷菜果。即使到能吃低渣软饭时,也应选食含粗纤维低的食物,并应切细煮软。

【饮食搭配】

1. 大蒜与鸡蛋 熟鸡蛋 2 个,大蒜 3～4 瓣,用蒜臼捣成泥,每日 2～3 次。解毒杀菌,营养丰富。

2. 马齿苋与败酱草 马齿苋、败酱草各 1 把,榨汁,与煮好的肉汤 500 毫升共加热至开锅即可。清热解毒,补气养脾。

3. 苋菜与鸡蛋 新鲜苋菜 1 把,鸡蛋 2 个。苋菜洗净,切成末,加鸡蛋和水适量,蒸成鸡蛋羹食之。清湿毒,利脾胃。适用于轻症患儿和恢复期患儿。

4. 米醋与紫皮大蒜 上好米醋 100 毫升,紫皮大蒜 1～2瓣。大蒜切极薄片,放入米醋内浸泡 1 小时,喝醋,每日 4～6 次,具有良好的杀灭伤寒杆菌的作用。

【食疗药膳方】

1. 大葱发汗方 大葱、食醋各适量。共捣汁饮用。适用于伤寒后交接劳复,腹痛阴肿。

2. 葱姜饮 大葱150克,生姜30克。水煎分数饮用。适用于伤寒头痛如劈。

3. 葱头醋粥 带根葱头1个,醋1盏。葱头切碎,与醋同煎,热饮,覆被,使汗出。适用于伤寒时疫及伤风初觉头痛身热。

4. 生姜附子粥 生姜15克,附子6克,糯米适量。生姜、附子水煎去渣取汁,与糯米煮成粥食用。适用于伤寒烦躁。

【饮食相克】

1. 忌食污染食物 食入未经消毒、洗净的瓜果、蔬菜,或喷农药的植物、水果、蔬菜,易带菌而引起食物中毒,导致疾病的发生,并使患儿的抵抗力下降,加重病情。

2. 禁食含粗纤维及其刺激肠蠕动、肠胀气的食物 患儿有病灶的肠管肠壁很薄,多渣、胀气食物(如芥菜、大头菜、芹菜、韭菜等)粗纤维食物,不易消化,可是加重肠道局部充血、水肿,炎症不易愈合,甚至出现出血、肠穿孔。牛奶、豆制品、糖等也易引起肠道胀气,应忌用。

3. 忌食坚硬、油腻食物 坚硬、油腻食物,如油煎、炸、熏、烤的大块鱼肉,可直接刺激胃肠道引起胀气、发热,难以消化,加重胃肠道负担,应忌食。

4. 禁用酒类、咖啡、各种饮料及辛辣食物和调味品 如韭菜、羊肉、辣椒等可使神经兴奋性增强,导致血管收缩,使黏膜充血水肿,腹泻加重。

5. 忌食生凉食品 如冰镇饮料、生冷瓜果或食品。

6. 忌性寒滑肠食物 如荸荠、甲鱼、生梨,易伤脾胃,致消化不良,花生有缓泻作用,应忌食。

【药物与饮食相克】

头孢菌素类

(1)忌酒精性饮料:头孢菌素类药易于酒精发生不良反应,

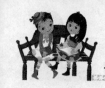

所以应避免饮酒精性饮料,以免产生和增加不良反应。

(2)忌以果汁服药:果汁和清凉饮料的果酸可分解头孢菌素类药物,不利于药物的吸收,降低药效。

(3)头孢菌素类药物宜饭前服用:饭后服用可减少头孢菌素类药的吸收率,使其疗效降低。

【药物相克】

1. 不宜用发汗退热药　高热适当应用物理降温,不宜用发汗退热药,以免虚脱。

2. 禁用泻药　便秘可用开塞露或用生理盐水低压灌肠,禁用泻药。

3. 忌用阿片制剂　腹泻可用收剑药,忌用阿片制剂。

4. 禁用新斯的明类药物　腹胀可用松节油腹部热敷及肛管排气,禁用新斯的明类药物。

5. 新生儿、早产儿禁用氯霉素　新生儿、早产儿肝内酶系统发育不完善,葡萄糖醛酸的结合能力及肝脏解毒功能差,同时新生儿肾脏的排泄功能也较差,易引起氯霉素的蓄积中毒,致"灰婴综合征"。故新生儿、早产儿禁用氯霉素。

【药物与药物相克】

1. 头孢菌素类忌与呋塞米、依他尼酸等强利尿药合用　头孢菌素类药物与呋塞米、依他尼酸等强利尿药合用会增加肾毒性,易引起肾衰竭。如同时应用,应注意检查尿常规及肾功能。

2. 头孢菌素类忌与红霉素合用　头孢菌素类与红霉素合用能降低头孢菌素类的抗菌作用,故一般不宜合用。

十一、结 核 病

结核病是由结核杆菌引起的慢性传染病。常见肺部、骨骼、肾脏、腹腔及全身性结核病变。其病理特点是结核结节、干酪坏死和空洞形成。其临床表现有全身因结核菌毒素产生的中毒症状（如低热、盗汗、乏力、消瘦、纳呆等）及各系统结核病变可引起相应的症状：肺结核症状（如咳嗽、咳痰、咯血、胸痛、气促等），泌尿系结核症状（如进行性加重的尿频、尿急、尿痛、血尿、脓尿等），以及寒性脓肿、神经系统症状等。儿童结核病以肺结核和全身性结核多见。近年全世界结核病发病率有所回升，其发病率增加主要与人类免疫缺陷病毒（HIV）感染及高耐药性结核分枝杆菌的迅速增加有关。一旦发现结核病，应尽早积极治疗，联合用药。常用药物有链霉素、乙胺丁醇、异烟肼、对氨基水杨酸钠、利福平、利福喷汀、吡嗪酰胺等。

【饮食宜进】

1. 富含维生素及矿物质的食物 谷类、豆类及新鲜蔬菜中含有丰富的维生素 E、维生素 C、B 族维生素及微量元素锌、锡、铜等，有利于结核病的恢复，故结核病的患儿宜多进食富含维生素及矿物质的食物。

2. 富含优质蛋白质的食物 蛋白质摄入不足，可降低机体抵抗力，不利于结核病的恢复，故结核病的患儿宜高蛋白饮食。食物中蛋白质的主要来源是蛋、奶、瘦肉、鱼类及豆类，这些食物不仅蛋白质含量高，而且生物效价也高，易于机体吸收。因此结核病的患儿应进食足量的蛋、奶、瘦肉、鱼类及豆类食物。

3. 低脂肪饮食 由于结核病患儿消化功能低下，食欲也较差，胃酸分泌减少，胃排空时间延长，使得高脂肪的食物不易消化、吸收。因此，结核病的患儿宜选择低脂肪、易消化的清淡膳食，如新鲜蔬菜、水果、米汤、稀粥、豆浆等。

4. 适量的糖类饮食 因为机体靠葡萄糖供给能量，过分限制糖类的摄取，不利于结核病的恢复。但糖类摄入过多，又会使机体血糖升高，不利于结核病的控制，故结核病患儿应进食适量的糖类。

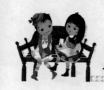

【饮食搭配】

1. 燕窝与银耳 将燕窝与银耳加入适量冰糖和清水,上笼用旺火蒸熟食用。具有养阴补肺之功效。适用于阴虚肺热型结核病。

2. 虫草与乌鸡 冬虫夏草 3 克,乌骨鸡 100 克。冬虫夏草和乌骨鸡加调料煮烂,然后打成匀浆,加适量淀粉或米汤,使之成薄糊状,煮沸每日多次饮用。具有补虚强身、润肺清热、补益肝肾之功效。适用于阴虚肺热型结核病。

3. 白果与鸡丁 将白果与鸡丁一起炒食,具有益气补肺、止咳化痰之功效。适用于阴阳两虚型结核病。

4. 银耳与鸡蛋 银耳 30 克,鸡蛋 2 个。银耳和鸡蛋加适量清水,隔水炖 30～60 分钟食用。具有滋阴润肺止咳之功效。适用于阴虚火旺型结核病。

【食疗方】

1. 黄鳝汤 黄鳝 500～1 000 克,葱、姜、食盐、味精各适量。黄鳝处理干净,放到煲内,加葱、姜文火煲至肉烂汤浓,加食盐、味精调味。适量吃肉喝汤,每周 1～2 次。具有滋阴壮阳、提高机体免疫力之功效。适用于阴阳两虚结核。

2. 甲鱼汤 野生甲鱼 1 只,料酒适量。用管道插入甲鱼食管,以上佳好料酒灌至肛门流出为止,洗净后煲汤食用,每周 1 只。具有补气养血、滋阴清虚热之功效。适用于阴阳两虚型结核病。

3. 猪肺花生粥 猪肺 1 具,花生仁 100 克,料酒 2 匙。猪肺洗净,切块,与花生仁共入锅内慢炖 1 小时,去浮沫,加料酒再炖 1 小时即可。每次 1 碗,每日 7 次。具有补虚润肺功效。适用于肺结核咳嗽带血。

4. 猪肉炖蘑菇 蘑菇 30 克,猪肉 100 克。蘑菇与猪肉同炖,熟后食用。既能补肺又能清热。

5. 银耳鸭蛋 银耳9克,鸭蛋1只,冰糖适量。银耳煮烂后打入鸭蛋,煮熟,加入冰糖调味。每日1次。清肺热。适用于结核病咳嗽,痰少,咽干。

6. 萝卜蒸蜂蜜 白皮大萝卜1个,蜂蜜100克。白萝卜洗净,挖空中心,将蜂蜜装入,置入碗内,加水蒸熟食用。适用于肺结核之咽干久咳,痰中带血等。

7. 鸡蛋银耳浆 鸡蛋1个,银耳3朵,豆浆500毫升,白糖适量。鸡蛋打入碗内搅匀。银耳泡开,与豆浆同煮,煮开后打入鸡蛋和白糖食用。

8. 蜂蜜茶蛋 鸡蛋1~2个,绿茶1克,蜂蜜25克。鸡蛋、绿茶、蜂蜜加水300毫升煮沸,至蛋熟,每日早餐后喝汤吃鸡蛋1次,连用数月。适用于肺结核久咳者。

9. 黑豆大枣粥 黑豆、黄芪各30克,大枣10枚。同入砂锅内煮1小时,以水分收完为好。早晚分食。适用于肺结核盗汗。

10. 枸杞子粥 枸杞子20克,粳米100克,葱、食盐各适量。枸杞子、粳米加水共煮,粥将熟时加葱及食盐,经常食用。适用于肺结核体虚者。

11. 百合黄精粥 百合、山药、黄精各30克,百合、山药、黄精煮粥食用,每日1次。补肺健脾。

12. 百合炖甲鱼 甲鱼250克,百合20克。甲鱼、百合炖熟食用,每日1次。生津养血。适用于肺结核病的低热和盗汗者。

13. 韭菜蛤蜊肉 韭菜100~150克,蛤蜊肉150~200克,食盐适量。韭菜、蛤蜊肉加水适量煮熟,加食盐调味食用。适用于肺结核身体虚弱者。

14. 黄精粥 黄精30克,粳米100克,白糖适量。黄精洗净,水煎取浓汁,加入粳米煮粥,粥将成后加入白糖食用。适用于结核病脾胃虚弱、体倦无力、食欲不佳、干咳无痰或咯血者。

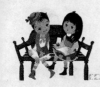

【饮食相克】

1. 忌辛辣食物 中医学认为,结核病是由于患儿抵抗力降低,感染痨虫,致人体阴虚火旺而发生。辛辣食物(如辣椒、姜、葱等)食之易助火伤阴,加重病情。因此,结核病患儿不宜食用辛辣食物。而水果、蔬菜(如梨、藕等)则具有滋阴生津、清热润燥的作用,可以食用。

2. 忌腥发之物 对于结核病伴有咯血的患儿,应少吃或不吃黄鱼、带鱼、鹅肉、菠菜、毛笋、公鸡、鸭等腥发之物,以免加重咯血症状。

3. 忌甜味食物 结核病患儿吃糖后,体内白细胞的杀菌作用会受到抑制,吃糖越多,抑制就越明显,不利于结核病的控制。糖类食物还可与抗结核药物异烟肼形成复合物,减少初期药物的吸收速度,降低药物的疗效。故结核病患儿不宜过食甜味食物。

4. 忌生冷食物 西瓜汁、黄瓜、苦瓜、丝瓜等过分寒凉,伤脾胃,而不利于其他营养成分的吸收,造成患儿食欲降低,而影响疾病康复。故结核病患儿不宜进食生冷食物。

5. 忌营养不足 结核病是一种对人体消耗性很强的疾病,患病之后体重迅速减轻,营养状况下降,同时在治疗过程中结核病灶的恢复又有赖于蛋白质为原料,因此必须供给高蛋白饮食,并辅以适量脂肪。同时应注意照顾患儿胃肠道功能情况,饮食应营养丰富、易于消化,要少量多餐,不要过饱。咯血多者可给半流质饮食,待病情好转后改为软食或普通饮食。且忌因精神有压力而减少或拒绝进食,这样会导致营养不良,不利于身体健康及疾病恢复。

6. 忌肥腻油炸热性食物 结核病患儿消化功能低下,食欲也较差,若过多食用动物油、羊肉、狗肉、猫肉、肉桂、火烤及油炸食物,更不利于消化吸收,使必需的营养得不到补充,从而影响疾病的恢复。

7. 忌滋补食物 胡桃肉、羊肉、狗肉、鹿肉、麻雀肉、虾、大枣等补阳类食物,结核病患儿不宜食用,以免加重阴虚症状,而对疾病不利。对于其他补阴、补气、补血的食物,可作为结核病患儿的基本滋补品而交替使用,但忌过多的滋补食物,以免引起胃肠道不适。若过分强调高营养食品,患儿往往难以耐受。

【药物与饮食相克】

1. 异烟肼

(1)不宜饭后服用:因为异烟肼饭后服用易降低药物在血中的浓度及药物的吸收量,影响药物疗效,故异烟肼不宜饭后服用。

(2)不宜睡前服用:口服异烟肼易使维生素 B_6 缺乏,使脑内 γ-氨基丁酸下降而出现中枢神经兴奋症状,如失眠、头痛、眩晕等。故异烟肼不宜睡前服用,而且在服用异烟肼的同时要加服维生素 B_6。

(3)不宜饮用咖啡:异烟肼等单胺氧化酶抑制药服用后,可使单胺类的神经递质(如去甲肾上腺素)不被破坏,储存在神经末梢。咖啡因可刺激神经末梢,使去甲肾上腺素大量释放而出现恶心呕吐、腹泻、腹痛、头痛、头晕、抽搐、心律失常等症状。因此,服用异烟肼等单胺氧化酶抑制药时不宜饮用咖啡。

(4)不宜食用含糖量多的食物:糖类食物可与异烟肼形成复合物,减少初期药物的吸收速度,降低药物的疗效,故在服用异烟肼期间不宜食用含糖量多的食物,如荔枝、桃、石榴等。

(5)不宜食用鱼类:服用异烟肼的患儿如果食用鱼类,容易产生过敏反应,轻则出现恶心、头痛、皮肤潮红、眼结膜充血等症状,重则出现心悸、口唇及面部麻木、皮疹、腹痛、腹泻、呼吸困难、血压升高,甚至出现脑出血。因为鱼肉中通常含有较多的组氨酸,可以在体内转化为组胺,进入人体的少量组胺可由体内的单胺氧化酶氧化灭活,而异烟肼是一种单胺氧化酶抑制药,进入人体后有抑制和杀灭结核杆菌的作用,但同时也抑制了单胺氧化酶的转化和合成。因此,结核病患儿在服用异烟肼期间不宜食用鱼类(如比目鱼、带鱼、鲫鱼、鲅鱼、鲳鱼等),以免造成组胺在体内蓄积,发生过敏反应。

(6)不宜食用乳酪:因为服用异烟肼后食用乳酪食物(如牛奶、奶制品等)可出现皮肤潮红、冷感、寒战、头痛、心悸、稀便、脉搏异常、血压升高等症状而加重病情,故在服用异烟肼期间不宜食用乳酪。

(7)不宜食用含铁、镁、铝、钙等离子的食物:异烟肼易与铁、镁、铝、钙等离子生成螯合物而影响酶的活性,导致疗效降低,故在服用异烟肼期间不宜食用豆制品、油条、熟制卤肉、咸鱼、海蜇、海带等富含铁、镁、铝、钙等离子的食物。

(8)不宜食用富含组胺的食物:异烟肼可使人体内组胺代谢减慢,浓度增高,若再进食组胺含量高的食物(如菠萝、红葡萄酒等),则可能使机体内组胺浓度进一步增高而引起不良反应,故在服用异烟肼期间不宜食用含组胺的食物。

(9)忌食茄子:在抗结核治疗期间,吃茄子容易过敏。有关专家研究发现,吃茄子的结核病患儿在服用抗结核药物 40～60 分钟出现不同程度的过敏反应,如颜面潮红、皮肤瘙痒、全身红斑、恶心呕吐,严重者血压下降,胸部憋闷,停吃茄子后则过敏反应自愈。因此,在应用抗结核药物治疗期间应禁食茄子。

2. 利福平不宜饭后服用 因为抗结核药物利福平饭后服用,易降低药物在血中的浓度及药物的吸收量,影响药物疗效,故利福平不宜饭后服用。

3. 应用链霉素忌同时食用酸性食物 链霉素在碱性环境中作用较强,各种蔬菜、豆制品等食物可碱化尿液,能提高本药疗效。而肉、鱼、蛋、乳制品与素食混合可酸化尿液,降低链霉素的疗效,故应避免食用。

【药物相克】

1. 忌温热辛燥伤阴动血之品 中医学认为,结核病以阴虚为本,并多伴有咯血,因此在选用补药时,要避免温热辛燥伤阴动血的药物,如鹿茸(精)、人参(精)、苍术、肉桂、附子等,而应选用既能养阴润肺,又能清虚火的药物,以加速病愈。

2. 忌糖皮质激素 结核病患儿,一旦出现发热,在未用抗结核药物治疗时,禁止应用糖皮质激素,以免引起结核扩散。另外,糖皮质激素还能掩盖结核病症状,易使患儿丧失警惕而失去及时治愈的机会。

3. 忌单味抗结核药物治疗 结核病早期,肺部结核炎性病灶以渗出性病变为主,此时应用抗结核药物易渗入病灶,同时结核菌代谢旺盛,药物亦最能发挥其杀灭结核菌的作用,因此结核病早期应主张联合足量应用抗结核药物,以迅速杀死结核杆菌,使病情好转甚至痊愈。否则,单味药物用量不足,会造成病灶扩大,发生干酪样坏死,形成慢性纤维性空洞,使药物难以渗入,同时由于迁延日久,结核杆菌易产生耐药性,致使疾病迁延,日久难愈。一旦出现急性粟粒性肺结核,引起严重的血行播散,病情多急重,治疗时仅用单味抗结核药物,不仅不能杀死结核杆菌,而且还可增加耐药菌株的产生,病情缠绵难愈。

4. 忌用药半途而废 原发性结核病的原发病灶小,经过适当的治疗,病灶吸收很快,症状也易得到改善,但肺门及纵隔的淋巴结病变并未治愈。因此,若症状改善后就停止治疗,或肺部原发病灶消失后就停止用药,当营养不良和机体抵抗力降低时,这些病灶内的结核杆菌就会重新活跃起来,使病情进一步恶化,甚至发生急性粟粒性肺结核或结核性脑膜炎等严重病变。

【药物与药物相克】

1. 异烟肼

(1)不宜与葡萄糖或苯甲醇合用:因为葡萄糖或苯甲醇能促

进异烟肼分解,降低其疗效,故异烟肼不宜与葡萄糖或苯甲醇合用。

(2)不宜与安达血平合用:异烟肼与安达血平合用可增大异烟肼的不良反应,故异烟肼不宜与安达血平合用。

(3)不宜与泼尼松合用:泼尼松为药酶诱导药,能使异烟肼在肝脏发生快速乙酰化代谢,而造成肝功能受损,并且当抗结核药物用量不足以控制结核时,异烟肼与泼尼松合用有可能导致结核扩散。另外,糖皮质激素还能掩盖结核病症状,易使患儿丧失警惕而失去及时治愈的机会,故异烟肼一般不宜与泼尼松合用。但对结核性胸膜炎、结核性腹膜炎并且有积液者,泼尼松可与异烟肼合用,但时限不得超过6周。

(4)不宜与苯海拉明合用:苯海拉明能使胃肠道蠕动减慢,使异烟肼吸收减少,血药浓度降低,疗效减弱,故异烟肼不宜与苯海拉明合用。

(5)不宜与苯妥英钠合用:异烟肼与苯妥英钠合用,可使苯妥英钠的代谢受到抑制,从而增加其中毒机会,故两者合用时应注意减少苯妥英钠的用量。

(6)不宜与肼屈嗪合用:异烟肼和肼屈嗪均经乙酰化代谢而失活,两者合用时可使异烟肼血药浓度增高而蓄积中毒,故异烟肼不宜与肼屈嗪合用。

(7)不宜与复方磺胺甲噁唑合用:异烟肼与复方磺胺甲噁唑合用有可能引起急性溶血性贫血,故两药不宜合用。

(8)不宜与麻黄碱、苯丙胺、抗胆碱药合用:异烟肼与麻黄碱、苯丙胺及抗胆碱药(如阿托品、苯海索、琥珀胆碱等)合用可导致不良反应增强,故异烟肼不宜与麻黄碱、苯丙胺及抗胆碱药合用。

(9)不宜与硫酸亚铁、氢氧化铝、三硅酸镁合用:异烟肼易与铁、镁、铝离子生成螯合物而影响酶的活性,导致其疗效降低,故异烟肼不宜与硫酸亚铁、氢氧化铝、三硅酸镁等合用。若两药必须合用时,两药应间隔3～4小时给药。

(10)不宜与双硫醒合用:异烟肼和双硫醒都对肾上腺素能神经传导介质的代谢有影响,两者合用可导致精神的改变,故两者不宜合用。

(11)不宜与哌替啶合用:异烟肼与哌替啶合用,可使某些患儿出现严重甚或致死性反应(如低血压、昏迷等),故两者不宜合用。

(12)不宜与抗结核中成药酒花素片合用:酒花素片含有氢氧化铝,能干扰异烟肼的吸收,降低其疗效,故异烟肼不宜与抗结核中成药酒花素片合用。

(13)不宜与含铁、镁、铝、钙等离子的中成药合用:异烟肼易与铁、镁、铝、钙等离子生成螯合物而影响酶的活性,降低其疗效,故异烟肼不宜与含铁、镁、铝、钙等离子的中成药(如防风丸、解肌宁嗽丸、橘红丸、清眩丸、追风丸、明目上清丸、牛黄上清丸、黄连丸、胃痛宁、舒胃丸、白金丸、震灵丹、女金丹等)合用。

2. 利福平

(1)不宜与对氨基水杨酸钠合用:对氨基水杨酸制剂常含皂土类物质,可延长胃排空时间,显著减慢和降低利福平的吸收,易使结核杆菌对利福平产生耐药性,故利福平一般不宜与对氨基水杨酸钠合用。如果必须合用,两药给药时间应间隔8小时。

(2)不宜与巴比妥类合用:巴比妥类药物能加速利福平的代谢,降低利福平的血药浓度,削弱其疗效,故利福平不宜与巴比妥类药物合用。如果必须合用,两药服用时间应间隔6～8小时。

(3)不宜与酮康唑合用:利福平与抗真菌药酮康唑合用,会使彼此的血药浓度降低,疗效减弱,故利福平不宜与酮康唑合用。

(4)不宜与石榴皮等中药合用:抗结核药物利福平不宜与石榴皮、地榆、酸枣树根、诃子、五味子等中药联合应用,以防止引起中毒性肝病。

（5）不宜与含鞣质的中成药合用：利福平与含鞣质的中成药合用，可降低利福平的作用，故利福平不宜与四季青、虎杖浸膏片、感冒片、复方千日红片、长风槐角丸、肠连丸、紫金粉、舒痔丸、七厘散等含鞣质的中成药合用。

第十一章　寄生虫病

一、蛔虫病

蛔虫病是由蛔虫寄生于人体肠道而引起的一种常见的寄生虫病。蛔虫卵污染泥土、水或食物，如果人吃了被污染的食物就会患病。儿童容易玩泥土，如果手上沾了蛔虫卵，饭前又没洗手，就易患蛔虫病。蛔虫病患儿多无明显症状，常在脐周有阵发性腹痛，食欲不佳，食欲良好却日渐消瘦。伴有腹泻者，粪便中带有不消化的食物，并排出蛔虫；部分患儿有低热，烦躁不安，晚上易惊醒、磨牙。蛔虫常引起严重的并发症，如肠梗阻、急性阑尾炎、胆道蛔虫症和急性胆管炎、肠穿孔、急性腹膜炎等。男女老幼都可发病，但以儿童发病率为高。农村发病率高于城市，环境卫生条件差的地区发病率高于环境卫生条件好的地区。病因治疗：口服驱蛔虫药物，如哌嗪、阿苯达唑、噻乙吡啶、左旋咪唑等。当出现并发症时，需要积极对症治疗，如抗感染、解痉镇痛、急症手术治疗等。

【饮食宜进】

1. 高纤维食物　为了及时把被麻痹的虫体排出，患儿宜在服驱虫药后多吃高纤维食物，如粗粮、芹菜、韭菜、小白菜、白萝卜、香蕉、苹果等。这些食物能在肠道内吸收水分，膨胀后能刺激肠道，使肠蠕动增加，及时将虫体随大便排出。

2. 富含营养的食物　可以适量食用动物脂肪、优质蛋白、多种维生素等。

3. 食用酸性食物　酸性食物可使虫体安静,减轻蛔虫引起的腹痛,如食醋、石榴、草莓、乌梅等。

【饮食搭配】

1. 黄豆芽与排骨　黄豆芽、排骨加花椒、大茴、黄姜,炖熟调味。可提供大量蛋白质、维生素、粗纤维,还可以降逆止呕,预防蛔虫病。

2. 银耳与白糖　银耳 20 克,白糖适量,炖羹食用。

3. 鸡蛋与韭菜　鸡蛋 2 个,韭菜 50 克,植物油适量。用油炒熟韭菜和鸡蛋食用。

【食疗药膳方】

1. 乌梅煎剂　乌梅 15～30 克,川椒 6 克,生姜 3 片。水煎,腹痛时服。具有安蛔止痛之功效。安驱蛔虫。适用于蛔虫病,脐周疼痛,鼻孔作痒,睡中蚧齿流涎,面黄肌瘦,或突然胃脘及右胁部疼痛较剧,恶心呕吐,辗转不安。

2. 青梅末　鲜青梅适量。将鲜青梅洗净,去核,捣烂,绞去其汁,取残渣晒干,研末备用。每次 5 克,早晚各 1 次。驱虫。适用于蛔虫病。

3. 炖白鳝　白鳝 150 克。先将白鳝放在水中禁食 2 天,锅内加水烧开,把活鳝下锅加盖煮熟(不加食盐及调料)。每日分 2 次吃白鳝喝汤。具有安蛔止痛、补虚理中的功效。适用于蛔虫性腹痛及虫病日久,脾胃损伤所致的面黄肌瘦,睡中咬牙等。

4. 石榴根皮煎剂　石榴根皮 10 克,乌梅 15 克。水煎代茶饮。适用于胆道蛔虫症。

5. 杏仁花椒末　杏仁 250 克,花椒 6 克。先将花椒晒干,研末,杏仁洗净,趁湿与花椒末拌匀随时食用,每次 2～3 枚,即可将蛔虫排出。驱虫通便。适用于蛔虫病。

6. 陈醋饮　陈醋 30～60 毫升,视年龄大小适量顿饮,至痛止为度,疼痛缓解后再服驱虫药。适用于胆道蛔虫症之腹痛。

7. 油爆大葱 大葱 30 克,植物油 15 克。将油锅置于旺火上,待油热冒烟,倒入葱段爆炒即可(不加任何调料)。每日晨起空腹 1 次吃完,2 小时后再进饮食,连用 3 日。驱蛔虫,止腹痛。适用于蛔虫病。

8. 丝瓜子 黑生丝瓜子适量。将瓜子去皮取仁,每次食 50 粒,温水送下,每日 1 次。安蛔驱蛔。适用于蛔虫病,脐周腹痛,时作时止,不思饮食,面黄肌瘦,鼻孔作痒,面有虫斑。

9. 胡萝卜子川椒散 胡萝卜子 5 克,川椒末 5 克。将胡萝卜子微炒香,研末,与川椒末拌匀,空腹送下,每日 2 次。健脾驱蛔。适用于蛔虫病,脐周腹痛,胃脘嘈杂,恶心呕吐,面黄肌瘦。

10. 木瓜粉 未熟木瓜适量,晒干,研粉,每次 10 克,早晨空腹送下。驱蛔虫。

11. 芝麻葱梅煎 芝麻秸 250 克,葱白 50 克,乌梅 30 克。芝麻秸、葱白、乌梅。水煎,空腹饮,每日 1 剂 2 煎,连用 3 日。安蛔驱蛔。适用于蛔虫病,脐周时常作痛,鼻孔作痒,睡中咬牙,饮食不佳,面黄肌瘦,恶心呕吐。

【饮食相克】

1. 忌饮生水 生水有可能因粪便管理不善被污染,喝了不洁生水,会将虫卵吞入体内引起蛔虫病。

2. 忌食不洁食物 本病是经口传播的疾病,未洗净的生冷瓜果、蔬菜如粘有蛔虫卵,食入后就会引起蛔虫感染。

3. 忌食辛辣食物 辛辣食物(如辣椒、蒜苗等)可助湿生热,蛔虫受到热的刺激后会在肠内窜动,如进入胆管易造成胆道蛔虫病,如在肠内扭结成团就会引起蛔虫性肠梗阻。

4. 忌食油腻食物 食入过分油腻的食物可阻滞脾胃,使其运化失职,积湿成热,为寄生虫在体内生存创造良好的条件,故不要过食肥肉、鸡汤、羊肉等。

5. 忌食甜食 过食高糖食物(如糖果、甜点心、糖水罐头、奶油蛋糕、巧克力等)会助湿生热,加重病情。

【药物与饮食相克】

1. 猪肉 服驱虫药时应禁忌食用猪肉。

2. 服用左旋咪唑忌饮含酒精饮料 服用左旋咪唑时如饮用含酒精饮料会出现戒酒样不良反应,应忌饮酒精饮料。

【药物相克】

1. 忌用阿苯达唑 2岁以下儿童及有癫痫、急性病、活动性消化性溃疡的患儿忌用。

2. 腹痛时忌用驱虫药 蛔虫窜动时会引起患儿腹痛,应先安虫,待虫安止痛后再驱虫。如先驱虫,会使蛔虫窜动更甚,可引起胆道蛔虫病或肠梗阻。

3. 忌盲目加大驱虫药用量 服用驱虫药13日后,虫体才会随粪便排出。如体内虫体较少,可能就看不到有虫体排出。如盲目加大驱虫药的剂量,会增加药物的不良反应,造成肝肾功能损害。

4. 有严重心脏、肝脏、肾脏疾病患儿忌用驱虫药 驱蛔药的药理作用主要是通过麻痹虫体,使虫体随肠蠕动排出,患儿可有恶心、呕吐、头晕、腹痛、腹泻等不良反应。健康人常规剂量下很少出现这些不良反应,但有严重肝、肾脏疾病时,由于肝脏对药物的解毒作用及肾脏对药物的排泄作用减慢,即使常规剂量用药也会发生药物不良反应。如患有严重的心脏疾病,可因刺激消化道而引起恶心、呕吐、腹泻、腹痛,使病情加重。

【药物与药物相克】

1. 哌嗪

(1)忌与吩噻嗪类药合用:哌嗪与吩噻嗪类药(如氯丙嗪、奋乃静等)合用会增加锥体外系反应,如四肢震颤、语音不清、扭转痉挛等。曾有报道,在用哌嗪后短时间内同用氯丙嗪出现惊厥,应注意避免同时使用。

(2)忌与噻乙吡啶合用：两者有拮抗作用，应避免同时应用。

2. 左旋咪唑

(1)忌苯妥英钠：两者合用可使苯妥英钠血药浓度增加。如需同时使用应监测苯妥英钠的血药浓度，必要使可减少苯妥英钠的用量。

(2)忌与华法林等香豆素类药物合用：两者合用可使凝血酶原时间延长，应注意监测凝血酶原时间，并注意调整华法林及其他香豆素类药物的用量。

二、蛲 虫 病

蛲虫病多发生于儿童，城市高于农村，集居儿童高于散居儿童。人是蛲虫唯一宿主，蛲虫感染者是蛲虫病的唯一传染源。传染方式有自身及异体感染两种。自身感染系雌虫于夜间爬行肛门，在周围皮肤上产卵，引起奇痒，小儿用手指搔痒而沾染虫卵，在进食或吮吸时吞入虫卵。虫卵在胃及十二指肠开始孵化成幼虫，最后在小肠下段及大肠内发育为成虫；若虫卵在肛门口孵化，幼虫可爬进肛门，侵入大肠，引起逆行感染。这两种自身感染方式使感染加重，迁延不愈。异体感染是通过被污染虫卵的食物、玩具经口感染，也可经口鼻、吸入飞扬的虫卵再咽下而感染，这是造成集体和家庭间传播的主要方式。临床上以肛门周围、会阴部夜间瘙痒为特征，常可影响到患儿的夜间睡眠，表现为夜间突然惊哭、烦躁不安、精神萎靡、食欲不佳、消瘦等。女性患儿可因虫体进入阴道或尿道而发生阴道炎、尿道炎等；极少数患儿可因虫体钻入阑尾及腹膜而发生阑尾炎或腹膜炎。本病的症状虽然大多数不严重，但可影响健康。苯咪唑类化合物治疗均有疗效，如阿苯达唑、苄酚宁、左旋咪唑、噻乙吡啶等。

【饮食宜进】

（1）养成孩子的卫生习惯，做到饭前、便后要洗手，勤修指甲，纠正吮手指的坏习惯。

（2）富含营养的食物可以适量食用动物脂肪、优质蛋白（瘦肉、鸡蛋）、多种维生素，新鲜蔬菜、西瓜、番茄等。

【饮食搭配】

1. 豆腐与香油　以香油炒豆腐每日晨起食用。

2. 油与粉丝　粉丝适量，放油里炸脆，随意吃。

3. 银耳与白糖　银耳 20 克，白糖适量，炖羹食用。

4. 鸡蛋与韭菜　鸡蛋 2 个，韭菜 50 克，植物油适量。用油炒熟韭菜和鸡蛋食用。

【食疗药膳方】

1. 海南椰鸡汤　椰子 1 个，鸡肉 300 克，核桃仁 50 克，大枣 5 枚，食盐 3 克，姜片 5 克。将鸡肉洗净，切块，入沸水中汆烫后捞出；核桃仁用水浸泡，去除油味；大枣去核，洗净；椰子取汁，椰肉切块。将鸡肉、核桃仁、大枣、姜片、椰汁与椰肉放入砂锅中，加入适量清水，先用武火煮沸，再改用文火煲煮约 3 小时，加食盐调味即可。佐餐食用。

2. 百部香榧蜜　百部 25 克，香榧子 25 克，白蜜 50 克。将百部放入砂锅内加适量清水煎汤，过滤后加入白蜜收膏，香榧子研成粉加入膏内调均匀，每次 1 汤勺，每日 3 次，饭前空腹食用，连用 1 周。可蛲虫。

【饮食相克】

1. 忌饮生水，忌吃腐烂不洁的瓜果　生水及不洁瓜果中可带有虫卵，进食后会被感染。

2. 忌吃未熟的蔬菜、肉、鱼肉　未煮熟的蔬菜、肉、鱼肉中可能有未被杀灭的虫卵，进食后有可能被感染。

3. 忌暴饮暴食　饥饱失时，以免损伤脾胃，形成积滞，化生虫积。

【药物与饮食相克】

详见"蛔虫"。

【药物相克】

详见"蛔虫"。

【药物与药物相克】

详见"蛔虫"。

三、钩虫病

钩虫病是由十二指肠钩虫或美洲钩虫寄生于小肠引起的一种寄生虫病。本病可引起贫血、水肿、胃肠功能紊乱和疲乏无力减退。两种钩虫成虫均寄生于人体小肠,以空肠为主,其次为十二指肠。本病遍及全球,我国华东与华北地区以十二指肠钩虫病为主,而华南及西北地区以美洲钩虫病为多。本病传染源为钩虫病患儿及钩虫感染者。通过皮肤接触途径感染,也可经口感染。临床以营养不良、贫血,胃肠功能紊乱为主要表现。人群普遍易感,小儿及青壮年多见。本病属中医"黄肿病""疳黄""黄胖"范畴。本病多病因治疗:口服抗钩虫药物,如阿苯达唑。并需要对症治疗:贫血时给予铁剂,硫酸亚铁或右旋糖酐铁,其他如富马酸亚铁,速力非亦可选用;低蛋白血症时,给予高蛋白饮食或白蛋白静脉滴注。

【饮食宜进】

1. 宜进食易消化高营养食物 钩虫病患儿大多出现消化功能障碍和营养不良的症状,所以饮食宜进易消化且营养丰富的食物,如米饭、面条、蛋羹、豆腐脑、肉类和禽类的煲汤等。待胃肠道功能恢复后,应加大高蛋白食物的摄入量,如各种肉类、禽类、鸡蛋、豆腐、乳品、蚕蛹、鱼等。

2. 宜进食富含维生素C和富含铁的食物 钩虫病患儿存在不同程度的缺铁性贫血,需要进食含铁量高的食物,如红肉、红骨髓、动物血、肝脏等。这些食物中铁的吸收量,依赖于铁的还原量的多少,而维生素C是铁还原过程中的主要的因素,增加维生素C的摄入,对增加铁的吸收至关重要,应多进食新鲜蔬菜、水果,如菜花、番茄、菠菜、豆芽、苋菜、胡萝卜、柠檬、菠萝、西瓜、梨、桃、甜瓜等。

3. 宜进食具有驱虫效能的食物 有些食物既可以提供丰富的维生素C,也可以驱虫,如马齿苋、生南瓜子等。

【饮食搭配】

1. 黄豆与排骨 黄豆与排骨煨成黄豆排骨汤,不仅营养丰富,而且能补血养肝、益肾壮骨、补中益气、利尿消肿。对缺铁性贫血有良好的辅助防治作用。

2. 番茄与蜂蜜 番茄与生津养颜的蜂蜜搭配,能为机体提供丰富的营养。有滋阴生津、养血补血、利尿降压等功效,对缺铁性贫血有一定的辅助防治效果,并有美容作用。

3. 苋菜与猪肝 苋菜含有丰富的铁和赖氨酸,能清热解毒、补血止血、通利二便;猪肝富含蛋白质、维生素及矿物质,为补血佳品。两者搭配,为人体提供丰富的营养,适用于缺铁性贫血、肝虚头晕、夜盲、眼花等;也有助于增强机体的免疫力。

4. 菠菜与猪血 菠菜中含有丰富的维生素C、胡萝卜素,有养血止血、敛阴润燥功效;猪血含有丰富的蛋白质和铁质,具有生血功效。菠菜配猪血适用于钩虫病所致缺铁性贫血的患儿食用。

5. 黄芪与羊肉 黄芪60克,羊瘦肉1 000克,加葱、姜用砂锅文火炖熟烂,吃肉喝汤。可补气健脾胃,生血养肝。适用于钩虫病引起的脾胃虚弱、气血不足。

【食疗药膳方】

1. 炒南瓜子 南瓜子30~90克,炒熟,去皮,嚼食,或研粉末,晨间空腹冲。

2. 乌梅饮　乌梅 15 克,加水 250 毫升,煎煮取液 60 毫升,早饭前空腹服用,二煎在午饭前服,每日 1 剂,5 日为 1 个疗程。

3. 马齿苋醋饮　鲜马齿苋 250 克(干品 150 克),白醋 50 毫升。6 岁以下用量减半。马齿苋加水 250 毫升,煎至 150 毫升,早晚空腹各饮 1 次,并饮白醋 50 毫升,7 日为 1 个疗程,每疗程间隔 3 日。

【饮食相克】

1. 忌食含铁少的食物　生理情况下,人体外源性的铁来自食物,铁与食物蛋白结合变为血红蛋白。如果外源性的铁摄入不足,血红蛋白缺乏,就会影响红细胞内血红蛋白水平,造成缺铁性贫血。大米、玉米、小麦含铁少,奶类含铁最少,瘦肉、蛋类动物肝脏、海带、木耳、香菇等含铁丰富,使用时应搭配合理,食谱广泛,不要偏食。

2. 忌饮浓茶　茶叶中含有鞣酸,可与食物中的铁元素和蛋白质结合,转变成不溶性的物质,不易被消化,因此铁缺乏患儿应少饮茶。

3. 忌长期使用铝制品炊具　铁制炊具是无机铁,极易为人体吸收利用。实验证明,铁制炊具炒菜、煮饭、烧水,对缺铁性贫血患儿来说大有好处,特别是炒菜加醋后更为理想。铝制炊具长期使用可使人体铁摄入减少,造成儿童缺铁性贫血的发生。

4. 忌食用不利于铁吸收的食物　研究表明,酸涩味的水果及咖啡中含有鞣酸,可与铁结合形成鞣酸复合物,影响铁的吸收,牛奶、植物纤维不利于铁的吸收,均应少食。

5. 慎用碱性食物　人体内如为碱性环境,不利于铁质的吸收,胃酸缺乏也会影响食物中铁的游离和转化,贫血患儿应尽量少食碱性食物,如馒头、荞麦面、高粱面等。

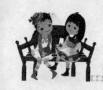

【药物与饮食相克】

1. 服铁剂不宜饮浓茶 茶中含有鞣酸,可以与铁结合形成鞣酸铁发生沉淀,影响铁的吸收,降低药物疗效。

2. 铁剂忌与高钙、磷食物同服 缺铁性贫血患儿服用铁剂期间不宜同时进食含钙高的食物(如牛奶、乳制品、豆制品、骨头汤、黑木耳、芹菜、海带、海蜇等)和含磷多的食物(如动物肝脏、花生仁、葵花子、核桃仁、芝麻酱、水产类)。因钙、磷与铁易结合生成不溶性复合物,妨碍铁的吸收,降低疗效。所以,铁剂服用时间应与以上食物间隔1～2小时。

3. 忌饭前服用铁剂 铁剂大都对胃肠道有刺激,部分患儿服铁剂后常有呕吐、腹泻等不良反应,饭后服用可减轻消化道不良反应。因此,铁剂药物宜在饭后服用。

4. 铁剂不宜与高脂肪食物同服 高脂肪食物(如肥肉、油炸食品等)能抑制胃酸分泌,致胃酸分泌减少,影响高价铁离子转化成二价铁离子,不利于铁剂的吸收。高蛋白饮食能促进铁的吸收。

【药物相克】

1. 阿苯达唑 详见"蛔虫"

2. 忌滥用铁注射剂 铁注射剂价格昂贵,又不如口服方便,并常出现一些不良反应(如局部肿痛、面色潮红、头痛、肌肉关节痛、淋巴结炎、荨麻疹),严重者可发生过敏性休克。因此,注射铁剂应慎用,并严格掌握好适应证。

3. 忌利水药 若贫血者出现水肿,治疗中应注意本病的水肿,如为血虚而引起,不要轻易使用大剂量逐水药,如芫花、商陆、葶苈子、大戟、甘遂等。

4. 忌使用可引起贫血的药物 引起贫血的药物很多,临床上主要分两大类:一类是直接干扰红细胞代谢引起贫血,如阿司匹林、氨基比林、非那西汀、奎宁、氯霉素、磺胺类药物等;另一类是通过免疫抑制而引起,如左旋多巴、甲芬那酸、氯磺丙脲及磺胺类药物等。

【药物与药物相克】

1. **硫酸亚铁不宜与碳酸盐、碘化钾、鞣酸蛋白合用** 合用时可发生沉淀,降低铁离子的吸收,影响疗效。

2. **硫酸亚铁忌与别嘌醇同服** 同服时可导致肝脏中铁的浓度增高,引起或加重不良反应。

3. **硫酸亚铁忌与四环素族类抗生素同服** 四环素族抗生素(如四环素、多西环素等)分子中的酮羟基和烯醇基能与铁离子结合在消化道形成难溶解的螯合物,使血药浓度大幅降低,一般不宜同服。但如在给药前3小时或给药后2小时服硫酸亚铁,则对其吸收无显著影响。

4. **硫酸亚铁禁与氯霉素类药物同服** 氯霉素类药物分子中的硝基苯集团能直接抑制红细胞对铁剂的摄取与吸收,可使铁剂的药效减弱或消失。

5. **硫酸亚铁忌与新霉素、多黏菌素B、卡那霉素同服** 同服可使硫酸亚铁吸收减少,疗效降低。

6. **硫酸亚铁禁与抑制胃酸分泌的药物同服** 抑制胃酸分泌的药物(如西咪替丁、丙谷胺、抗胆碱药等)会降低胃液的酸度,影响铁的吸收。

7. **硫酸亚铁禁与含钙、铝等制酸药同服** 含镁、钙、铝的制酸药(如碳酸氢钠、氢氧化铝等)与硫酸亚铁在胃肠道可形成难溶的复合物或沉淀,降低铁的吸收。

8. **硫酸亚铁不宜于青霉胺合用** 青霉胺可以与铁络合,减少在肠道的吸收。

9. **硫酸亚铁不宜与二巯丙醇合用** 二巯丙醇可与铁结合,形成有毒的络合物。故铁中毒时忌用二巯丙醇解毒。

10. **硫酸亚铁不宜与胰酶制剂同服** 胰酶含不耐热因子,可

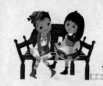

抑制铁在肠道的吸收。

11. 硫酸亚铁不宜与芦丁同服 芦丁分子中含 5-羟基黄酮结构,与硫酸铵亚铁中的铁离子可生成络合物,使两药的吸收降低而影响疗效。

12. 硫酸亚铁忌与维生素 E 合用 维生素 E 可减弱硫酸亚铁的作用。

13. 硫酸亚铁不宜与其他对胃肠道有刺激性的药物同服 对胃肠道有刺激的药物(如吲哚美辛、阿司匹林等)与铁剂同服,可加重铁剂引起的胃肠道反应。

14. 硫酸亚铁禁与乌贝散同服 乌贝散由海螵蛸、贝母等组成。海螵蛸含碳酸钙、磷酸钙、胶质等,呈碱性,有中和胃酸、降低胃液酸度及收敛的作用,妨碍三价铁还原成二价铁而影响吸收,应禁止合用。

15. 硫酸亚铁忌与含鞣质的中药合用 大量的鞣质能与铁离子生成鞣酸铁发生沉淀,使铁剂生物利用度降低,应忌与含鞣质的中药如大葱、桑叶、木瓜等合用。

16. 硫酸亚铁不宜同服中药煎剂 中药煎剂含鞣质较多,能与铁离子生成鞣酸铁沉淀,降低铁离子的吸收,影响疗效。

四、绦 虫 病

绦虫病是猪肉绦虫或牛肉绦虫寄生于人体小肠引起的疾病。绦虫病在我国分布较广,猪肉绦虫散发于华北、东北、西北一带,地方性流行区仅见于云南;牛肉绦虫于西南各省及西藏、内蒙古、新疆等地均有地方性流行。本病的流行和饮食习惯及猪、牛饲养方法不当有密切关系。绦虫的成虫寄生在人的小肠内,寿命由数年至 20 年。临床主要症状为大便排出白色节片,轻度肛门瘙痒,或有腹痛、腹泻、食欲亢进、恶心、体重减轻等。治疗一般选用槟榔和南瓜子合用,疗效较理想。常用药物还有吡喹酮(首选)、氯硝柳胺、阿苯达唑等。不论应用何种驱虫药,应注意如下几点:驱虫后均应留取 24 小时全部粪便,淘洗检查绦虫头节以确定疗效。查得绦虫头节表示治疗成功;未查得绦虫头节并不表示驱虫失败,因绦虫头节不一定在治疗的当日排出,也可能驱虫药物使绦虫头节破坏或变形而难于辨认。治疗猪肉绦虫病时,应先服止吐药,以免虫卵反流入胃,进入小肠,孵化成为六钩蚴,进入肠壁血管,随血液分布全身,发育为囊虫,形成皮下囊虫病和肌肉囊虫病、脑囊虫病、眼囊虫病等。治疗后观察 3 个月,对再排出节片或虫卵者则应复治。

【饮食宜进】

1. 养成良好饮食习惯 不吃有囊虫病的猪肉、牛肉,不吃未煮熟的肉类。切菜板要注意生熟分开。

2. 宜食高纤维食物 为了及时把被麻痹的虫体排出,患儿宜在服驱虫药后多吃高纤维食物,如粗粮、芹菜、韭菜、小白菜、白萝卜、香蕉、苹果等。这些食物能在肠道内吸收水分,膨胀后能够刺激肠道,使肠蠕动增加,及时将绦虫节片随大便排出。

3. 宜食富含营养的食物 可以适量食用动物脂肪、优质蛋白、多种维生素等。

【饮食搭配】

1. 黄豆芽与排骨 黄豆芽、排骨加花椒、大茴、黄姜,炖熟调味。可提供大量蛋白质、维生素、粗纤维,还可以降逆止呕,预防囊虫病。

2. 鲜姜芽与肉丝 鲜姜芽150克,瘦肉300克,共切成丝爆炒。营养丰富,可提供大量蛋白质、维生素、粗纤维。具有降逆止呕功效。可防止绦虫卵反流入胃和十二指肠,引起囊虫病。

3. 韭菜与小虾 韭菜、小虾(干鲜均可)、辣椒各适量,炒熟食之。适宜在服驱虫药期间食用。

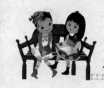
【食疗方】

1. 萝卜肉丁　萝卜 500～1 000 克,五花肉 300 克,葱、姜各适量。萝卜、猪肉共切成丁,加葱、姜炖熟烂,分次食之。具有营养丰富、养脾胃、顺气、润肠通便的功效。可促进绦虫节片排出。

2. 木瓜粉　未熟木瓜适量,晒干,研粉,每次 10 克,早晨空腹服。驱绦虫、蛔虫。

3. 椰子餐　每次取椰子 0.5～1 个,先饮椰汁,后吃椰肉,每日早晨空腹 1 次食完,3 小时方可进食。驱姜片虫、绦虫的效果与槟榔相似,且无不良反应。

4. 南瓜子乳　新鲜南瓜子仁 50 克,冰糖适量。南瓜子仁研碎,加水制成南瓜子乳剂,加冰糖,空腹饮。

5. 炒南瓜子　将南瓜子、白糖各适量。南瓜子仁炒黄,碾细末,每次 30 克,加白糖以开水冲饮,每日 2 次。可驱绦虫,如不排虫,可连食 2～3 日。

6. 南瓜拌饭　南瓜 60 克,白菜 50 克,粳米 80 克,食盐 3 克,植物油 10 克。将南瓜去皮,切成碎粒;白菜洗净,切成末;粳米淘洗干净。把粳米放入电饭煲内,加水煮沸,加入南瓜粒、白菜末,调入植物油和食盐,略微搅拌后,煮至饭熟即可。具有解毒杀虫、消炎止痛、健脾和胃的功效。

7. 海南椰鸡汤　椰子 1 个,鸡(约重 600 克)1 只,姜片 10 克,核桃仁 50 克,大枣 50 克,食盐适量。鸡宰杀,去毛杂、内脏,洗干净,去鸡皮,放入滚水中,浸约 5 分钟,斩成大块;核桃仁用水浸泡,去除油味;大枣洗净,去核;椰子取汁,椰肉切块。把鸡块、姜片、核桃仁、大枣、椰汁与椰肉同放 1 500 毫升滚开水中,加姜片,用武火滚起后,改用文火煲 3 小时,加食盐调味即可。吃肉喝汤。香甜适口,椰味清香浓郁。椰子肉、椰汁可驱蛔虫、蛲虫;核桃仁健脑;鸡肉营养丰富。具有驱虫健身功效。

8. 石榴皮槟榔煎剂　石榴皮 30 克,槟榔 120 克,大黄 6 克。

石榴皮、槟榔水煎，早晨空腹 1 次服完，1 小时后再服大黄。驱绦虫。

9. 使君子蒸肉　使君子 5～10 克，猪瘦肉 100 克，食盐适量。将使君子去壳，取出使君子肉备用。将使君子肉和猪瘦肉一起剁碎和匀，加入食盐，做成肉饼。将使君子肉饼放入盘内，隔水用武火蒸熟或煮粥时放在饭面上蒸熟即可。佐餐食用。适用于小儿肠道寄生虫及营养不良等。每遇婴幼儿不想吃东西，面色苍白，日渐消瘦，腹胀且痛，口渴烦躁等症状出现时即可食用。

10. 槟榔水南瓜子　南瓜子 30 克，槟榔 30 克，芒硝 8 克。早晨空腹先吃南瓜子，过 2 小时后再用槟榔水煎温服下，再过 1 小时服芒硝 15 克。可驱绦虫。

【饮食相克】

1. 忌引起肠胀气、嗳气反酸的食物　如熟地瓜、熟土豆，土豆泥等，过食可以使肠胀气，肠液逆流。

2. 忌过甜腻食物　如大量吃糖，进食含糖量高的糕点和水果（如无花果、甜瓜、葡萄、西瓜等）也可引起肠胀气、肠液逆流。

3. 忌进食冷饮、碳酸饮料　冷饮、碳酸饮料均可伤脾胃，影响胃肠蠕动，故应忌用。

【药物与饮食相克】

1. 服驱虫药不宜饮浓茶　茶中含有鞣酸，可以降低肠蠕动频率，有苦涩止泻的作用，影响排虫。

2. 服驱虫药忌饮酒精性饮料　酒可以使胃肠蠕动减慢，肠液逆流、呕吐，应忌用。

【药物相克】

1. 忌服止泻药　如活性炭、碱式碳酸铋、鞣酸蛋白和酸涩止泻的中药等，可使胃肠蠕动减慢，不利于排虫，应忌用。

2. 忌服催吐药和有催吐作用的药物　如瓜蒂、口服氯化钾、口服补铁糖浆等导致呕吐、肠液反流的药物。

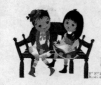

3. 忌用吗啡、哌替啶　吗啡、哌替啶可以提高平滑肌的张力,加快胃肠道蠕动,可出现胃肠道的逆蠕动,引起呕吐,故应忌用。

【药物与药物相克】

服用导泻药,禁忌同时使用抗胆碱药物,如山莨菪碱、阿托品、麻黄碱、溴丙胺太林。

第十二章　其他疾病

一、儿童多动综合征

儿童多动综合征又称儿童多动症。其发病原因很多,是儿童时期常见病。常表现为:活动过多、注意力不集中、书写潦草;还有的孩子任性、不合群、缺乏自我克制能力;或行为幼稚、怪僻、肢体抽动,或行为无目的、贪玩、逃学、打架,甚至说谎、偷窃等,教育也无济于事。少数患儿成年后还留有性格和行为缺陷。因为人们认识不足,有时会误诊、漏诊,如果不及时治疗,则会造成在家庭和学校中的不良影响。孩子患了儿童多动综合征,除进行正确引导,必要的药物治疗外,调理好孩子的饮食十分必要。

【饮食宜进】

(1)多吃些含蛋白质、维生素及卵磷脂、矿物质的食物,如牛奶、鸡蛋、大豆及豆制品、肉类、蕈类等食物。还可多吃些花生仁、核桃仁、黑芝麻等。因为这些食物不仅能促进孩子的大脑发育,增强细胞功能,更重要的是能改善孩子的神经传递信息,从而减轻儿童多动综合征症状。

(2)多食些海带、鱿鱼、紫菜等海产品。鱼类脂肪中含有大量不饱和脂肪酸,对脑细胞的发育有重要的作用,还可以改善脑功能,提高记忆力、判断力,对改善儿童多动综合征也有帮助。

(3)多食富含铁的食物,如适当进食瘦肉和动物肝脏,以增加铁和其他营养素的摄入。

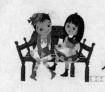

（4）在微量元素方面,应食用富含铁和锌的食物,如动物肝脏、动物血及虾、牡蛎、海带等。为了平衡膳食,每日还应食用新鲜蔬菜和水果。

【饮食搭配】

1. 核桃仁与黑芝麻 两者同食可促进大脑发育,增强脑细胞功能。

2. 花生仁与海带 两者同食促进脑细胞发育,提高记忆力、判断力,对患儿有益。

【食疗药膳方】

1. 蒸桂圆肉 桂圆肉500克,白糖50克。将桂圆肉放碗中,加入白糖,反复蒸晾3次,使色泽变黑,再拌少许白糖装瓶备用。每次食4～5个,每日2次,连用7～8日。

2. 芡实大枣煎 芡实100克,甘草18克,大枣15枚。水煎取汁,每日早晚分饮,连用数日。适用于心脾气虚之儿童多动综合征。

3. 竹笋荸荠汤 竹笋15克,荸荠9克,红糖适量。水煎喝汤,每日1次。适用于湿热内蕴、痰火扰心之儿童多动综合征。

4. 百合甘草大麦汤 百合、甘草各10克,大麦30克,大枣15克。加水适量煮水饮,每日1次,连用1个月为1个疗程。

5. 蒸猪脊髓 猪脊髓适量,蒸熟食用。适用于肾阴不足、肝阳偏旺之儿童多动综合征。

6. 鱼鳞膏 青鱼、草鱼鱼鳞片、酱油、香油各适量。鱼鳞片洗干净,加清水500毫升,煮沸15～20分钟,捞去鱼鳞,汤冷却后结成膏状。食用时可稍加酱油、香油凉拌,放入冰箱中片刻,作为冷饮食用。能补脑强身。

7. 猪肉莲子汤 猪瘦肉75克,莲子30克,百合30克。共放砂锅内加水煮汤,调味食用,每日1次。

8. 参蛋汤 太子参15克,大枣15枚,鸡蛋2个。太子参、大枣、鸡蛋置锅内加水同煮,蛋熟后取出蛋壳,再加入同煮片刻。吃蛋喝汤,每日 1 次。

9. 泥鳅炖豆腐汤　泥鳅 500 克,白萝卜 250 克,豆腐 250 克,食盐适量。炖熟后食用。

10. 花甲炒鸡心　花甲 100 克,鸡心 300 克,葱、姜末、食盐、植物油、香油各适量。将花甲放入沸水中,煮至壳开后捞起,去壳后洗净备用;将鸡心剥除外层薄膜及血管,洗净后切片,入沸水中余烫后捞出备用。炒锅内加植物油烧热,爆香姜末,放入鸡心和花甲翻炒至菜熟时,加入食盐和葱,淋上香油即可。佐餐食用。

【饮食相克】

儿童多动综合征的发病与食物中含有水杨酸盐类、大量食用富含酪氨酸食品、食用受铅污染的食品等因素均有密切关系。

(1)日常生活中,不要过多进食某些有刺激性的调料,如辣椒、生姜、生葱、料酒等。

(2)番茄、苹果、柑橘、番茄等菜蔬,因为这些食物营养价值虽高,但含甲基水杨酸类物质多,影响儿童神经传递信息,会加重病情。

(3)科学家们研究发现,限制患儿食用色素后,大多数患儿的儿童多动综合征症状消失。恢复期吃色素食品和调味品后,患儿的儿童多动综合征症状又重新出现。因此,家长不要在患儿的饮食中加胡椒油等调味品和用酒石黄着色的食物等。

(4)让患儿养成良好的饮食卫生习惯,以保护孩子消化道的正常功能。不要给患儿吃富含酪氨酸的挂面、糕点、乳类、乳制品等。

(5)不要给儿童多动综合征患儿使用含铅的器皿,不让患儿吃可能受铅污染的食物和含铅量高的食物,如贝类、大红虾、向日葵、莴苣、甘蓝、皮蛋、爆米花,或食用在冶炼厂周围种植的蔬菜等。

(6)食铝过多可致智力减退,记忆力下降,食欲缺乏,消化不

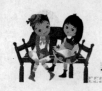
良。儿童多动综合征患儿应少吃油条,因为制作油条需要在面粉中加入明矾,而明矾的化学成分为硫酸钾铝。因此,吃油条对小儿的智力发育不利。

【药物与饮食相克】

1. 服用哌甲酯期间忌用酒精性饮料　治疗儿童多动综合征主要使用哌甲酯,是一种中枢兴奋药,所以服药期间忌用含酒精的饮料,以免降低药物疗效。

2. 服用哌甲酯期间忌饮含有咖啡因的软饮料　这些饮料(可口可乐、百事可乐等)可能导致哌甲酯药理作用加强,不良反应增强,剂量不宜掌握。

【药物相克】

1. 慎重使用糖皮质激素　糖皮质激素(如泼尼松、地塞米松等)能兴奋中枢神经系统,诱发精神症状,加重儿童多动综合征的症状,而且能引起钠水潴留。儿童多动综合征患儿,一般不宜长时间使用糖皮质激素。

2. 禁忌使用镇静安神药物　如朱砂、牛黄、酸枣仁等,可抑制神经系统的兴奋性,影响哌甲酯的疗效,儿童多动综合征患儿禁忌使用。

【药物与药物相克】

1. 哌甲酯不宜与苯巴比妥合用　哌甲酯可拮抗苯巴比妥对中枢神经的抑制作用,并可抑制肝微粒体酶对苯巴比妥的代谢。但如服用苯巴比妥剂量过大,引起中毒时可用哌甲酯解救。

2. 哌甲酯不宜与其他镇静药合用　中枢镇静药可以降低哌甲酯的疗效。

二、儿童遗尿症

儿童遗尿症是指 5 岁以上的小儿不能控制自己的排尿,夜间常尿湿自己的床铺,白天有时也有尿湿裤子的现象。遗尿症在儿童期较常见,据统计,6～7 岁尿床现象者占儿童的 10%～20%,9 岁时约占 5%,而 15 岁仍尿床者只占 2%。本病多见于男性,男性儿童与女性儿童的比例为 2∶1。遗尿症的患儿多数能在发病数年后自愈,女性患儿自愈率更高,但也有部分患儿未经治疗症状会持续到成年以后。常用治疗药物有溴化钠(适用于易兴奋小儿)及丙米嗪和咖啡因(适用于熟睡不醒的小儿)。

【饮食宜进】

(1)肾气不足者宜进食温补固涩食物,如糯米、鸡内金、鱼鳔、山药、莲子、韭菜、黑芝麻、桂圆、乌梅等。

(2)肝胆火旺者宜进食清补食物,如粳米、薏苡仁、山药、莲子、鸡内金、豆腐、银耳、绿豆、赤豆、鸭肉等。

(3)患儿晚餐宜吃含水量少的食物,减少水摄入量。

(4)宜进食动物性食品,如猪腰、猪肝、牛肉、羊肉等食物。

【饮食搭配】

1. 糯米与山药、桂圆　桂圆 5～8 个,糯米、山药各适量。桂圆、糯米、山药煮粥食用。健脾补气,固肾摄水。适用于脾胃气虚,肾阴阳两虚的遗尿患儿。药效温和,可长期使用。

2. 山药与薏苡仁、猪肾　猪肾 1 对,山药 500 克,薏苡仁 50 克,葱、姜、食盐各适量。猪肾洗净,与山药、薏苡仁、葱、姜用汤煲至烂熟,加食盐调味,分次进食。补肾益气,摄水缩尿。

3. 韭菜与鸡蛋　鲜韭菜、鸡蛋、食盐各适量。鸡蛋打入碗中,与韭菜、食盐搅匀,炒熟后食用。补肾壮阳,涩精缩尿。

4. 黑豆与狗肉　狗肉 500～1 000 克,黑豆 100 克,葱、姜、食盐各适量。狗肉、黑豆、葱、姜用砂锅炖熟烂,加食盐调味,分次食用。补气血,厚脾胃,实下焦,填精髓。适用于年龄较大下元虚寒的遗尿或遗尿症的儿童。

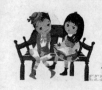

【食疗药膳方】

1. 巴戟鸡肠煲 鸡肠 2 副,巴戟 15 克,食盐适量。鸡肠剪开,洗净,与巴戟加水 1000 毫升,煲至 500 毫升,加食盐调味。喝汤吃鸡肠,每日 2 次。补肾壮阳。适用于肾虚遗尿。

2. 白果蒸鸡蛋 干白果仁 2 个鸡蛋 1 个。干白果仁研末备用。将鸡蛋一端打一小孔,塞入白果粉,用纸封口朝上,蒸熟食用。补虚收敛。适用于小儿遗尿等。

3. 白果膀胱汤 猪膀胱 100～200 克,白果 5 个,覆盆子 10～15 克,食盐适量。猪膀胱洗净,切块;白果炒熟,去壳。猪膀胱、白果、覆盆子同煮汤,用食盐调味食用。适用于小儿遗尿。

4. 炒白果 白果适量。白果炒香,5～10 岁儿童每次 5～7 个,每日 2 次,食时细嚼慢咽,至不遗尿为度。

5. 淮山茯苓包子 淮山药粉、茯苓粉各 100 克,白糖 300 克,面粉 200 克,猪油、青丝(即海带丝)、红丝(即红萝卜丝)各适量。淮山药粉、茯苓粉水调成糊蒸 30 分钟,再加入白糖、猪油、青丝、红丝制成包子馅;面粉发酵后调食用碱。用面粉加入馅软制成包子蒸熟即可。佐餐食用,连续食用。益脾气,补气,涩精。适用于遗尿等。

6. 药蒸猪肚 熟猪肚 250 克,枸杞子、党参、淮山药、制附片、干荔枝各 10 克,大枣、桂圆肉各 20 克,白胡椒 3 克,食盐 1 克,熟猪油 10 克,冰糖 30 克。熟猪肚斜切成条;干荔枝去壳、核;桂圆肉去壳、核;白胡椒捣碎。猪肚条与枸杞子、党参、淮山药、制附片、干荔枝大枣、桂圆肉、白胡椒、食盐、熟猪油、冰糖同放大碗内,加入鸡汤 500 毫升,置锅内隔水蒸至烂熟时即可。佐餐食用。补脾益气,固肾缩尿。适用于病后虚弱,小儿遗尿。感冒发热、咳嗽者忌食。

7. 山药糕 山药 250 克,山茱萸 5 克,白糖适量。将山药洗净,去皮,捣烂如泥,加入山茱萸蒸熟,吃时加白糖。每日当点心吃,食量多少不限。适用于儿童遗尿症。

【饮食相克】

1. 忌过食牛奶、巧克力、柑橘　饮食中牛奶、巧克力和柑橘类水果过量,是造成小儿夜间遗尿的主要原因,其中牛奶过量造成的遗尿达60%。只要停止进食上述食物,遗尿现象几乎可消失。

2. 忌辛辣、刺激性食物　小儿神经系统发育不成熟,易兴奋,若食用这类食物,使大脑皮质的功能失调,易发生遗尿。因此,在膳食中应忌辛辣、刺激性食物。

3. 忌白天限制饮水　对于小儿遗尿症者,白天不要限制其饮水量,要求患儿每日至少1次有意识憋尿,到膀胱有轻度胀满不适感时再排尿,以锻炼膀胱功能。

4. 忌晚餐时及餐后饮水多　下午16:00以后,督促小儿控制饮水量,晚餐忌用流质饮食,尽量少喝水,以免增加夜间排尿量。

5. 忌多盐、糖和生冷食物　多盐多糖皆可引起多饮多尿,生冷食物可削弱脾胃功能,易伤肾,故应禁忌。

6. 忌玉米、薏苡仁、赤豆、鲤鱼、西瓜　这些食物因利尿作用明显,可加重遗尿者病情,故应忌食。

【药物与饮食相克】

1. 咖啡因为主的制剂

(1)不宜饮用咖啡、茶水:咖啡和茶水中含有一定量的咖啡因,与咖啡因制剂同用可引起药物过量,产生不良反应。

(2)不宜用牛奶送服:咖啡因可与牛奶中的蛋白结合,影响咖啡因的吸收速度,降低血液有效药物浓度。

2. 服用丙米嗪不宜过食产酸食物　产酸食物进入消化道和吸收到体内时,可以导致消化道和体内酸化,致尿液酸化,影响丙米嗪的吸收和在肾脏的重吸收,降低血药浓度,影响疗效。

【药物相克】

1. 忌用利尿药 利尿药可以使患儿尿量增加,加重遗尿症状。除不得已时,不应使用。

2. 忌用镇静药 熟睡不醒的遗尿症患儿,服用镇静药(如巴比妥类、地西泮、水合氯醛等)会使患儿更不易醒,加重遗尿症状。以上药物也会拮抗丙米嗪和咖啡因的作用。

3. 忌用刚燥旺阳的药物 本症属虚寒,应气血双补、滋阴养阳,忌用刚燥旺阳的药物,如附子、肉桂、赤参等,以免造成阴阳失调,使病情复杂,造成治疗困难,加重病情。

【药物与药物相克】

1. 溴化钠不宜与朱砂和含有朱砂的中药制剂合用 溴化钠是还原作用比较强的化合物,不宜与朱砂和含有朱砂的中药制剂合用,如合用可以在肠道内产生溴化汞,导致药源性肠炎。

2. 丙米嗪

(1)不与含乙醇的制剂同用:两者合用时,会加重丙米嗪的不良反应。

(2)不宜与能酸化尿液的药物合用:如氯化铵、氯化钙、盐酸精氨酸、维生素 C 等,可以使尿液酸化,在尿液酸化的环境下,丙米嗪的重吸收减少,血药浓度降低,作用减弱。

(3)忌与拟肾上腺素类药物合用:丙米嗪与此类药物(如麻黄碱)合用,可以使血液中去甲肾上腺素增加,引起高血压危象。

(4)忌与氯丙嗪合用:两者合用可使不良反应增加。

3. 咖啡因

(1)忌与含生物碱的中药同服:咖啡因与含生物碱的药物联合应用会使药物的不良反应增加,这些药物包括乌头、黄连、贝母等。

(2)忌与天麻片合用:合用可产生药理性拮抗,而降低疗效。